Fach-
buch

Klett-Cotta

Ulrich Clement

Systemische Sexualtherapie

Klett-Cotta

Der Autor:
Ulrich Clement, Prof. Dr. phil. Dipl.-Psych.; Psychotherapeut, Coach und Supervisor; er ist Lehrtherapeut für systemische Therapie (IGST, SG), apl. Professor für Medizinische Psychologie an der Universität Heidelberg. Zahlreiche Veröffentlichungen zu sexualwissenschaftlichen, medizinpsychologischen und psychotherapeutischen Themen. 2000 – 2001 war er Präsident der International Academy of Sex Research.

Klett-Cotta
www.klett-cotta.de

Printed in Germany
Umschlag: heffedesign, Rodgau
Gesetzt aus der 10,75 Punkt Minion von topset Computersatz, Nürtingen
Auf säure- und holzfreiem Werkdruckpapier gedruckt
und gebunden von Freiburger Graphische Betriebe, Freiburg i. Breisgau
ISBN 978-3-608-94692-5

Fünfte Auflage, 2011

Bibliographische Information Der Deutschen Nationalbibliothek
Die Deutsche Nationalbibliothek verzeichnet diese Publikation in der Deutschen Nationalbibliographie; detaillierte bibliographische Daten sind im Internet über <http://dnb.d-nb.de> abrufbar.

Inhalt

Vorwort

Als ich vor genau 28 Jahren meine erste Sexualtherapie begann, war ich jung, ahnungslos, optimistisch und von der Idee begeistert, gehemmten Paaren zu einer besseren Sexualität zu verhelfen. Und damit nicht genug: Ich war davon überzeugt, dass die therapeutische Befreiung von sexuellen Störungen und partnerschaftlichem Elend ein wichtiger Beitrag für ein besseres bewussteres Leben der Klienten sein würde. Zugleich kam ich mir unglaublich kritisch vor, wenn ich die manipulative Kraft von Psychotherapie im Allgemeinen und von Sexualtherapie im Besonderen kommentierte. Dass ich in meinem Jungtherapeuten-Eifer gleich einem doppelten Größenwahn aufsaß, der sich zudem noch widersprach, habe ich erst später verstanden. Die besten Lehrmeister waren die Klienten, die sich weder befreien noch manipulieren ließen. Ob ich mit meinem Eifer für sie immer nützlich war, bezweifle ich heute.

Aber ich hatte das Glück, bei meinem langen Weg von der Verhaltenstherapie über die Tiefenpsychologie zur systemischen Therapie auf exzellente Lehrer/innen und Supervisor/innen zu treffen, die sogar aus mir einen passablen Therapeuten gemacht haben.

Manche frühen Themen wird man nicht los. Als ich nach 10 Jahren die Hamburger Abteilung für Sexualforschung verließ und an die Heidelberger Psychosomatische Klinik ging, wollte ich mir neue Themen erschließen und stellte die Sexualtherapie für einige Jahre beiseite. Dann kam sie wieder: On revient toujours à ses premières amours. Aber sie blieb nicht dieselbe Sexualtherapie. Und ich sehe mich heute am Ende eines paradoxen Prozesses: Je weniger ich therapeutisch verändern möchte, desto spannender werden die Therapien. Und besser werden sie auch. Wie das geht – davon handelt dieses Buch.

Es beschreibt, wie Paare in Störungen ihrer sexuellen Kommunikation hineingeraten, und es zeigt, wie sie wieder herauskommen können. Sexuelles Begehren entwickelt sich aus der Differenz. Weil die Differenz schwer zu ertragen ist, beschränken sich Paare oft auf eine Sexualität des kleinsten gemeinsamen Nenners. Oder die Partner streiten sich mit quälendem emotionalen Aufwand darum, den jeweils andern in die gewünschte Gemeinsamkeit zu drängen, zu locken, zu nötigen. Mein Konzept einer systemischen Sexualtherapie setzt nicht bei der Gemeinsamkeit, sondern beim Unterschied des Begehrens der beiden Partner an. Ihr Dreh- und Angelpunkt ist die Entwicklung der unterschiedlichen sexuellen Profile der beiden Partner und der sich daraus ergebenden Paardynamik.

Ich bin mehr Personen zu Dank verpflichtet, als ich hier aufzählen kann und will. Und auch aus mehr Gründen, als ich hier aufzählen kann und will. Einige wissen es ohnehin, manche haben mich inspiriert, ohne es zu wissen, andere muss ich diskret verschweigen, und irgendwen würde ich bestimmt vergessen, wenn ich die lange Liste anfinge. Aber einen muss ich nennen, weil ohne ihn die Frühphase meines beruflichen Lebens ganz anders verlaufen wäre, meinen Freund und Mentor Gunter Schmidt. Da er Würdigungen hasst, danke ich ihm ganz sachlich.

Männliche Autoren pflegen in Vorworten ihren Familien dafür zu danken, dass sie sie immer noch kennen und als Angehörige betrachten, obwohl sie unentwegt zum Schreiben abgetaucht waren. Meiner aus großen und kleinen Frauen bestehenden Familie verdanke ich die Einsicht, dass der Drang zum Schreiben nichts Geschlechtsneutrales ist.

Und diese Einsicht führt mich zu einer Begründung, die ich bei diesem Thema wohl schuldig bin. Sie betrifft die Diktion des verallgemeinernden Geschlechts. Die deutsche Sprache hat noch keine gute Lösung dafür gefunden, wenn ein Autor oder eine Autorin über Therapeuten/innen oder KlientInnen schreibt und damit einen Unterschied markiert, der gleichwohl nicht in jeder Aussage eine Rolle spielt. Es gibt korrekte Möglichkeiten, damit umzugehen, indem man/frau sich bei jeder Gelegenheit vor dem Unterschied verneigt. Oder spielerische, indem das Geschlecht zufallsverteilt mal weiblich, mal männlich gewählt wird. Freilich kann das sowohl die Leserin als auch den Leser irritieren, weil jetzt plötzlich eine Markierung gemacht wird, die lediglich besagt, dass der/die Autor/in den Geschlechtsunterschied verstanden und gewürdigt hat. Und so wird der markierte Geschlechtsunterschied im Text mehr zu einer Aussage über den Autor oder die Autorin als über die Aussage, die er/sie machen möchte. Viele schreibende Kolleginnen und auch viele schreibende Kollegen tun der Erledigung ihrer Pflicht dadurch Genüge, dass sie in einer Fußnote auf der ersten Seite den Hinweis unterbringen, dass mit der männlichen Form beide Geschlechter gemeint seien. Das liest sich oft so, als würde jemand bestätigen, auf dem Boden des Grundgesetzes zu stehen, also ein einigermaßen moderner und zivilisierter Mensch zu sein.

Da es keine gute Lösung gibt, habe ich mich für eine konventionelle Variante entschieden, die ich aber anders begründen möchte. Ich verwende durchweg die männliche Form und konzediere die Möglichkeit, dass das Buch und auch die Erfahrungen und Überlegungen, die ihm zugrunde liegen, meinem männlichen Blick folgen. Das sollte freilich die Leser nicht zu gewiss und die Leserinnen nicht zu skeptisch stimmen. Man kann sich nie sicher sein, welche Aussagen vom Gender-Blick gefärbt sind und welche nicht. Beim Schreiben sowenig wie beim Lesen.

Heidelberg, im Sommer 2004
Ulrich Clement

Paarkonflikte im neuen geschlechterpolitischen Gelände

Sexuelles Begehren organisiert sich in einem bestimmten gesellschaftlich-kulturellen Kontext. In den letzten Jahrzehnten haben wir zwei große Übergänge erlebt. Der erste war der Übergang von der Dominanz einer patriarchalen Kultur in die egalitäre Neuorientierung, in die Betonung der politischen, kulturellen und damit auch partnerschaftlichen Gleichwertigkeit der Geschlechter. Für diese erste Übergangsphase war der Feminismus ein entscheidender Prozesstreiber, der aber kein Referenzsystem für die gegenwärtige Orientierung mehr ist – auch nicht mehr für die der Frauen.

Heute sind wir dabei, die zweite große Geschlechterorientierung – nach dem Patriarchat alten Typs den Feminismus – zu verlassen und in die Ungewissheit einer neuen Phase einzutreten. Nachdem die patriarchale und die feministische Geschlechterordnung übersichtliche, wenn auch widersprüchliche Strukturen und Bewertungen geliefert haben, mit eigenen politisch-kulturellen Hierarchien, Subkulturen, Geschlechtermodellen und Feindbildern, sieht es so aus, als sei es heute mit der Übersichtlichkeit vorbei. Die gegenwärtige *Übergangszeit,* die ich demnach als *postpatriarchal* und *postfeministisch* charakterisieren möchte, ist in Bezug auf das Geschlechterverhältnis uneindeutig. Die sexuelle Selbstbestimmung hat uns von vielen Einengungen befreit, sie hat aber zugleich eine Menge neuer Fragen aufgeworfen.

Wie können wir uns den Bezug zwischen den gesellschaftlich-kulturellen Veränderungen und den individuellen Paarbeziehungen vorstellen? Welche Beziehungsmuster entwickeln sich in diesem neuen Raum? Die postfeministische Struktur hat zwei große Werte übernommen, die *Gleichwertigkeit* (aber Andersartigkeit) der beiden Geschlechter und die *Selbstbestimmung* der sexuellen Lebensform, d.h. die Überzeugung, dass jede/r tun kann und lassen darf, was er/sie will. Selbst wenn diese Werte noch nicht ausgewachsen sind und selbst wenn es noch genug Ausnahmen vom großen Trend gibt: Zu keinem historischen Zeitpunkt waren Gleichwertigkeit und Selbstbestimmung so entfaltet wie heute. Zu keiner Zeit waren für Frauen wie Männer die Möglichkeiten, ihr

Sexualleben sanktionsfrei zu verwirklichen, so umfassend wie heute. Zwei große und starke Tabus sind geblieben, werden sogar aufmerksamer beachtet und stärker geahndet als zuvor: das Gewalttabu und das pädosexuelle Tabu, das auch das Inzesttabu einschließt. Aber abgesehen von ihnen ist ein Raum geöffnet, in dem sich die zentrale Frage stellt: Was fangen wir mit der ganzen Freiheit eigentlich an?

Die Nutzung und Gestaltung der Selbstbestimmung lässt sich schon anhand von beziehungsdemographischen Daten nachweisen (Peuckert 1999):

- Die Heiratsneigung nimmt ab.
- Das Heiratsalter hat sich in den letzten 25 Jahren um durchschnittlich 5 Jahre erhöht.
- Die Wahrscheinlichkeit, mehr als einmal zu heiraten, nimmt dagegen zu.
- Paare haben weniger Kinder (1960 durchschnittlich 2,4; heute 1,4).
- Ehen sind instabiler geworden. Die Scheidungswahrscheinlichkeit hat sich in den letzten vierzig Jahren verdreifacht, auf heute etwa 40 %.

Ehen werden also weniger und später geschlossen werden, und sie sind kürzer und leichter wiederholbar geworden. Und noch einmal anders ausgedrückt: Die Eingangsschwelle ist für die Ehe gestiegen, die Ausgangsschwelle gesunken.

Diese weniger, später geschlossenen, kürzeren und wiederholbaren Ehen schaffen eine biographisch neue zeitliche Struktur, in der Platz ist für Beziehungen vor der Ehe, nach der Ehe, zwischen den Ehen und statt der Ehe. So addieren sich in der Lebensgeschichte heute mehr aufeinander folgende feste Partnerbeziehungen. Die in Hamburg und Leipzig durchgeführte Studie »Beziehungsbiographien«, die die Sexualität und Beziehungen von 30-, 45- und 60-jährigen Erwachsenen vergleicht, kommt zu dem Ergebnis, dass die heute 30-Jährigen durchschnittlich 3,6 feste Beziehungen hatten. Das sind mehr als die 60-Jährigen insgesamt hatten, die auf durchschnittlich 2,8 Beziehungen zurückblicken (Schmidt 2003).

Fazit: Beziehungen sind disponibel, kündbar, flexibel. Das meine ich nicht im Sinne einer jammernden Kulturkritik, sondern als Aussage über die Adaptivität von Beziehungen: Sie scheinen bedürfnisgerechter und individuell gestaltbarer geworden zu sein.

Entsprechendes gilt für die Sexualität. Sex in der Postmoderne ist Sex ohne verbindliches Referenzsystem. Ob Sex als Ausdruck von Liebe, ob als emanzipatorisches Feld der persönlichen Befreiung oder als Spaß oder als persönliche Lebensform oder was immer angesehen wird, all das ist vom gesellschaftlichen

Plan auf die persönliche Entscheidung zurückverwiesen. Die Pluralisierung von sexuellen Lebensformen und Paarmodellen und die gewonnene Flexibilität der Kopplung von Liebe und Sex hat nicht nur alte Koordinaten außer Kraft gesetzt, sie hat auch keine neuen installiert. Daher sehen wir uns heute nicht nur einer Vielfalt sexueller Erscheinungsformen, sondern auch einer gewissen Beliebigkeit der Bedeutungen gegenüber. Diese Bedeutungen sind nicht mehr, wie noch in der sexuellen Moderne, in einem Spannungsfeld von Unterdrückung und Befreiung organisiert und dynamisiert, sie sind spannungsarm plural. Sex bedeutet nichts Bestimmtes mehr. Es gibt ihn einfach.

Die Kopplung von öffentlicher und privater Geschlechterinszenierung, von öffentlichem und privatem Sex ist eine rein optionalistische: Das Verhältnis ist eines von Möglichkeit und Auswahl. Man darf alles und muss nichts. Was sich sexuell zeigt, ist in der Postmoderne weder das Geforderte noch das Gewünschte noch das Verbotene noch das Gebotene – es ist ausschließlich das Mögliche. Daraus resultiert, dass die zentrale Kompetenz der sexual citizens von heute ihre *Auswahlkompetenz* ist, die Fähigkeit und Bereitschaft also, aus dem vielen Möglichen das individuell stimmige, authentische auszuwählen und zu verhandeln, ohne sich auf gültige Koordinaten beziehen zu müssen oder zu können.

Wahlmöglichkeiten steigen also. Man könnte sich freuen. Aber die Klagen über sexuelle Unzufriedenheit und Lustlosigkeit nehmen eher zu als ab. Freiheit ist schwer. Sie erlöst einen nicht von Ambivalenzen. Und diese sind in den Partnerschaften quicklebendig, entsprechend steigt der Bedarf, Regeln und Einigung zwischen den Partnern zu erzeugen.

Um so mehr ist die *Verhandlungsmoral* die zentrale interaktionelle Orientierung geworden. Mit Verhandlungsmoral ist die Haltung gemeint, die zwischen den Partnern all das als akzeptabel gelten lässt, worauf sich die beiden einigen. Was ausgehandelt ist gilt. Sie ist also keine inhaltliche, sondern eine Verfahrensmoral. Was einer der Partner ablehnt, ist nicht akzeptiert. Die Verhandlungsmoral hat das alte Bezugssystem inhaltlich definierter Werte abgelöst und damit eine triadische moralische Konstellation durch eine dyadische ersetzt: Normative Referenzen (das Normale, das Natürliche, das geschlechterpolitisch Korrekte) waren etwas gemeinsames Drittes außerhalb der Beziehung, auf das sich beide Partner beziehen konnten, und das in einem eher traditionellen Geschlechterkontext auch berechenbar und zuverlässig gültig war. Dieses gemeinsame Dritte gibt es in dieser Form nicht mehr.

Die Verhandlungsmoral hat zwei Seiten, die beide berücksichtigt werden müssen: Sie ist potentiell kontrollierend und einengend, und sie ist potentiell kreativ. Sie kann auf spontaneitätstötende Weise immer zugunsten des Partners ausgelegt werden, der in der sexuellen Interaktion die langsame, defensive, neinsagende Position einnimmt nach dem Motto: jeder Schritt, jede Handlung ist zustimmungspflichtig. Deshalb geht die Verhandlungsmoral nur gut, wenn auch ihre andere Seite ins Spiel kommen kann. Und dann gehört die Verhandlungsmoral zum Kreativsten, was die Sexualgeschichte der Menschheit hervorgebracht hat: Sie stellt implizit konventionelle Skripte und Selbstverständlichkeiten in Frage, nimmt den Akteuren die Zuverlässigkeit und Berechenbarkeit konventioneller sexueller oder geschlechtsbezogener Regelabläufe und verlangt damit Neugier, Interesse und ergebnisoffene Kommunikationsbereitschaft. Damit stellt sie auch eine neue Form der Herausforderung an die sexuellen Akteure: was normal, was natürlich, was männlich, was weiblich, was angemessen ist – all das entscheiden nur und nur die Handelnden selbst. Dabei stolpern sie oft und schaffen Probleme, die nicht aus dem Zwang und nicht aus dem Mangel, sondern aus der *Freiheit und der Fülle* der Möglichkeiten resultieren.

Ein Beispiel ist die relative Abwertung der männlichen Erwerbstätigkeit in solchen Familien, die faktisch (noch) im alten Rollen-Modell organisiert sind (Mann sorgt für Familieneinkommen, Frau für die Kindererziehung). Die faktische Organisation wird aber ideologisch nicht mehr getragen. Die Diskrepanz zwischen ideellem Egalitäts-Anspruch und realer Ungleichheit der Einkommen und zwischen den familiären Zuständigkeiten und Verantwortlichkeiten erzeugt Erklärungs- und Begründungsbedarf. Dieser wird oft mit einem deutlichen Rechtfertigungsgefälle zwischen den Partnern ausgetragen: Der Mann begibt sich aufgrund des Privilegs, berufstätig sein zu dürfen (sich beruflich »verwirklichen« zu können) in der partnerschaftsinternen Kontenführung in die Bringschuld, die er durch verstärkte Kinder- und Haushaltsaktivität abzutragen hat. Weil aus der Funktion des Familienernährers kein Statusanspruch mehr abzuleiten ist, hat der Mann nicht mehr wie im alten Rollenmodell das zugestandene Recht auf Erholung am Feierabend, vielmehr gerät er in den Frustrationssog, der bei der Frau durch ihre berufliche Unterforderung entstanden ist und den er – im Bewusstsein beider Partner – mitverantwortet. Obwohl wir es bei der relativen Abwertung und Aufweichung der männlichen Ernährerrolle einerseits und der weiblichen Mutterrolle andererseits mit aufeinander bezogenen Prozessen zu tun haben, die zwei Akteure gleichermaßen gestalten, wird in den meisten Paarbeziehungen die Opferposition und das Klagerecht dessen, dem es damit schlechter geht, von den Frauen reklamiert. Das Paar müsste sich nicht so entscheiden (es gibt andere Möglichkeiten), tut es aber – und streitet sich dann über die Folgen der eigenen Entscheidung, als sei sie fremdbestimmt. Diese Streitkonstellation ist ein regressiver Mechanismus: Das Paar rettet sich aus der beängstigenden (Wahl-)Freiheit in den übersichtlichen vertrauten Konflikt.

In den »guten alten Zeiten« waren die Fronten klar: Hier das unterdrückte Individuum, insbesondere die unterdrückte Frau, dort die repressive Gesellschaft; hier das drängende Es, dort das strenge Über-Ich. Anders ausgedrückt: Lautete die Leitfrage der sexuellen Moderne (also der durch Liberalisierung, Politisierung und Feminismus befeuerten antirepressiven Bewegungen), wie Formen der Unterdrückung überwunden werden können (Freiheit war also auf einen erkennbaren Gegenspieler bezogen), ist sie in der Postmoderne richtungslos. (Fast) alle Optionen stehen offen. Freiheit von Unterdrückung also, aber Freiheit wozu eigentlich?

Die Widerspruchslinie, die in der sexuellen Moderne zwischen Gesellschaft und Individuum verlief und die eine offensiv eindeutige Parteilichkeit zugunsten der individuellen Bedürfnisse und ihrer Selbstverwirklichung ermöglichte, ist heute aufgelöst und bildet sich in den Individuen und in den einzelnen Partnerschaften neu. Mehr als je in der Geschichte erfordert diese Situation ein Denken in Widersprüchen, ein Fühlen in Ambivalenzen und eine radikale Selbstverantwortung. Ambivalenzmanagement, Spielbereitschaft und Selbstbestimmung sind die Herausforderungen der sexuellen Postmoderne. Auf diesem Gelände bewegen wir uns, wenn wir Sexualtherapie durchführen.

Teil 1

Paardynamik und sexuelles Begehren

1 »Klappt es?«

1.1 Die Funktions-Perspektive der »klassischen« Sexualtherapie

Theoretische und praktische Konzepte entstehen nicht einfach so. Sie haben Vorfahren. Ähnlich wie bei echten Familien gehen auch hier die Nachkommen ihre eigenen Wege, selbst wenn oder gerade wenn es den Alten nicht gefällt. Anders ist Entwicklung kaum möglich. Das gilt auch für die systemische Sexualtherapie, wie ich sie in diesem Buch ausführe und die es ohne ihre »klassischen« Vorläufer so nicht gäbe. Das Attribut »klassisch« verwende ich in doppelter Absicht: Ich möchte sie würdigen und zugleich zur Vergangenheit erklären. Das geht natürlich nicht einfach per Deklaration. Ich will es in diesem ersten Kapitel genauer begründen.

Als 1970 der Mediziner William H. Masters und die Psychologin Virginia E. Johnson ihr sexualtherapeutisches Konzept vorstellten, eröffneten sie den Boom einer Therapie, der ohne Vorgänger war: Ein klares, transparentes Konzept auf der Basis solider empirischer Forschung und Erfolgsquoten von über 90 % – das hatte es zuvor noch nie gegeben. Und das auf einem Gebiet, in dem bis dahin kaum mehr als improvisiert und dilettiert wurde. Ein sensationeller Fortschritt also. Das Jahrzehnt danach wurde, aus dem Stand heraus, zur Hochkonjunktur der Sexualtherapie dieses Typs, der Masters-Johnson-Therapie. Relativ schnell wurden an vielen Orten Sexualambulanzen und -sprechstunden eingerichtet, einzelne Forschergruppen untersuchten Varianten und Modifikationen des ursprünglichen therapeutischen Konzepts (Annon 1974, Kaplan 1974, 1979, LoPiccolo und LoPiccolo 1978, Rosen und Leiblum 1995). Die Patientennachfrage war immens und verstärkte den Schwung, den die Forscher und Therapeuten fortsetzten. A star was born.

Masters und Johnson hatten, ehe sie ihr therapeutisches Konzept vorstellten, in den fünfziger und sechziger Jahren Grundlagenstudien zur Physiologie der menschlichen Sexualität durchgeführt, die das bis dahin fragmentarische Wissen über die sexuellen Funktionsabläufe erheblich erweiterten und aus dem Halbdunkel sexueller Mythen in das Licht empirischer Daten brachten (Masters und Johnson 1966). In Hunderten von Laboruntersuchungen wurden Blutdruck, Herzfrequenz, Hautwiderstand, Pupillendurchmesser, Atmungsfrequenz, genitale Durchblutung, anatomische Veränderungen der Genitalien, Hautverfärbungen bei sexuellen Aktivitäten, also bei Masturbation und Geschlechtsverkehr im Labor, protokolliert und systematisiert. Ihre Ergebnisse führten zu zwei Konzepten, die beide als historische Meilensteine der Sexualwissenschaft gelten: der »Human Sexual Response Cycle« (HSRC) und der klitorale Orgasmus.

Der sexuelle Reaktionszyklus bündelt die Vielfalt der zentralen und peripheren sexuellen Reaktionen zu einem in sich schlüssigen Reaktionsmuster. Demzufolge lassen sich vier Phasen der sexuellen Reaktion unterscheiden: Erregung, Plateauphase, Orgasmusphase und Refraktärphase. Mit dem HRSC war die Sexualität lehrbuchfähig. Der HSRC galt von da an als die universelle Grammatik des normalen, ungestörten, »gesunden« sexuellen Ablaufs, der biologische Kern dessen, was zur Sexualität gehört.

Dieser normative Aspekt wurde in der Folge von feministischer und sozialwissenschaftlicher Seite kritisiert und relativiert (Gagnon 1990, Tiefer 1991). Die Kritik betraf die Verdinglichung eines häufig vorkommenden Verhaltensmusters zu »Natur«. Warum, so wurde etwa eingewandt, muss eine sexuelle Erregung zu einer Plateauphase führen? Die Erregung könnte ja auch flüchtig oder kurzfristig sein. Warum soll der Orgasmus notwendiger Teil eines sexuellen Geschehens sein? Muss man von Störung sprechen, wenn der Orgasmus ausbleibt oder gar nicht erst intendiert ist? Warum der hohe Stellenwert der Refraktärphase, die sich zudem bei Männern und Frauen erheblich unterscheidet? Die Kritik kreist um zwei Kernpunkte: (1) der HSRC nehme ein soziales Geschehen (Geschlechtsverkehr) aus dem interaktiven Kontext heraus, in dem es entsteht, und mache damit unzulässigerweise kulturelle zu natürlichen Abläufen. (2) der HSRC bagatellisiere den Unterschied zwischen männlicher und weiblicher Sexualität und stelle ein scheinbar geschlechtsneutrales Muster dar, das faktisch aber von einer männlichen Sicht dominiert sei. Diese Kritik hat in den letzten Jahren durch die Auseinandersetzungen um die Diagnose weiblicher Sexualstörungen noch einmal starken Auftrieb bekommen (Bancroft 2000, 2002, Matthiessen und Hauch 2004, Tiefer 2004).

Die zweite große Begriffsschöpfung war die Unterscheidung zwischen vaginalem und klitoralem Orgasmus. Masters und Johnson entlarvten den Mythos, »gesunde« Frauen müssten beim vaginalen Verkehr orgasmusfähig sein, indem sie zeigten, dass die Orgasmusreaktion der Frau von der direkten oder indirekten Stimulation der Klitoris abhängt (Sherfey 1974). Ungewollt trugen sie damit aber zu einer neuen normativen Ausrichtung bei, die zielorientierte und erfolgreiche Klitorisstimulation sozusagen sexualobligatorisch zu machen.

Die Auseinandersetzung zwischen Entspannung und Angst

Auf der Basis dieser beiden Schlüsselentdeckungen entwickelten Masters und Johnson ihr Therapiekonzept, das lerntheoretische wie humanistische Elemente enthält, obgleich es sich nicht explizit auf eine therapeutische Schule bezieht. Dem leitenden lerntheoretischen Axiom zufolge schließen sich sexuelle Erregung und Angst physiologisch aus. Die Autoren haben zum einen Ängste im Auge, die sich aus sexualfeindlichen Tabus und Verboten herleiten, welche in der Entwicklungszeit der Therapie, den sechziger Jahren des prüden und konservativ-religiös dominierten nordamerikanischen Mittelwestens, die mächtigen und ubiquitären Determinanten der herrschenden Sexualkultur waren.

Zum andern – und für ihr therapeutisches Vorgehen noch zentraler – fokussierten sie die Versagensangst, also die Angst, sexuell nicht zu funktionieren, keine Erektion, eine zu frühe Ejakulation, keine Erregung, Lubrikation und Orgasmus zu haben. Aus heutiger Sicht könnte man die Versagensangst – im Gegensatz zu den »klassischen« sexualfeindlichen Ängsten, die Masters und Johnson ja nicht neu entdeckt, sondern übernommen hatten – bereits als »moderne« Angst bezeichnen, in der sich die neue Norm, sexuell erfolgreich und funktional zu sein, zu erkennen gab. Masters und Johnson hatten mit der »Performance anxiety« den Antipoden des HSRC kreiert und damit das dynamische Spannungsfeld aufgemacht, innerhalb dessen sich ihr therapeutisches Vorgehen plausibilisieren ließ und seine Dramaturgie entfaltete: die Auseinandersetzung zwischen Entspannung und Angst.

Das Setting, das beim Standardvorgehen von einem Therapeutenpaar durchgeführt wird, sieht eine abgestufte Reihe halbstandardisierter Verhaltensvorgaben vor, sogenannte »Übungen«, mit denen das Paar Erfahrungen machen kann. Sie sind eingerahmt von einem Koitusverbot, das die Versagensangst dadurch außer Kraft setzen soll, dass die Gelegenheit zum Scheitern genommen wird. Die Verhaltensvorgaben beginnen mit der Aufgabe, dass die nackten Partner sich streicheln sollen, wobei der rezeptive Partner sich entspannen soll. Das findet in einem streng limitierten zeitlichen Rahmen statt[1], um die Angst

[1] Die Standardinstruktion für die erste Phase lautet etwa so: »Nehmen Sie sich eine halbe Stunde Zeit, in der Sie ungestört sind. Suchen Sie sich einen ruhigen, angenehmen Ort, gestalten Sie eine für Sie angenehme Atmosphäre und ziehen Sie sich aus. Dann streicheln

vor Erregung, Nähe, Überwältigtwerden zu kontrollieren. Die jeweilige Phase ist erfolgreich abgeschlossen, wenn beide Partner sich angstfrei entspannen können. Bei jeder Phase kommt ein Element dazu, das einen Schritt in Richtung sexuelle Erregung bedeutet (Tab. 1; Details bei Arentewicz und Schmidt 1993, Fahrner und Kockott 2002, Gromus 2002).

Tabelle 1: Sensate-Focus-(»Streichel-«)Übungen

- Sensate Focus 1: Genitalien werden ausgespart;
- Sensate Focus 2: Genitalien werden oberflächlich mit einbezogen;
- Sensate Focus 3: Genitalien werden »erkundet«, aber nicht stimuliert;
- »Spiel mit der Erregung«: durch begrenzte genitale Stimulation wird ein spielerischer Umgang mit Erregung im Sinn von kommen und gehen lassen erprobt;
- Einführen des Penis ohne Bewegungen;
- Einführen mit vorsichtigen Bewegungen;
- Koitus ohne Einschränkung.

Dieses phasenweise Vorgehen, das – lerntheoretisch gesehen – einer Desensibilisierungslinie folgt, wird ergänzt durch spezielle Techniken beim Vaginismus und bei der frühzeitigen Ejakulation und durch gelegentliche gleichgeschlechtliche Einzelgespräche, also der Therapeutin mit der Klientin, des Therapeuten mit dem Klienten und – je nach Ausrichtung der Therapeuten – allgemein paartherapeutische Interventionen jenseits der sexuellen Thematik. Ein solches schrittweises Vorgehen ist eine geduldige territoriale Arbeit, bei der die Entspannung langsam Land gewinnt und der Angst zunehmend Land abnimmt. Das aus der humanistischen Psychotherapie kommende Bild, wonach Thera-

---

Sie sich nach folgenden Regeln: Zunächst legt sich ein Partner (z. B. die Frau) auf den Bauch, der Mann streichelt sie, wobei er unterschiedliche Varianten des Streichelns ausprobiert. Die Frau versucht, sich dabei zu entspannen. Nach fünf Minuten wechseln beide: Jetzt streichelt die Frau den Mann. Nach weiteren fünf Minuten wird wieder gewechselt, diesmal legt sich die Frau auf den Rücken. In dieser Position soll der Mann die Brüste und den Genitalbereich beim Streicheln auslassen, also nicht berühren. Nach weiteren fünf Minuten legt sich der Mann auf den Rücken, auch hier lässt die Frau beim Streicheln den Genitalbereich aus. Beim letzten Durchgang streicheln sich die Partner wieder wie beim ersten Durchgang auf der Rückseite. Auf diese Weise ist jeder Partner dreimal in der aktiven, dreimal in der »passiven« Position. Sollte ein Partner unangenehme Empfindungen haben, wird das Streicheln unterbrochen, bis die unangenehmen Empfindungen zurückgegangen sind. Sollte ein Partner sexuelle Erregung empfinden, soll diese zwar registriert werden, die Vorgaben sollen aber nicht spontan übertreten werden.«

pie im Wesentlichen dem persönlichen Wachstum gewidmet sein solle, ist eine weitere zentrale Metapher: Die »verschütteten Triebe« (Pfäfflin und Clement 1980), die lediglich am Wachstum gehindert sind, kommen von selbst zu sich, wenn erst ihre Behinderung durch repressive äußere oder verinnerlichte Normen abgetragen ist. Entspannung ist das individuelle und paarpsychologische Ökotop, in dem das Wachstum von Wohlbefinden, Selbstverwirklichung und Lust möglich ist.

Der Abschied

In einer Literaturanalyse kamen 1994 die beiden Sexualwissenschaftlerinnen Leslie Schover und Sandra Leiblum zu einem ernüchternden Ergebnis: Sie konstatierten eine Stagnation der sexualtherapeutischen Entwicklung seit Mitte der achziger Jahre. Seit dieser Zeit wurde keine einzige Outcome-Studie mehr publiziert, und es wurden auch auf der Ebene der therapeutischen Techniken keine nennenswerten Neuigkeiten mehr gemeldet. Damit einher ging eine Remedikalisierung der Behandlung von sexuellen Störungen, insbesondere der Erektionsstörungen[2].

Ihre Arbeit markierte einen Tiefpunkt der Sexualtherapie, die nach einer Hochkonjunktur in den siebziger und frühen achtziger Jahren relativ schnell in eine lange Phase der Ereignislosigkeit geraten war. Das hatte verschiedene Gründe. Der wissenschaftliche Grund lag sicher darin, dass die beeindruckenden Therapieerfolge, die Masters und Johnson bereits 1970 berichteten, die Messlatte für andere Forschergruppen so hochlegten, dass – abgesehen von kritischen Analysen (Zilbergeld und Evans 1980, Clement 1981) und Untersuchungen über Setting-Varianten (Clement und Schmidt 1983) – für die Outcome-Forschung wenig interessante Fragen übrigblieben. Ein anderer, wahrscheinlich erheblich relevanterer Grund dürfte darin liegen, dass das therapeutische Paradigma verbraucht war, das Masters und Johnson ihrer Therapie zugrundelegten. Das hatte weniger binnentherapeutische Gründe – andere, weitaus langweiligere Therapiekonzepte leben erheblich länger. Die Erklärung dürfte in der einzigartigen zeitgeschichtlichen Passung von gesellschaftlicher Entwicklung und therapeutischem Konzept liegen, für die es bei anderen klinisch-therapeutischen Themen

---

2 In der Tat räumten in dieser Zeit die Urologen das Feld auf: Nach Penisprothesen, Vakuumpumpen und Schwellkörperautoinjektionstherapie (SKAT) wurde mit Viagra der Medikalisierung der männlichen Sexualität die Krone aufgesetzt. Heute begibt sich kaum noch ein Patient in Psychotherapie, der nicht urologisch vorbehandelt ist.

keine Parallele gab: Die Therapie hatte den Rückenwind der sexuellen Liberalisierung genutzt: giving permission, man kann alles Genitale ansehen und beim Namen nennen, und wenn man sich entspannt, kommt die sexuelle Erregung wie von selbst. Nur keine Angst! Verständnisvolle Therapeuten erleichtern einem biographisch nachvollziehbaren, aber unaktuell gewordenen strengen Über-Ich den Übergang zu einem mehr zeitgemäßen: Haben Sie, bitte, Spaß!

Auch wenn in der Zusammenfassung von Outcome-Studien (Heiman und Meston 1997, Heiman 2002) die Ergebnisse dieses Ansatzes nicht ganz schlecht aussehen: Die Hoch-Zeit dieses gesellschaftlichen Klimas ist lange vorüber und mit ihr die Euphorie der »alten« Sexualtherapie. Meines Erachtens ist das therapeutische Paradigma der Masters-Johnson-Therapie erschöpft und zwar aus mehreren Gründen:

1. Sein implizites normatives Modell engt therapeutische Handlungsmöglichkeiten ein. Die Masters-Johnson-Therapie ist an der biologisch begründeten Norm des Human Sexual Response Cycle, also des ungestörten, »natürlichen« sexuellen Funktionierens orientiert (Masters und Johnson 1970). Dieser Orientierung entkommen auch die Sexualtherapeuten nicht, die individuell dieser Norm kritisch gegenüberstehen und ihren Paaren versichern, es komme auf das Funktionieren gar nicht an, sondern auf Gefühle, Echtheit, Lust, Autonomie, Qualität der Partnerschaft. Das Funktions-Paradigma ist der Masters-Johnson-Therapie inhärent, auch wenn die individuelle Psychodynamik und die Paardynamik der sexuellen Symptomatik in den Blick genommen wird, wie dies besonders die Hamburger Gruppe um Gunter Schmidt (Arentewicz und Schmidt 1993) entwickelt hat.

2. Es geht von einem linearen (negativen) Zusammenhang zwischen Angst und sexueller Erregung aus. Die Abhängigkeit vom Funktionsparadigma ist solange gegeben, wie die »Übungen« standardisiert entlang einer Sequenz von Entspannung-Erregung-Orgasmus erfolgen. Mit dieser Anordnung können die sexuellen Störungen behandelt werden, die eng mit Versagensängsten (also mit der sexuellen Funktion verbundenen Ängsten) verknüpft sind, da die standardisierten Übungen eine berechenbare Struktur bieten, die einen angstreduzierenden Kontext schafft. Geht man davon aus – und das ist ein Axiom der Masters-Johnson-Therapie –, dass sexuelle Erregung Entspannung voraussetzt, ist dieses Konzept für entspannungsverhindernde Leistungs-, Gewissens- und Versagensängste nützlich und indiziert.

David Schnarch (1991) hat allerdings darauf hingewiesen, dass dieses Verständnis des Stellenwerts von Angst und der darauf aufbauende entspannungsorientierte Ansatz im besten Fall zu einer mittelmäßig funktionierenden Sexualität führen könne, nicht aber zu leidenschaftlicher Sexualität, die – ganz im Gegenteil – ohne Angst kaum möglich sei. In der Tat liegt in der Masters-Johnson-Therapie die Gefahr einer Verharmlosung von Sexualität. Die bedrückende Aussage von Gunter Schmidt, die Sexualtherapie könne im besten Fall zu einer funktionalen »tristen Alltagssexualität« führen, zielt genau auf diese implizite Beschränkung des Konzepts aus: Mit der vollkommenen Entspannung werden die anderen emotionalen Amplituden der Erotik gleich mitgekappt.

Es werden zumindest zwei Perspektiven marginalisiert, die ohne Angst gar nicht denkbar sind: (A) dass Sexualität ein prototypischer Weg persönlicher Entwicklungen sein kann, die alles andere als »Spaß« machen, sondern ausgesprochen ängstigend sein können, ja ohne Angst gar nicht denkbar sind; (B) dass Sex nicht nur gut, sondern eben auch »schlimm« und »böse« sein kann. Genau diese Aspekte können aber zentrale Momente sexueller Erregung ausmachen.

3. Es unterbewertet den Stellenwert der sexuellen Wünsche und des sexuellen Begehrens. Die Schwierigkeit der Anwendung des Masters-Johnson-Konzepts auf sexuelle Luststörungen – die heute häufigste sexuelle Symptomatik – liegt darin, dass die Variationen sexuellen Begehrens ungleich größer, unvorhersehbarer, flüchtiger sind als die der sexuellen Funktion und dass diese – was noch wichtiger ist – weit weniger normativ fassbar sind als jene.

4. Es führt in der Praxis oft zu zähen Therapieverläufen. Die Fokussierung der Masters-Johnson-Therapie auf die sexuelle Funktion vereinheitlicht implizit auch die Übungen. Die Therapie bleibt zielorientiert. Auch wenn sich Therapeuten Geduld und Gelassenheit zugelegt haben, gibt die lineare Konzeption des Human Sexual Response Cycle vor, ob die Therapie schon »weit« oder nicht so weit vorangeschritten ist, ob sie »gut läuft« oder nicht. Das kann aus Therapeutensicht zu »Widerstand« führen, Widerstand gegen die »Übungen« (die nicht oder »falsch« gemacht werden), gegen das Übergriffigkeitsverbot, also das kooperative Dogma, ein »Nein« des Partners gelten zu lassen, gegen die Vorstellungen der Therapeuten, was befriedigende und geschlechterpolitisch akzeptable Sexualität sei, usw. Die – nicht publizierten, aber in Supervisionen allgegenwärtigen – zähen und mühsamen Verläufe von Sexualtherapien sind

Symptome dieses Widerstandes. Widerstand ist aber ein ausschließlich therapeuteninduziertes Phänomen. Er entsteht, wenn Therapeuten keine Veränderungsneutralität zeigen und sich mit Zielen identifizieren, die sie für sexualfreundlich halten.

Solange das Funktionsparadigma das therapeutische Geschehen dominiert, solange König Erektion und Königin Orgasmus die Arena mit der Norm funktional korrekten Sexes dominieren, kann der Schritt zu einer Behandlung der sexuellen Luststörungen nicht gelingen. Das Funktionsparadigma wird von der Gegenseitigkeitsidee und der Marginalisierung von Unterschieden zwischen den Partnern getragen.

Wenn sich therapeutische Konzepte weiterentwickeln, integrieren sie ihre Vorgänger nur teilweise, zu einem andern Teil lassen sie sie einfach hinter sich. Das hat etwas Undankbares, aber anders sind Entwicklungen kaum möglich. Der Masters-Johnson-Ansatz war ein ausgezeichnetes Konzept für die 1970er Jahre, er überlebte die achtziger und verlor seine Kraft in den neunziger Jahren. Seine Stärke war die in dieser Form historisch einmalige Passung eines gesellschaftlichen Prozesses mit einem Therapiekonzept, das selbst eine Befreiungsmission darstellte. Dieser Ansatz greift aber nicht mehr bei den verschiedenen Problemen, die sich den Paaren in einer postpermissiven Epoche wie heute stellen. Es ist Zeit für einen freundlichen Abschied von diesem Ansatz. Die pharmakologischen Erben des Funktionsparadigmas haben bereits das Feld der Funktionsstörungen übernommen.

1.2 Von der Funktion zur Lust

Neue Sachverhalte führen zu neuen Sichtweisen. Und neue Theorien lassen alte Sachverhalte neu aussehen. Dieses Wechselspiel zwischen Sichtweise und Sachverhalt zeigt sich auch, wenn man die veränderten Symptombeschreibungen ansieht, wie sie sich in sexualtherapeutischen Ambulanzen darstellen. Dazu ein kurzer Überblick über das Vorkommen sexueller Funktionsstörungen.

Männliche Störungen:

Orgasmusstörungen werden auf 0 % (Schiavi et al., 1995) bis 3 % (Fugl-Meyer und Fugl-Meyer 1999, Solstad und Hertoft 1993, Ventegodt 1998) geschätzt. Zu einem sehr hohen Vorkommen von 8 % kommen Laumann et al. (1999).

Die Prävalenz der *vorzeitigen Ejakulation* ist schwer einzuschätzen. Den konservativen Schätzungen von 4 % (Ernst et al., Fugl-Meyer und Fugl-Meyer 1999) bis 5 % (Schiavi et al. 1995, Ventegodt 1998) stehen die sehr hohen Ergebnisse von 14 % (Solstad und Hertoft 1993), 29 % Laumann et al. (1999), 31 % (Read et al. 1997) und 36–38 % (Spector und Carey 1990) gegenüber.

Auch die Angaben bei *Erektionsstörungen* variieren stark über die Studien. Während Ernst et al. (1993) mit einer Ein-Jahres-Prävalenz von 0 % ein einmaliges Ergebnis berichten, liegen Laumann et al. (1999) bei 10 %. Bei Erektionsstörungen ist der Zusammenhang mit Alter und körperlichen Faktoren (Diabetes, Bluthochdruck, Arthritis und Rauchen) recht gut belegt (Feldman et al. 1994, Mannino et al. 1994, Panser et al. 1995, Ventegodt 1998). Das verstärkte Interesse an Erektionsstörungen bei älteren Männern hat hier zu einer Anzahl von Studien geführt, die freilich zu keinen einheitlichen Ergebnissen kommen. Hier variieren die Angaben zwischen 20 % (Jonler et al. 1995) und 52 % (Feldman et al. 1994).

Sexuelle *Luststörungen* (hypoactive sexual desire disorder) werden zwischen 0 % (Schiavi et al. 1995), über 4 % (Lindal und Steffansson 1993), 7 % (Ernst et al. 1993) bis zu 16 % (Laumann et al. 1999) geschätzt, wobei hier der Alterseffekt geringer ist als möglicherweise erwartet: Panser et al. (1995) berichten von »nur« 26 % bei Männern über 70 Jahren.

Weibliche Störungen:

Orgasmusstörungen werden in drei großen skandinavischen Stichproben um die 4 %–7 % angegeben (Ernst et al. 1993, Lindal und Steffansson 1993 und Ventegodt 1998). Sehr viel höher liegen die Schätzungen von Lauman et al. (1999) bei 24 % für eine repräsentative Studie von US-Amerikanerinnen.

Für *Erregungsstörungen* kommen Lindal und Steffanson (1993) auf 6 %, Fugl-Meyer und Fugl-Meyer (1999) auf 8 %. Auch hier liegen die Daten für die USA mit 19 % (Laumann et al. 1999) weit höher.

Sexuelle *Luststörungen* variieren zwischen 5 % (Ventegodt 1998) über 14 % (Fugl-Meyer und Fugl-Meyer 1999) bis zu 33 % (Laumann et al. 1999).

Die Prävalenz-Zahlen für *Dyspareunie* liegen bei 3 % (Lindal und Steffansson 1993, Ventegodt 1998) bis 18 % (Moody und Mayberry 1993). Hier werden durchweg höhere Prävalenzen bei postmenopausalen Frauen berichtet (Rekers et al. 1992), die bis zu 46 % reichen (Jamieson und Steege 1996).

Die entsprechenden Zahlen für den *Vaginismus* sind geringer (0,5 %–1 %) (Fugl-Meyer und Fugl-Meyer 1999, Ventegodt 1998).

Diese Studien beziehen sich auf nichtklinische Samples. Die Diagnosenverteilung innerhalb klinischer Stichproben, etwa von Sexual-Sprechstunden, führt abhängig von deren Spezialisierung, ihren Forschungs- und Therapieprogrammen noch einmal zu einer größeren Varianz der Vorkommens-Häufigkeiten, die solche Daten für halbwegs seriöse quantitative Aussagen vollends unbrauchbar macht (Simons und Carey 2001).

Aussagekräftiger sind dagegen Verlaufs-Vergleiche innerhalb derselben Institution, weil sie immerhin die institutionsabhängige Varianz neutralisieren. In einer beeindruckenden Statistik zeigte schon Anfang der 1990er Jahre Schmidt (1993), wie sich die Häufigkeitsverteilungen der sexuellen Störungen in knapp zwei Jahrzehnten verschoben haben. Wurden Mitte der 70er Jahren bei den Patientinnen in 80 %[3] Erregungs- und Orgasmusstörungen diagnostiziert, war dieser Anteil zwei Jahrzehnte später auf ein Viertel, auf 20 %, zurückgegangen. Im Gegenzug nahm die »Lustlosigkeit«-Symptomatik dramatisch von 8 % auf 74 % zu. Die Verschiebungen bei den männlichen Patienten zeigten, wenn auch in geringerer Größenordnung, ein ähnliches Bild (Zunahme der »Lustlosigkeit«-Diagnose von 4 % auf 17 %).[4]

Gibt diese Tabelle Veränderungen auf der »tatsächlichen« Symptomebene wieder oder reflektiert sie veränderte Sichtweisen der diagnosestellenden Therapeuten? Es spricht vieles dafür, dass Patientinnen ihre sexuelle Unzufriedenheit weniger entlang der Erzählstruktur des Es-klappt-nicht beschreiben, sondern sie anders benennen: Ich will nicht, ich habe keine Lust, ich weiß nicht genau, was ich will. Damit ist die Bedeutung des Funktionierens in den Hintergrund getreten, möglicherweise selbst für diejenigen, die »objektiv« Orgasmus-

---

[3] Die Prozentangaben beziehen sich auf die sexuellen Funktionsstörungen. Sexuelle Abweichungen, Geschlechtsidentitätsstörungen und andere Symptomatiken wurden hier nicht einbezogen.

[4] In der Studie über die Verbreitung in der Allgemeinbevölkerung kommen Lauman et al. (1999) bei Frauen auf 33 %, bei Männern auf 16 %. Zugrunde lag die Frage, ob es in den letzten 12 Monaten eine mehrmonatige Phase gab, in der die Befragten kein Interesse an Sex hatten.

störungen haben, die aber die damit verbundene Beeinträchtigung ihrer Lust eher als das zentrale Problem erleben. Dafür spricht etwa die Hochkonjunktur der Alltagsdiagnose vom »Orgasmuszwang« in den 1970er Jahren, die sich später nur noch im Hintergrund bewegt hat. Wenn man hinzudenkt, dass sich Klienten und Therapeuten im selben gesellschaftlichen Kontext bewegen, wäre es durchaus plausibel, sich eine Art narrative Kooperation vorzustellen, in der beim diagnostischen Dialog zwischen Patient/in und Therapeut/in eine neue Fokussierung erzeugt wird. Die Leidenserzählung wird jetzt um die Lust herum angeordnet.

Gehen wir auf die diagnostischen Entwicklungen in der therapeutischen Literatur zurück, zeigt sich, dass der Lust-Fokus nur wenige Jahre nach der Geburt des Human Sexual Response Cycle gesetzt wurde. Nachdem in den Originalarbeiten von Masters und Johnson (1970) und von Kaplan (1974) von beeinträchtigter Lust nicht die Rede war, führte Lief bereits 1977 das Konzept der sexuellen Lusthemmung (inhibited sexual desire) ein. Helen Kaplan hatte zunächst (1974) den vierphasigen Reaktionszyklus von Masters und Johnson auf zwei getrennte und relativ unabhängige Komponenten reduziert, die Erregung und den Orgasmus. Wenig später (1977) fügte sie eine initiative Lustphase ein, für die sie einen von Erregung und Orgasmus unabhängigen physiologischen Regulationsmechanismus postulierte. Damit stellte sie freilich das Funktionsmodell nicht in Frage, die Lustphase verstand Kaplan als eine Art Starthilfe für den weiteren sexuellen Reaktionszyklus. Im Diagnostisch-Statistischen Manual (DSM) erschienen die ersten diagnostischen Kriterien für sexuelle Luststörungen 1980 (DSM-III), wobei im wesentlichen Kaplans Perspektive übernommen wurde.

Schon früh stellte sich heraus, dass Störungen des sexuellen Verlangens schwer zu behandeln waren (LoPiccolo, Heiman, Hogan und Roberts 1985, Kilmann, Boland, Norton, Davidson und Caid 1986), ohne dass deshalb das Grundprinzip der »klassischen« Masters-Johnson-Therapie geändert worden wäre. Trotz diverser Modifikationen der Sexualtherapie hinsichtlich Setting-Varianten, therapeutischer Einzeltechniken und insbesondere der stärkeren Betonung geschlechtsspezifischer Interventionen blieben die sich zunehmend in den Vordergrund drängenden Fragen der Luststörungen unbeantwortet. Besser gesagt, sie wurden mit den Interventionen beantwortet, die sich für die sexuellen Funktionsstörungen im engeren Sinn bewährt hatten (Aubin et al. 2002). Bis heute gelten die Behandlungserfolge für die sexuellen Luststörungen als unbefriedigend (Heiman 2002).

David Schnarch (2000) hat diese Ansätze, mit Störungen der sexuellen Lust umzugehen, als Ansätze der ersten Generation zusammengefasst und mit neun Punkten charakterisiert:

»Sex und Lust sind natürliche Funktionen.« Dieses Bekenntnis war als aufklärerische Gegenposition zu jahrhundertelanger Sexualfeindlichkeit gemeint, wobei dieser Schuss dann nach hinten losging.

Sexuelle Lust als biologischer Trieb. Lust wird als biologisch vorhandener Trieb vorausgesetzt.

Sexuelle Lust wird implizit mit Lust auf sexuelles Verhalten (nicht so sehr Lust auf den Partner) gleichgesetzt. Die auf Kaplan zurückgehende nüchterne Formel von als Sex als »friction plus fantasy« und Kaplans »bypassing« Konzept, demzufolge persönliche Konflikte therapeutisch umgangen werden können, vermeiden die Thematisierung von Intimität.

Lust als initiatorische Empfänglichkeit und Aggressivität. Damit wird Lust lediglich als Bereitschaft gesehen, sich auf Sex einzulassen, nicht als präsentes Empfinden während der sexuellen Begegnung.

Störungen der Lust»phase«. Die diagnostische Konsequenz aus (4).

Gehemmte sexuelle Lust (inhibited sexual desire). Geht als Diagnose davon aus, dass »nichtgehemmte« Lust der Normalfall sei.

Persönlichkeitsmerkmale und individuelle Diagnosen. Die DSM-Kriterien legen die Suche nach individuellen Ursachen nahe.

Betonung auf Pathologie. Das Fehlen sexueller Lust geht davon aus, dass ihm Störungen, Mängel, Krankheiten zugrunde liegen.

Therapeutisches »Blockade«-Modell. Die Therapie besteht im Wegräumen der Hemmungen, die zu der postulierten Blockade der natürlichen Triebentfaltung geführt haben.

1.3 Von der Dysfunktion zum Problem

Parallel zu diesen psychotherapeutischen Überlegungen findet gegenwärtig auch auf dem diagnostischen Feld eine Relativierung des Funktionsparadigmas statt. Ihren Ausgang hat sie in der dramatischen Entwicklung der pharmakologischen Behandlung sexueller Funktionsstörungen. Unmittelbar nachdem mit Sildenafil, Vardenafil und den Nachfolgepräparaten die Möglichkeiten, Erektionsstörungen zu behandeln, dramatisch gestiegen sind, hat sich das Interesse auf entsprechende Möglichkeiten für die weiblichen Sexualstörungen erweitert. Die Perspektive einer Behandlungsmöglichkeit hat Prävalenz-Schätzungen in die Höhe getrieben. In einer Re-Analyse ihres National Survey aus dem Jahre 1992 kommen Laumann et al. (1999) zu der extrem hohen Zahl von 43 % aller US-amerikanischen Frauen zwischen 18 und 59 Jahren, die an einer sexuellen Dysfunktion leiden sollen. Diese Zahl wird in der medizinischen Literatur so extensiv zitiert (Berman et al. 1999), dass es sich lohnt, einen Blick darauf zu werfen, wie diese Zahl zustande kommt. Sie basiert auf sieben Fragen zum Vorkommen sexueller Störungen (mehrere Monate oder länger im vergangenen Jahr), die lediglich mit Ja oder Nein beantwortet werden konnten. Jede Frau, die eine dieser Fragen bejahte, wurde in die Gruppe derjenigen mit sexueller Dysfunktion gerechnet, wobei Bedeutung, Schweregrad und Leidensdruck dieser Störungen nicht erfasst wurden. Bancroft et al. (2003a,b) kritisieren, diese Daten, die nicht aus klinischen Interviews stammen und denen auch keine klinische Bewertung zugrunde liegt, als Prävalenzdaten für sexuelle Funktionsstörungen zu verwenden. Sie schlagen vor, Funktionsstörungen von »Distress« zu unterscheiden und damit der subjektiven Bewertung der Frauen eine größere Bedeutung zu geben. In einer eigenen Studie kommen sie auf 24 % erwachsener nordamerikanischer Frauen, die deutliches Unbehagen entweder an der sexuellen Beziehung (20 %) oder ihrer eigenen Sexualität (15 %) äußern. Kritisch stehen die Autoren des Kinsey-Instituts (Bancroft et al. 2001) der neuen Konsensus-Klassifikation gegenüber (Basson et al. 2000), die zwar subjektive Aspekte sexueller Probleme stärker betont (Rosen und Laumann 2003), aber nur soweit sie die subjektive Bewertung sexueller Erregung betrifft. So wurde von der Konsensus-Konferenz der Vorschlag zurückgewiesen, die Diagnose einer sexuellen Befriedigungs-Störung aufzunehmen.

Der Ansatz der Kinsey-Autoren liegt auf einer ähnlichen Linie, wie sie Matthiesen und Hauch (2004) vertreten. Sie berichten, dass über 90 % derjenigen Männern und Frauen, die mindestens ein sexuelles Symptom (Lustlosigkeit, Erektions- oder Orgasmusstörungen, Schmerzen beim Verkehr) aufweisen, unter diesen Erfahrungen nicht (67 %) oder nur wenig (25 %) leiden. Aus ihrer Studie ist auch der überraschende Befund erwähnenswert, dass über ein Drittel der Befragten, die sexuelle Probleme berichten, mit ihrem Sexualleben zufrieden oder sehr zufrieden sind. Ebenfalls ein Drittel sieht diese Probleme nicht als belastend für die Beziehung an. Das läuft auf die schöne Formulierung von Nathan (2002) für die Bewertung einer Sexualanamnese hinaus: »A problem is only a problem if it's a problem.«

Von einer anderen Seite hat die Working Group for A New View of Women's

Sexual Problems (2001, Tiefer 2004) eine noch radikalere Opposition gegen die diagnostische Klassifikation bezogen, wie sie das Diagnostisch-Statistische Manual (DSM) bis in die jüngste Auflage vornimmt (siehe auch Moynihan 2003). Leitthese dieser Gruppe ist, dass das medizinische Klassifikationsschema des DSM ein einseitiges Verständnis der weiblichen Sexualität darstellt. Sie bezieht sich dabei auf drei zentrale Kritikpunkte:

1. Die falsche Vorstellung von der Gleichsetzbarkeit von Männern und Frauen. Ihr zufolge wird die Orientierung am Human Sexual Response Cycle von Masters und Johnson den Eigenheiten weiblicher Sexualität nicht gerecht, wie etwa die (männliche und für Frauen so nicht gültige) Unterscheidung zwischen Begehren und Erregung oder die Konzentration auf »Schwierigkeiten«, die so im DSM nicht vorkommen.
2. Die Leugnung des Beziehungscharakters von Sexualität. Durch den individualisierenden Charakter des DSM werden die erst im Beziehungskontext verständlichen sexuellen Schwierigkeiten von Frauen nicht angemessen beschrieben.
3. Die Einebnung der Unterschiede zwischen den Frauen. DSM vereinheitlicht demzufolge über den Dysfunktions-Begriff die große Variation, die aufgrund kultureller und sozialer Unterschiede zwischen Frauen besteht.

Konsequent taucht in dem alternativen diagnostischen Vorschlag dieser Gruppe kein funktionell definierter diagnostischer Begriff mehr auf, sondern es ist in absichtlicher begrifflicher Ungenauigkeit von »sexuellen Problemen« die Rede, die definiert sind als Unzufriedenheit mit dem emotionalen, körperlichen oder Beziehungsaspekt des sexuellen Erlebens und diese vier Ursachenkategorien zuordnet (soziokulturell, politisch oder ökonomisch; beziehungsbedingt; psychologisch; medizinisch).

Die begriffliche Unterscheidung einer »Störung« von einem »Problem«, also eines krankheitstheoretisch engeren von einem weiteren Begriff ohne Krankheitsimplikation, macht auch Bancroft (2000). Er bezieht sich auf das von ihm entwickelte Modell der doppelten Kontrolle sexueller Erregbarkeit, wonach es eine zentrale Steuerung gibt, die sexuelle Erregbarkeit oder Hemmung auslöst (die als getrennte und unterscheidbare physiologische Reaktionsmuster angesehen werden, die unabhängig voneinander funktionieren können). Demzufolge kann bei Stress, Erschöpfung oder auch einem negativen Verhalten des Partners die sexuelle Hemmung adaptiv sein und sollte deshalb nicht als Störung bezeichnet werden. Diese Überlegung ist interessant, macht allerdings den konzeptionell angedachten interessanten Schritt nicht zuende. Warum sollte eine sexuelle Hemmung in solchen Fällen noch als Problem bezeichnet werden? Statt die Hemmung nur von der krankheitswertigen Konnotation einer »Störung« zu einem subjektiven »Problem« zu reduzieren, wäre doch der ganze Schritt, in ihr auch das Potential einer Lösung und einer Ressource zu sehen. Die Aktivierung einer sexuellen Hemmung kann ebenso kontextintelligent sein wie die einer sexuellen Erregung.

1.4 Stellenwert der »Aufgaben« in der Sexualtherapie

Die schwierigen Verläufe: Wie Widerstand entsteht

In meiner Kritik am Masters-Johnson-Modell hatte ich die oft zäh verlaufenden Therapien angesprochen. Die Erfahrung, dass gerade Luststörungen in diesem Modell schwer zu behandeln sind, wird schon lange von vielen Therapeuten geteilt (De Amicis et al. 1985): Nichts geht voran, die Klienten zweifeln, ob die Therapie das Richtige ist, ob nicht doch körperliche Ursachen übersehen oder unterschätzt worden sind. Die Therapeuten fühlen sich angestrengt, stellen frühe Störungen bei einem der Partner, rigide Rollenvorstellungen bei beiden oder paardynamische Störungen auf ganz anderen Gebieten fest, sind verdeckt genervt, zeigen sich aber als geduldig.

Dieser Zustand, den beiden Seiten als unproduktiv erleben, wird im therapeutischen Jargon als »Widerstand« bezeichnet, womit gemeint ist »Widerstand der Klienten gegen ein Vorgehen, das für sie eigentlich hilfreich wäre, das sie aber aus neurotischen Beweggründen erschweren«. Mit dieser Beschreibung werden dreierlei Implikationen gemacht. Erstens wird die Schuld an der Stagnation den Klienten zugeschrieben. Zweitens sind die Therapeuten das Opfer, nicht die Mit-Täter des Widerstandes. Daraus folgt drittens: Widerstand wird nicht interaktiv, sondern individuell interpretiert. Im Grunde ist diese Widerstand-Konzeption bereits die interpretierende Rache der Therapeuten dafür, dass die Klienten nicht so wollen wie sie.

Tatsächlich ist Widerstand ein kooperativer Prozess des therapeutischen Systems, also der Interaktion zwischen Klienten und Therapeuten. Diese Interaktion hat verschiedene Facetten. Sie ist in der Erzeugung des Symptoms »Widerstand« dann besonders erfolgreich, wenn sich Therapeuten von den Klienten in die Position der Bescheid wissenden Experten locken lassen. Aus dieser Position heraus definieren Therapeuten zunächst die sexuelle Störung im Kontext eines Defizitmodells, interpretieren sie also entweder als Ergebnis einer konflikthaften Männlichkeits- bzw. Weiblichkeitsentwicklung, einer frühen oder späten Traumatisierung, eines Mangels an elterlicher Zuwendung oder auch – wenn das nicht reicht – einer Persönlichkeitsstörung. Neben solchen individuellen Erklärungsfiguren stehen ihnen auch paardynamische Defizitmodelle wie mangelnde Kommunikation oder Offenheit, fehlende Bereitschaft, aufeinander einzugehen, Abgrenzungs- und Autonomieschwierigkeiten usw. zur Verfügung.

Nun ist ein rationales psychotherapeutisches Handeln ohne Erklärungsmodelle, also ohne theoriegeleitete ätiologische Hypothesen nicht möglich. Der Wert einer Hypothese für die Therapie lässt sich nach zwei Kriterien bemessen: Sie muss erstens *plausibel* sein, d.h. sie muss einerseits die Komplexität des Falles so reduzieren und umstrukturieren helfen, dass sich eine in sich konsistente therapeutische »Gestalt« ergibt und sie muss zweitens *handlungsrelevant* sein, also für die Therapeuten eine Orientierungslinie hergeben, an der er seine therapeutischen Interventionen ausrichten kann.

Aus systemischer Sicht ist das zweite Kriterium sogar eine zwingende Folge des ersten: Jede Wirklichkeitskonstruktion (wie sie eine plausible Hypothese darstellt) ist dadurch »wirklich«, dass sie wirkt, also Einfluss auf die Wirklichkeit nimmt. Demzufolge kann auch die Plausibilität einer Hypothese kaum wirkungslos bleiben. Ob freilich die Wirkung die ist, die der Therapeut beabsichtigt, ist eine andere Frage. Ein Therapeut wird sich anders verhalten, wenn er eine sexuelle Störung als Ausdruck einer schweren Persönlichkeitsstörung diagnostiziert oder wenn er sie als Symptom einer vorübergehenden leichten depressiven Episode bewertet. Dies ist ganz unabhängig davon, ob er dies dem Klienten mitteilt oder nicht. Gegenüber der Plausibilität der eigenen Diagnosen und Hypothesen kann kein Therapeut neutral bleiben. Genau hier aber sitzt die Gefährdung des Therapeuten, zu der Erzeugung eines therapeutischen Widerstandes beizutragen. Hypothesen sind der Stoff, aus dem Widerstand erzeugt wird – oder nicht.

Aus der Feststellung des Mangels (also der hypothesengeleiteten Diagnose) heraus wird mit der Zielperspektive eine Diagnose-Ziel-Figur aufgespannt, die dem therapeutischen Geschehen eine Richtung gibt. Innerhalb dieser Richtung haben auch die Verhaltensanweisungen, die »Übungen«, ihren Platz. Das ist soweit in sich stimmig. Mit dieser Konstellation ist aber auch die Bühne für ein mühsames Geschäft errichtet.

Das gilt für therapeutische Interventionen im Allgemeinen und für die Sensate Focus-Aufgaben im Speziellen. Sie werden mit einer hypothetischen Implikation verordnet. Wie jede vernünftige Intervention werden auch die Sensate-Focus-Aufgaben nicht »einfach so« instruiert nach dem Motto »Mal sehen, was passiert«, sondern vom Therapeuten mit einer Bedeutung versehen. So gesehen werden immer auch Bedeutungen verschrieben.

Im klassischen Vorgehen, wie es Masters und Johnson beschreiben, ist das Referenzkonzept für die Übungen die Versagensangst, die sie – neben allen möglichen anderen Ursachen – als den generischen Mechanismus für die Aufrechterhaltung sexueller Funktionsstörungen ansehen. Wenn sexuelle Störungen (auch) durch die Angst vor funktionellem Versagen ausgelöst und stabilisiert werden, ist die Bedeutung der Sensate-Focus-Aufgaben die einer Entängstigung. Diese Bedeutung wird von den Therapeuten auch explizit gemacht und mitgegeben. Ausgehend von dem ätiologischen Konzept eines Spannungsfelds zwischen »schlechter« (moralbedingter, unnötiger, überholter usw.) Angst und »guter« (wohltuender, berechtigter) Entspannung bieten die Therapeuten das sexualfreundliche Bündnis mit der Entspannung gegen die Angst an, der Schritt für Schritt Terrain abgerungen wird, bis schließlich die Sexualität unter der Herrschaft der Entspannung gelangt ist. In dieser Konzeption macht auch die Metapher der »Übungen« – der ihr metaphorischer Charakter kaum noch anzusehen ist – Sinn: Sie sind linear angelegt: Übung macht den Meister, von nichts kommt nichts, wer mehr übt, kommt eher zum Ziel. Widerstand ist in diesem Verständnis ein direkter Ausdruck von Angst; die therapeutische Reaktion darauf sind entängstigende Interventionen: Ermutigung, Entlastung, Wiederholung, Geduld.

Wenn dieses Vorgehen wirksam wäre, ließe sich wenig dagegen sagen. Die späteren Erweiterungen des Konzepts, und damit auch der Anwendung der Übungen, resultierten nun aber aus der Erfahrung, dass dieses lineare Konzept so einfach nicht umsetzbar ist.

Stellenwert der »Übungen« in einem psychodynamisierten Konzept – die »Grundregel« des Hamburger Konzepts

Die konzeptionellen und auch settingbezogenen Weiterentwicklungen, wie sie v.a. von der Hamburger Gruppe von Gunter Schmidt entwickelt wurden, relativieren diese linear übende Konzeption. Sie verstehen die Übungen auch als Projektionsfläche für die Darstellung psychodynamischer und paardynamischer Konflikte, die so, wie sie sich in der Gestaltung der Übungen inszenieren, interpretiert werden. In den Botschaften dieses elaborierten Konzepts werden andere Bedeutungen verschrieben.

Das zeigt sich am Beispiel der »Grundregel«, die für die Übungen eingeführt wird, und die Margret Hauch (2000) folgendermaßen ausführt: »Sie läuft darauf hinaus, dass jede/r in der sexuellen Begegnung nur das machen und zulassen soll, was ihr/ihm jeweils gefällt und auch nur so lange, wie sie/er sich dabei nicht unwohl fühlt. Wenn sie/er in der aufnehmenden/passiven Rolle ist, verpflichtet sie/er sich dazu, ein unmissverständliches verbales Signal zu geben, d.h. ein Stopp oder Veto zu setzen, das auf jeden Fall zu respektieren der/die andere sich wiederum verpflichtet. Wer diese Vereinbarung verletzt, übernimmt dafür die Verantwortung.« Im internen Sprachgebrauch der Gruppe werden die beiden zentralen Elemente der Grundregel als »Egoismusregel« und »Vetoregel« bezeichnet (Kleber und Galedary 2003). Diese Grundregel hat interessante paardynamische und geschlechterparteiliche Implikationen, die ich kurz kommentieren möchte:

1. *Sie betont das Nein zum Sex mehr als das Ja.*
   Die »Vetoregel« definiert den Rahmen, innerhalb dessen die »Egoismusregel« gilt, ist dieser also übergeordnet (Egoismus nur in dem Rahmen, den die Vetoregel lässt). Damit favorisiert diese Regel die Verhaltenskontrolle durch den Partner, der die »Nein«-Position einnimmt. In dem paardynamischen Wechselspiel zwischen Sex verweigern und Sex fordern ist in diesem Modell die Verweigerungs-Position im Vorteil. Im Zweifelsfall gilt das »Nein«. Da – Gewaltfreiheit vorausgesetzt – die Nein-Position ohnehin die strategisch stärkere Position ist, stellt sich die Frage, warum sie durch die Grundregel so einseitig ins Recht gesetzt wird. Die Therapeuten nehmen im paardynamischen Spiel zwischen der Nein-Position und der Ja-Position offenbar bewusst keine Meta-Position ein, sondern definieren konfliktvorauseilend die Parteilichkeit zu einer der beiden konträren Positionen.
2. *Nicht »Nein« zu sagen, wird als Unfähigkeit konnotiert, die therapeutisch-normative Unterstützung braucht.*
   In konsequenter Fortschreibung des »Expertenstatus« wird den Klienten, v.a. wohl aber den Klientinnen Unfähigkeit zum »Nein« unterstellt, welche dann mit therapeutischer Geduld zur Abgrenzungskompetenz weiterentwickelt werden soll. Aus dem Blick gerät auf diese Weise, dass es durchaus paardynamisch, »strategisch« interpretiert werden kann, wenn eine Frau kein klares »Nein« äußert. Sie kann damit dem Partner die Verantwortung für die

unbefriedigende sexuelle Interaktion zuspielen. Hier sind wir am Kern des Defizitmodells: Würde man die Frau nicht durch die Unfähigkeitszuschreibung protegieren, sondern als erwachsen und intentional handelnde Person verstehen, dann wäre die angemessene Intervention, sie mit den Konsequenzen ihrer Uneindeutigkeit, ihres Unterlassens zu konfrontieren, statt ihr über die Grundregel die Eindeutigkeit zu liefern.

3. *Sexuelles Tun und sexuelles Unterlassen werden unterschiedlich bewertet.* Bei der Interaktion und dem verbalen und nonverbalen Aushandeln dessen, was zwischen den Partnern geschieht oder nicht, lassen sich zwei – zunächst formale – Aspekte (kommunikativer) Handlungen unterscheiden: (A) solche, die getan werden, und (B) solche, die unterlassen werden. Die Interaktionspartner entscheiden also, ob sie in einer spezifischen Situation eine bestimmte Mitteilung machen oder unterlassen, ob sie eine bestimmte Handlung vollziehen oder nicht vollziehen. Davon ausgehend, dass wir es in Therapien mit erwachsenen und verantwortungsfähigen Menschen zu tun haben[5], können wir eine Unterscheidung von zwei Typen von Verantwortung treffen, nämlich (A) die Verantwortung für das eigene sexuelle Tun, (B) die Verantwortung für das eigene sexuelle Unterlassen. Beide sind »beziehungsethisch« zunächst gleichwertige Verantwortungstypen, sie werden allerdings oft von Therapeuten wie von Klienten unterschiedlich bewertet. Die »Grundregel«, wie sie von Hauch ausgelegt wird, führt nun einen klaren bewertenden Unterschied ein. Beim Verantwortungstyp A, also der Verantwortung für das eigene sexuelle Tun, wird vorausgesetzt, dass jeder Partner in der Lage sei, seine sexuellen Handlungen zu steuern und zu kontrollieren. Beim Verantwortungstyp B hingegen wird diese Voraussetzung nicht gemacht. Sie muss dieser Überlegung zufolge – offenbar besonders von Frauen – erst noch erworben werden, ist sogar ausdrücklich »Therapieziel« (226). Eine Partnerin, die eine bestimmte kommunikative Handlung unterlässt, also verschweigt, dass sie etwas nicht möchte, das »Nein« also nicht mitteilt, ist demzufolge dafür nicht richtig verantwortlich zu machen. Vielmehr bekommt sie von den Therapeuten den schonenden Kredit einer reduzierten Verantwortungsfähigkeit (sie kann es noch nicht, muss es noch lernen), die mithilfe der Grundregel kompensiert wird. So wird die Entscheidung, ein »Nein« zu

5 Darüber kann man sich natürlich streiten. Die Antwort geben allerdings nicht die Klienten, sondern ausschließlich die Therapeuten: Sie entscheiden, ob sie sich eher auf die regressiven Seiten der Klienten beziehen oder ob sie das therapeutische Arbeitsbündnis konsequent mit den funktionalen Ressourcen schließen und regressive Wünsche verweigern.

äußern oder zu unterlassen, von den Therapeuten übernommen. Der Klient kann sein Unterlassen hinter der zugestandenen Unfähigkeit, nein zu sagen, verstecken.

4. *Die Grundregel schafft Eindeutigkeit, wo der Umgang mit Mehrdeutigkeit gerade der entwicklungsrelevante Prozess sein kann.*
Ob ein »Nein« eine klare bewusste Entscheidung ist, mit der die eigene Integrität geschützt werden soll, oder ob es als manipulative oder passiv-aggressive Aussage den Partner ausbremsen, kränken oder unterwerfen soll, ist nicht immer entscheidbar. Die Grundregel entscheidet es aber, statt es offen zu lassen. So macht sie Vermeidungsstrategien für den Veränderungsprozess unzugänglich, indem sie sie legitimiert. Etwas pointiert gesagt, wird auf diese Weise das »Böse« an der Nein-Position hinter der Grundregel versteckt. Statt die Klienten in die Verantwortung dafür zu nehmen, wie sie ihre Abgrenzung ausdrücken und gestalten wollen, werden sie über die Grundregel freundlich protegiert. Ihre Motive werden als »gute« interpretiert, Ambivalenzen vereindeutigt, statt die Mehrdeutigkeit therapeutisch zu nutzen.

5. *Die Grundregel unterstützt partnervalidierte Intimität vor selbstvalidierter Intimität.*
Das Nein sei deshalb so schwer zu äußern, weil die Folgen riskant seien. »Die Fähigkeit Ja oder Nein zusagen … steht zumindest bei erwachsenen Frauen und Männern in engem Zusammenhang damit, ob sie antizipieren können, dass ihr Votum respektiert wird, wenigstens aber nicht von Sanktionen mit potenziell existenziellen Auswirkungen bedroht wird.« Hauch hat dabei vor allem wirtschaftlich-materielle Abhängigkeiten im Sinn[6]. Abgesehen von diesem ökonomischen Gesichtspunkt ist hier die interessante Gegenseitigkeitsidee eingeführt, also die Vorstellung, eine Selbst-Äußerung sei davon abhängig zu machen, ob der Partner sie akzeptiert. Eben nicht! Wenn man das »Nein« als integren Ausdruck eigener Bedürfnisse sieht, ist es doch gerade dann etwas wert, wenn *nicht* antizipiert werden kann, ob es der Partner akzeptiert. Persönliche und damit auch erotische Entwicklungen haben einen Preis, z.B. den, sich Ärger mit dem Partner einzuhandeln. Mit der »Grund-

---

[6] Der damit implizierte Hintergrundgedanke ist, dass die Frau mit einem Nein die Trennung des Partners und damit ihre materielle Abhängigkeit riskiert. Dieser Gedanke ist natürlich nur gültig, wenn die beiden Partner tatsächlich sehr ungleiche materielle Verhältnisse haben und (!) einen Ehevertrag, der die Frau materiell benachteiligt. Zu Beginn des 21. Jahrhunderts muss aber die Frage möglich sein, warum sich eine Frau entscheidet, sich in eine wirtschaftliche Abhängigkeit von einem Mann zu begeben.

> regel« wird die Idee vertreten, dass die erotische Profilierung und Strukturierung eines Partners möglichst kostenarm zu haben sei, indem das Risiko des Nein vom Therapeuten getragen wird. In dem kritischen und potentiell affektiv riskanten Aushandlungsprozess zwischen Mann und Frau soll einer der beiden Partner die Zustimmung zu etwas geben, von dem er noch gar nicht weiß, ob er sie zu geben bereit ist.

Ohne therapeutische Regel hinge es von der Paardynamik ab, ob das Nein oder das Ja zum Sex riskanter ist, also Kränkungen, Ärger und Enttäuschungen in Kauf nimmt. Die Grundregel vereinfacht die Lage: Ja ist riskanter, weil die Konsequenz offen ist, Nein ist angesichts der definierten Eindeutigkeit risikofrei. So legitimiert die Grundregel – auch wenn es nicht gewollt ist – Vermeidungsstrategien[7] und priorisiert Angstregulation vor Risiko.

Therapeutische Kooperation im Defizitmodell

Dieses Konzept ist eine der differenziertesten Ausarbeitungen innerhalb eines Paradigmas, das sexuelle Störungen auf Defizite zurückführt: Wer sexuell keine Lust hat, nicht erregt ist, keinen befriedigenden Orgasmus erlebt, kann dies nicht aus Gründen, deren gemeinsamer Nenner – bei aller Variation im Einzelfall – der Mangel ist. Die Patienten werden als beeinträchtigt gesehen, das Störungsverständnis wird nach dem konzipiert, was fehlt: die Entspannung, die Abgrenzungsfähigkeit, der rücksichtsvolle Egoismus, das Selbstbewusstsein usw. Dieses Grundkonzept (im Folgenden: Defizitmodell genannt) ist der gemeinsame operative Nenner des therapeutischen Systems. Das Defizitmodell einigt die Modelle der ersten Generation.

Solange Klienten und Therapeuten sich – bei allen sonstigen Unterschieden – darin einig sind, dass die Therapie eine Veranstaltung ist, die einen Mangel des Paarsystems oder eines Partners beheben soll, also einen Grundkonsens darüber haben, dass sie sich in einem Defizitbehebungs-Unternehmen befinden, erzeugen sie gemeinsam ein Problem. Es besteht darin, dass der Partner, der am glaubwürdigsten zeigen kann, dass er Träger von Mängeln ist, das Therapiegeschehen am stärksten bestimmt: der Mann, der wirklich Erektionsschwierigkeiten hat, der sich von seiner Partnerin gedemütigt fühlt, der seiner Frau keine Bitte abschlagen kann, und/oder die Frau, die sich sehr schwer tut, sich abzu-

---

7 Das ist offenbar so nicht intendiert. Es kann aber – ungewollt – diesen Effekt haben.

grenzen, die aufgrund einer traumatischen Vorgeschichte ihren Körper nicht akzeptieren kann, die sich einem Mann nicht öffnen kann.

Die partnerschaftliche Einigung darauf, dass ein Partner irgendetwas nicht kann, ist ein *Schutz* vor der Aktualisierung der sexuellen Differenz, ein Schutz, den die Therapeuten, die im Defizitmodell kooperieren, mitliefern – und so, ungewollt, zum Teil des Problems werden. Der Unterschied, den beide Partner wahrnehmen, wird – durch das Defizitmodell – aus der eigenen Verantwortung genommen. Wenn ein Partner sich nicht sexuell einlassen »kann«, ist er solange nicht für die unbefriedigende Sexualität verantwortlich zu machen, wie er sich bemüht, durch Üben und Arbeit aus seinem Defizit herauszukommen. Selbst wenn der nichtsymptomatische Partner klagen mag – solange das Defizitmodell trägt und sein symptomatischer Partner die Rolle des »guten Patienten« einnimmt, hat er kein Recht auf Empörung.

Unter diesem Schutz kann es das Defizitmodell sogar noch ermöglichen, das Wollen in indirekter Form zu realisieren: die Bosheit im Gewande des Nicht-Könnens.

»Mein Mann gibt sich ja solche Mühe, aber ich schaffe es einfach nicht, mit ihm die Erregung zu haben, die ich von früher kenne.«

Diese Beschreibung von Frau D., die wegen Orgasmusschwierigkeiten, sexueller Lustlosigkeit und einer generalisierten Unzufriedenheit mit ihrer zweiten Ehe zusammen mit ihrem Mann zu einem Erstgespräch kam, kann harmlos oder aggressiv gelesen werden. Harmlos ist die Defizit-Lesart, wenn man ihre Bemerkung wörtlich nimmt: Sie kann nicht, sie schafft es nicht. Zugleich webt Frau D. aber eine andere Bedeutung in ihre Ich-kann-nicht-Version: Ohne ihren Mann offen zu attackieren, depotenziert sie ihn gleich zweimal: Er gibt sich Mühe, die aber nichts nützt, und er ist im Früher-Heute-Vergleich der Verlierer (mit dem unpersönlichen Zeitvergleich – »früher« – meint sie den durchaus persönlichen Vergleich ihres jetzigen Ehemannes mit zwei früheren Partnern, dem ersten Ehemann und einem späteren Geliebten). Herr D. zeigt sich sehr aufmerksam seiner Frau gegenüber, ist aber mittlerweile ratlos, was er tun kann. Die verdeckt aggressive Beschreibung spürt er durchaus, rechnet sie aber ihrer Frustration zugute und verleugnet die ihm geltende Abwertung.

Diese Wolf-im-Schafspelz-Ausgangsbedingung macht die Begrenzung des Defizitmodells deutlich. Es beschreibt nicht den Kern des Mann-Frau-Dramas, das sich hier als Paarkonflikt zeigt. Frau D. braucht nichts zu lernen, ihr fehlt nichts, es ist alles bereits da: Sie ist erregungsfähig, hat die Ressourcen guter sexueller Erfahrungen, weiß also, »wie es geht«. Weder der Veto-Aspekt noch der

»Egoismus«-Aspekt der »Grundregel« würde für einen der beiden Partner einen sinnvollen Entwicklungskontext darstellen. Für Frau D. scheint aber – jedenfalls zu Beginn der Therapie – die Depotenzierung ihres Mannes wichtiger als ihre sexuelle Befriedigung. Auch Herr D. braucht nicht den Schutz der Grundregel: Er hat sich für eine Beziehungskonstellation entschieden, in der er in die anbietende, werbende Position geht.

Damit ist nicht gesagt, dass das Paar eigentlich in seiner Situation bleiben könne und irgendwie zufrieden sei. Beide sind ausgesprochen unzufrieden. Beiden fehlt aber nicht Zufriedenheit, sondern beide erzeugen aktiv Unzufriedenheit!

Therapeuten, die im Defizitmodell bleiben, verharmlosen Sexualität und die Dynamik zwischen Paaren. Ein Fallverständnis, das eine Erklärungsfigur um das Nicht-Können herum organisiert, führt deshalb zu langweiligen Verläufen, die bestenfalls mit dem Resümee enden, dass das Paar gelernt hat, sich mit dem Mangel zu arrangieren.

Eine auf Entwicklung angelegte Therapie füllt nicht eine Lücke, sondern bringt etwas Vorhandenes zu Geltung. Um es ganz krude zu sagen: Therapie bringt nichts in die Menschen hinein, sondern etwas aus den Menschen heraus. Das gilt auch für Paartherapien, und es gilt im Speziellen für dieses Paar. Der therapeutische Fokus gilt also immer dem Vorhandenen, nicht dem Fehlenden – das Defizitmodell will das anders herum sehen. Beim Paar D. kommt es nicht darauf an, dass Frau D. lernt, sich zu entspannen, und Herr D., sich darauf einzustellen. Vielmehr geht es darum, dass der Hass von Frau D. (und die Angst von Herrn D. vor diesem Hass) ihren Platz finden können. Die Grundregel mit der Veto-Option macht die Schwelle für Frau D., ihren Hass auszudrücken, sehr hoch[8].

Ja, aber die wirklichen Defizite …

Die Kritik am Defizitmodell bestreitet nicht, dass sich verschiedene Verhaltensweisen als Mangel, Krankheit, Defizit sehen lassen. Schon gar nicht werden körperliche Beeinträchtigungen und Krankheiten bagatellisiert, die ganz ohne

[8] Die Grundregel verbietet zwar explizit keine Aggression. Indem sie aber Übergriffe verbietet (Veto-Regel) und das Nein aufwertet, erzeugt sie einen aggressionskritischen Kontext, der die therapeutische Kultur bestimmt. Die Schwelle für Äußerungen von Wut und Hass wird erhöht, und im Konfliktfall wird Partei gegen den grenzüberschreitenden Angreifer und für den grenzenwahrenden Verteidiger genommen.

Zweifel sexuelle Möglichkeiten einschränken können (Übersicht bei Beier et al. 2000, Sigusch 1996, Zettl und Hartlapp 1997). Die Kritik meint vielmehr, dass das Defizitmodell eine Wirklichkeitskonstruktion ist, mit der sich Therapeuten bestimmte Verhaltens- und Erlebensphänomene der Klienten plausibel machen. Das tun sie, indem sie Referenzmaßstäbe heranziehen, an denen Verhaltensweisen gemessen werden. Klienten tun dies ebenfalls. Die Maßstäbe von Therapeuten und Klienten müssen nicht übereinstimmen. Ob eine Erektionsstörung, eine sexuelle Aversion, erotische Langeweile als Mangel, ja überhaupt als Symptom zu bewerten sind ist theorie-, konzept-, normabhängig – und wird, je nach paardynamischer Konstellation, auch von den Partnern ganz unterschiedlich bewertet.

Die Kritik am Defizitmodell tritt nicht in Konkurrenz zu irgendeiner spezifischen ätiologischen Theorie, sondern nimmt vielmehr eine Meta-Position ein. Nicht die Bewertung einzelner Verhaltensweisen als Defizit ist das Problem, sondern die Hypothesenbildung um den Mangel herum und die Fokussierung auf das, was fehlt. Das Diagnostizieren und Therapieren im Defizitmodell macht solange die Therapien mühsam und führt zu Widerstandsphänomenen, wie die Therapeuten keine Meta-Perspektive zu diesem Modell einnehmen können. Sie können die paarinterne Dynamik der Konkurrenz um die Patientenposition, um die Definitionsmacht, um die Opferposition, das Recht auf Klage und Anklage nicht aus einer neutralen Position betrachten, wenn sie selbst auf bestimmte Störungskonzepte und Vorstellungen von angemessenem männlichen und weiblichen Verhalten festgelegt sind.

Das gilt auch für Klienten, deren sexueller Handlungsspielraum krankheitsbedingt beeinträchtigt ist. Auch bei ihnen darf die therapeutische Konzeption nicht bei der Beeinträchtigung stehen bleiben, sondern muss sich mit gleicher Aufmerksamkeit sowohl den objektiven Einschränkungen als auch den verbleibenden und entwicklungsfähigen Möglichkeiten und Ressourcen zuwenden.

Hier ist der paradigmatische Unterschied zu einer Paartherapie des Begehrens, die den Sprung von der Leitunterscheidung Können/Nicht-Können zu der Leitunterscheidung Wollen/Nicht-Wollen macht.

1.5 Exkurs: Selbstverstärkungsmechanismus der Versagensangst

Der Selbstverstärkungsmechanismus gilt in allen Sexualtherapie-Ansätzen als *der* verursachende und/oder zumindest symptomaufrechterhaltende Mechanismus. Im Kern besagt er, dass die Angst vor sexuellem Versagen (womit das Ausbleiben einer sexuellen Reaktion gemeint ist, die den Geschlechtsverkehr verunmöglicht, erschwert oder unbefriedigend ablaufen lässt) zur Funktionsstörung führt. Mit anderen Worten wird das befürchtete Ereignis durch die Befürchtung im Sinn einer selbsterfüllenden Prophezeiung erzeugt. Die Angst vor dem Misserfolg führt zum Misserfolg[9].

Ich möchte dieses Konzept einer Revision unterziehen, weil es im Defizitmodell der sexuellen Funktionsstörungen eine zentrale Rolle spielt. Dieser Mechanismus beschreibt im Wesentlichen eine männliche Dynamik, und auch die ist in Frage zu stellen. Sinn macht die zentrale Bedeutung dieses Mechanismus nämlich nur im Rahmen eines funktionalistischen Sexualverständnisses, in dem die Schlüsselfrage heißt, ob »es klappt«, ob also die erwartbare »normale« sexuelle Reaktion eintritt[10].

Gehen wir vom Kern des sexuellen »Versagens« aus. Im Ich-will-aber-kann-nicht wird Wollen und Können in einer spezifischen Weise getrennt. Das Versagensangst-Konzept beschreibt eine Kopf-Penis-Dissoziation, in der der Penis nicht vollzieht, was der Kopf wünscht. Kopf und Penis sind in einem Herr-Diener-Verhältnis, in dem letzterer die Anordnung des ersteren übergeht. In der inneren Hierarchie (und nicht nur in der körperlichen Position) ist Kopf = oben = anordnend und Penis = unten = ausführend. Wie in Hierarchien üblich, fällt die Schmach für die schlechte Ausführung auf die Leitung zurück, die als machtlos (im-potent) desavouiert und beschämt ist. Alles Wollen nützt nichts. Hier setzt der Hebel des Selbstverstärkungsmechanismus an. Das Konzept setzt unausgesprochen Erektion mit Potenz gleich bzw. Erektionsstörung mit Impotenz. Damit bewegen sich die Therapeuten, die damit arbeiten, eng am subjektiven Erleben der Klienten, die mit einer Erektionsstörung ihre Potenz samt aller sexuellen Handlungs- und Erlebnisoptionen verloren geben, statt

---

9 Barlow (1986) hat gezeigt, dass die Wirkung des Leistungsdrucks auf die sexuelle Erregung von der kognitiven Einstellung der Männer abhängig ist. Männer mit Erektionsstörungen neigen bei negativen sexuellen Ereignissen zu einer stärkeren internalen und stabilen Ursachenattribution (Szepkowski et al. 2003). In einer späteren Studie zeigten Wiegel et al. (2002) in Laborsituationen, in denen der Leistungsdruck experimentell variiert wurde, dass der sexuelle Leistungsdruck die sexuelle Erregung bei Männern ohne Erektionsstörungen sogar steigert, während er sie bei »dysfunktionalen« Männern reduziert.

10 Apfelbaum (2001) bemerkte dazu subtil, dass die »performance anxiety« eigentlich nichts Behandelnswürdiges sei, sondern eine adäquate Wahrnehmung der Befürchtung, es könne bei Sex um Performance gehen.

den Unterschied einzuführen, der für das sexuelle Erleben des Mannes wirklich einen Unterschied macht.

Das Verhältnis zwischen beiden Begriffen lässt sich Tabelle 2 entnehmen.

Tabelle 2: Erektion und Potenz

	Erektion	**Keine Erektion**
Potenz	Erektion und Potenz	Potenz ohne Erektion
Keine Potenz	Erektion ohne Potenz	weder Erektion noch Potenz

Dann sehen wir in der Diagonalen links oben und rechts unten den synonymen Fall, in dem Erektion und Potenz gleichbedeutend sind. Psychologisch und sexualwissenschaftlich interessanter sind aber die beiden Fälle in der Gegendiagonalen: links unten die sinnlos und impotent in der Gegend herumstehende Erektion, die von einem interaktionellen Kontext abgekoppelt ist, die – mit etwas erkenntistheoretischer Ironie gesagt – »Erektion an sich«, rechts oben die sexuelle Potenz eines Mannes, der für seine männliche Potenz und zur Befriedigung einer Frau nicht auf die Erektion angewiesen ist.

Wenn wir uns nicht im Referenzsystem des Könnens, sondern der des Wollens bewegen, kommen wir zu einer anderen Beschreibung. Die Dissoziation ist aufgehoben. Das Nicht-Können bekommt jetzt eine andere Bedeutung, weil die Potenz, das sexuelle Wollen, unabhängig von dem Partialereignis Erektion ist. Mit anderen Worten: Der wollende, begehrende Mann kann eine Erektionsstörung als zu sich gehörend bejahen, ohne sich in seiner Potenz, also seiner Männlichkeitsdefinition, seiner sexuellen Aktivität und seiner Aufmerksamkeit für die Frau irritieren zu lassen. Das entspricht der »Potenz ohne Erektion«. Anders ausgedrückt: Zu Impotenz führt eine Erektionsstörung erst dann, wenn ein Mann sie als relevantes Ereignis für sein Selbstverständnis als Mann gelten lässt und sich in seiner sexuellen Aktivität beeinträchtigen lässt. Eine Erektionsstörung ist ein Sachverhalt. Die Impotenz ist eine Bedeutung, die diesem Sachverhalt gegeben wird – oder nicht. Ein erektionsgestörter Mann wird nicht potent, wenn er Viagra nimmt, sondern wenn er die subjektive Wahlfreiheit hat, Viagra zu nehmen oder es bleiben zu lassen. Die männliche Potenz – könnte man sagen – kommt dann in die entscheidende Bewährungsprobe, wenn die Erektion nicht zur »Verfügung« steht.

Um diese Perspektiven zu kontrastieren, können wir die Unterscheidung zwischen Täter- und Opfer-Aspekt eines Problems und einer Lösung einführen, wie sie Tabelle 3 zeigt.

Tabelle 3: Opfer- und Täter-Perspektive bei der Erektionsstörung

	Problem	Lösung
Opfer	A Keine Erektion **Es geht nicht** (»Erektionsstörung«)	B Erektion **Es klappt** (funktionaler, korrekter Sex)
Täter	C Keine Erektion **Ich will nicht** (»Erektionsverweigerung«)	D Erektion oder keine Erektion **Ich will anders** (selbstverantworteter Sex)

Der Therapieprozess, der die Versagensangst in den Mittelpunkt stellt, bewegt sich in der Richtung des durchgezogenen Pfeils, im Wesentlichen vom Quadranten A nach B, also *vom Problem-Opfer zum Lösungs-Opfer*, bleibt also innerhalb der Opfer-Achse: Der Klient kann für die Angst ebenso wenig wie für die Erektion ohne Angst. Diese Behandlungsachse ist sowohl die Achse der pharmakologischen Behandlung wie des Desensibilisierungs-Konzepts einer auf Entspannung angelegten Therapie. Die Angst, die zum Versagen führt (Problem-Opfer-Position: »**es**« klappt nicht), wird desensibilisiert, der Sex kommt dann von selbst, ohne mein Zutun, ich kann ihn entspannt erwarten, weil er nicht mehr durch die Angst behindert wird (Lösungs-Opfer-Position: »**es**« klappt). Die Botschaft der Sensate-Focus-Übungen läuft darauf hinaus, die Widersprüche zwischen dem psychischen und dem körperlichen System, also zwischen Wollen und Können, zu entschärfen.

Der Therapieprozess, der das *Begehren* in den Mittelpunkt stellt, bewegt sich entlang der gepunkteten Linie, im Wesentlichen von A über C nach D, also *vom Problem-Opfer über den Problem-Täter zum Lösungs-Täter*. Auch hier wird zunächst von der Problem-Opfer-Position, aus der der Klient in der Regel seine Störung beschreibt, ausgegangen. Diese primäre Symptomwahrnehmung, dass das Symptom sich von selbst einstellt (Problem-Opfer-Position), wird in ein Bewusstsein der Problem-Täterschaft (C) übersetzt: *So* will ich nicht. In der Dissoziation ist das die Position, die der Penis vertritt. Die Problem-Täter-Position geht davon aus, dass im Symptom ein Nicht-Wollen versteckt ist. Genau genommen handelt es sich um die eine Seite einer ambivalenten Tendenz: Ich will *und* ich will nicht. Das Wollen ist die bewusste und offen kommunizierte Seite, das Nicht-Wollen die nicht-bewusste, uneingestandene, nicht offen kommunizierte Seite, die sich zunächst im Gewand des Symptoms des Nicht-Könnens zeigt.

Der Selbstverstärkungsmechanismus der Versagensangst ist keine »falsche« Beschreibung eines kognitiv-behavioralen Mechanismus. Aus der Sicht des Mannes, der an einer Erektionsstörung leidet, kann er eine angemessene Beschreibung sein. Das gilt soweit, wie der Mann sein eigenes Männlichkeitsbild von der Erektion abhängig macht und die Erektionsstörung als Schlüsselelement seines sexuellen Verhaltens sieht.

Als therapeutisches Konzept jedoch geht er von mindestens vier »festen« Wirklichkeitskonstruktionen aus, die Teil einer Problem-Trance sind, die das Funktions-Paradigma nahe legt und die sich auch anders sehen ließen.

Zusammengefasst läuft meine Kritik dieses Konzepts auf vier Punkte hinaus:

- Es setzt Erektion und männliche Potenz gleich.
- Es geht von einem fremdbestimmten statt von einem selbstbestimmten Männlichkeitsbild aus.
- Es sieht den Mann primär als Problem-Opfer seiner sexuellen Unfähigkeit, erst sekundär als Täter seines sexuellen Handelns.
- Es beschreibt sexuelle Symptome im Referenzrahmen des Nicht-Könnens und ignoriert die Dynamik des Wollens/Nicht-Wollens.

Positiv ausgedrückt, liegt die alternative Perspektive darin, sexuelle Potenz[11] unabhängig von der sexuellen Funktion zu sehen und die Sexualität als ein Feld des selbstbestimmten Wollens und der Entscheidungen zu sehen. Damit wird ein Verständnis des sexuellen Begehrens eröffnet, das für die Therapie sexueller Störungen ein ganz anderes Paradigma nahe legt, nämlich einer Therapie des Begehrens.

---

[11] Weil der Selbstverstärkungsmechanismus eher auf eine männliche Erlebensdynamik zugeschnitten ist, habe ich mich hier auf Erektionsstörungen und männliche Potenz bezogen. Ohne die Parallelität an dieser Stelle zu weit zu treiben, gilt die Kritik und die Konsequenz daraus ebenso für weibliche Symptome und weibliche Potenz.

2 Sexualtherapie als Paartherapie des Begehrens

Interessanterweise findet sich in der sexualwissenschaftlichen Literatur kein Konsens über eine Definition dessen, was unter sexuellem Begehren (sexual desire) zu verstehen sein soll. Manche Übersichtsarbeiten (Basson et al. 2000, Heiman 2001, Levine 2003, Schnarch 2000) differenzieren das Phänomen derart in eine Vielzahl von Aspekten, dass sie entweder durch eine Reihe von verwandten Begriffen (Lust, Interesse, Erregung, Trieb, Motivation) navigieren, ohne irgendwo überzeugend anzukommen, oder sie unterscheiden derart viele Aspekte und Subaspekte, dass schließlich nur noch Teile, aber kein Ganzes mehr erkennbar ist, oder versuchen, auf dem methodischen Umweg über die Messung dem Begriff auf die Spur zu kommen (Golombok et al. 2002, Heiman 2001).

Levine (2003) weist darauf hin, dass wir zu unrecht so tun, als sei Begehren ein einziges Phänomen, und definiert umfassend: »Es ist die Summe all der Kräfte, die uns sexuellem Verhalten zuwenden und uns davon wegstoßen.« Indem er damit das Begehren bipolar definiert, spannt er dementsprechend ein Spektrum auf, das sich etwa folgendermaßen zwischen zwei Polen erstreckt: Aversion – Abneigung – Indifferenz – Interesse – Bedürfnis – Leidenschaft. Schnarch (2000) sieht im Begehren insofern eine Schlüsselfunktion einer Partnerschaft, als er es als den direkten Prozess der Partnerschaft sieht, also nicht als Zeichen, das auf etwas anderes verweist. Sexuelle Lustlosigkeit ist ihm zufolge auch nicht der Ausdruck von Kommunikationsschwierigkeiten zwischen Partnern, die behoben werden müssten, sondern die Botschaft selbst, die für sich selbst spricht und deshalb schwer zu ertragen sei.

Hinzu kommt, dass der angelsächsische Begriff »desire« in sich bündiger und implikationsärmer scheint als seine deutsche Übersetzung. »Begehren« beinhaltet mehr Pathos, »Lust« ist sehr allgemein, »Verlangen« hat einen leicht nötigenden Unterton, »Appetenz« ist akademisch entsinnlicht, »Libido« in psychoanalytischem Besitz, »Motivation« ist richtungslos, mit »Trieb« kauft man undefinierte biologische Voraussetzungen ein, der »Wunsch« schließlich ist sehr zivilisiert, jederzeit rücktrittsbereit und zuwenig unbedingt, und auch das sexuelle »Interesse« kommt sehr verhandlungsbereit daher. All diese Färbungen und Nebenbedeutungen beschreiben reale Facetten und gehören deshalb zum Spektrum dessen, was wir in der Sexualtherapie behandeln. Um sowohl der Erscheinungs- wie Bedeutungsvielfalt gerecht zu werden, diese aber nicht mit begrifflichem Durcheinander zu bezahlen, ist ein Leitbegriff sinnvoll. Unter all diesen Kandidaten scheint mir das Begehren noch am ehesten geeignet. Die Spur Pathos und Poesie, die der Begriff mitnimmt, sollte verzeihlich sein. Schließlich ist auf die Nüchternheit und Prosa der Sexualität kein Verlass.

Unter systemischer und therapeutischer Perspektive interessiert vor allem, wie das sexuelle Begehren in der Kommunikation zwischen Partnern ausgetauscht wird – oder auch nicht.[12] Dafür sind einige Unterscheidungen von Bedeutung.

Sexuelles Begehren versus Begehren einer Person

Das Begehren, die Wünsche und Phantasien einer Person müssen nicht auf einen Partner konzentriert oder begrenzt sein, weder im biographischen Verlauf noch in einer konkreten gegenwärtigen Situation. Sexuelles Begehren ist also nicht nur nicht monogam, sondern in Bezug auf die Objektwahl flexibel und kontextabhängig. Umgekehrt ist das Begehren einer Person, eines Partners, nicht auf die sexuelle Interaktion begrenzt, sondern geht darüber hinaus. Meinen Partner zu begehren kann heißen, dass ich scharf darauf bin, Sex mit ihm zu haben, aber auch, dass ich fasziniert davon bin, wie er/sie sich in einer Auseinandersetzung mit andern verhält, sich in der Öffentlichkeit bewegt, seine Pläne verfolgt usw. Diese Unterscheidung zwischen dem, was begehrt wird und wer begehrt wird, entspricht teilweise der von Freud schon 1905 getroffenen Unterscheidung zwischen Triebziel und Triebobjekt. Bei der Analyse sexueller

---

[12] Diese Frage ist unabhängig davon, welche biologischen Voraussetzungen die Kommunikation des Begehrens hat. Theoretisch ausgedrückt sind die biologischen Faktoren »Umwelt« der Kommunikation, ohne die letztere zwar nicht möglich wäre, die sie gleichwohl aber nicht determiniert. Simon (1995) hat die von Luhmann eingeführte Unterscheidung von biologischen, psychischen und sozialen Systemen für eine systemische Krankheitstheorie entlang folgendem Leitgedanken weitergedacht: Diese drei Typen lebender Systeme sind in sich geschlossen und »verstehen« einander nicht. Der Körper (biologisches System) beeinflusst Gefühle (psychisches System) ebenso wenig wie diese die Beziehungen eines Paares (soziales System) beeinflussen. Die Metaphern des Beeinflussens oder der biologischen Grundlagen sind statisch-mechanischer Natur. Aus systemischer Sicht sind diese drei Systeme füreinander Umwelt. Dieser Ansatz erspart uns den dauernden Hinweis auf biologische Aspekte des Begehrens. Sie sind nicht Thema dieses Buches. Hormone und menschliche Kommunikation »verstehen« einander nicht. Näheres dazu findet sich bei Everaerd, Laan und Both (2001).

Luststörungen ist genau zu unterscheiden, ob der Klient kein Interesse an Sex hat oder seinen Partner nicht begehrt. Oft genug wird das zweite unter dem Deckmantel des ersten versteckt.

Begehren aus der »Fülle« versus Begehren aus der »Leere«

Diese von Schnarch (2000) übernommene Unterscheidung (desire out of fullness versus desire out of emptiness) macht einen hochrelevanten psychologischen Unterschied der Motivation aus. Mit dem Begehren aus der Leere ist die Funktionalisierung der Sexualität für Bedürfnisse des Gebrauchtwerdens, der Einsamkeit, der Frustration gemeint. Sie sind durchweg kompensatorischer Natur und laufen oft auf den passiven Wunsch hinaus, begehrt zu werden und gewollt zu werden. In einer neuen Studie haben Bancroft, Janssen, Strong, Carnes, Vukadinovic und Long (2003) bei weißen US-amerikanischen Männern gezeigt, dass bei depressiver Stimmung 42 % ein reduziertes, aber 9 % ein stärkeres sexuelles Interesse zeigten. Die entsprechenden Zahlen für Angst/Stress lagen bei 28 % und 21 %. Die von den Autoren »paradox« genannte Zunahme sexuellen Interesses bei Depression und besonders bei Angst/Stress könnte sich als solches Begehren aus der Leere interpretieren lassen.

Begehren aus der Fülle, für die in Schnarchs Konzept ein Mindestmaß an Differenzierung notwendig ist, ist nicht durch Bedürftigkeit motiviert, sondern durch den Wunsch, sich auszudrücken, sich als Mann oder als Frau zu zeigen, sein Begehren unabhängig von Stellvertreter-Bedürfnissen und von den Bedürfnissen des Partners zu zeigen. »Desire out of fullness for your partner involves wanting to want. Intentionality and free will are central ingredients.« (1996) Das Bekenntnis zum freien Wollen (im Gegensatz zum depressiven Gewolltwerden wollen) ist der Kern des hier von Schnarch Gemeinten.

Begehren von Sex versus Begehren beim Sex

Begehren lässt sich als Bewegung verstehen, die sexuelle Möglichkeiten, Partner, Situationen sucht. Die suchende Person ist auf dem Weg zum Sex, unterwegs, noch nicht angekommen. Dieses Begehren von Sex muss nicht mit sexueller Erregung einhergehen. Sex ist hier antizipiert als das noch uneingelöste Versprechen einer Befriedigung, als Begehren von Sex (Simon 2002). Sexuelles Begehren lässt sich auch als gegenwärtig stattfindende Erfahrung verstehen, als emotionaler Zustand des »Selbst« beim Sex. Begehren ist dann nicht im Zustand des Hin-zu, sondern bereits dabei, »doing it«. Diese Unterscheidung ist nicht nur eine des Ablaufs (erst Begehren von Sex, dann Begehren beim Sex), sondern auch des Bei-sich-Seins, Zu-sich-Kommens. Ein extremes Beispiel dafür, dass das Begehren von Sex und das Begehren beim Sex dissoziiert bleiben, ist die sexuelle Sucht, deren Leidensdruck aus dem chronisch unabgeschlossenen sexuellen Skript resultiert: ständig auf der Suche nach Befriedigung, die aber nicht erlebt wird (Clement 1997).

Wenn man Sexualtherapie als Paartherapie des Begehrens konzipiert, dann lässt sie sich auf vier zentrale Dimensionen konzentrieren:

1. Sexualtherapie als Paartherapie des Begehrens sieht im Zentrum die erotische Entwicklung, nicht die sexuelle Funktion der beiden Partner.

Aus dieser Perspektive dient Sexualtherapie nicht primär der Behebung oder Abmilderung funktionell definierter Symptome, sondern dem Zugang zum sexuellen Begehren und zu den sexuellen Wünschen der beiden Partner. Ein erweiterter Zugang zum eigenen sexuellen Begehren kann einen ganz anderen Anstoß einer persönlichen Entwicklung haben als die (Wieder)-Erlangung einer sexuellen Funktion. Dieses Konzept stellt die Sexualität in den größeren (und wenn man so will: »tieferen«) Zusammenhang einer persönlichen und partnerschaftlichen Geschichte[13]. Entsprechend meint der Begriff »erotische Entwicklung« nicht die Entwicklung sexueller Potenz im engeren Sinne von Erektions- und Orgasmusfähigkeit, sondern die Eröffnung von Möglichkeiten, sich als Mann oder Frau in Beziehung zu einem Partner bzw. zu Partnern weiterzuentwickeln. Die Entwicklung der männlichen und weiblichen Identität ist mit dem Eintritt ins Erwachsenenalter nicht abgeschlossen, sondern geht weiter. »Das erotische Potential einer Frau« – dieser Terminus will beschreiben, wer sie sein könnte, wenn sie ihre eigene Entwicklung nicht behindern würde, wenn sie zu sich selbst kommt und sich so zeigt und fühlt, dass sie nach ihren eigenen Maßstäben authentisch weiblich ist. So, könnte man sagen, wie sie gehört. Das ganze gilt entsprechend für einen Mann. Deshalb geht es in diesem Verständnis

[13] Diesen Zusammenhang reklamieren andere, insbesondere psychodynamische Konzepte sexueller Störungen auch. Sie gehen allerdings von einem umgekehrten Verhältnis aus, nämlich davon, dass die sexuellen Symptome der individuellen und partnerschaftlichen Dynamik nachgeordnet seien (Symptome als Ausdruck von …). Das vorliegende Konzept geht im Gegenteil davon aus, dass die Entwicklung des sexuellen Begehrens ein zentraler Anstoß für persönliche und partnerschaftliche Entwicklungen sein kann.

von erotischer Entwicklung nicht darum, was jemand sexuell tut oder tun kann, sondern wer er/sie als sexuelles Wesen ist.

Diese Definition mag auf den ersten Blick überhöht und kryptisch aussehen. Klienten können damit aber viel anfangen. Die sexuelle Thematik in den größeren Kontext der eigenen Weiblichkeits- bzw. Männlichkeitsentwicklung zu stellen, regt zu ressourcen-orientierten Suchprozessen an und bietet einen Ausweg aus der engen Symptomfixierung und der damit erlebten Defizit-Trance. Aber wie sieht das erotische Potential eines Klienten aus, der sexuelle Probleme hat und seine eigene Sexualität in erster Linie als beeinträchtigt erlebt?

Beispiel: Das Ehepaar I., beide Mitte 30, kinderlos und berufstätig, ist seit 12 Jahren zusammen. Sie haben ihre sexuellen Aktivitäten seit einigen Jahren vermieden und in den letzten zwei Jahren ganz eingestellt. Sie beschreiben ihre Problemgeschichte so, dass dem Mann die Verantwortung zugeschrieben wird: Er habe sich immer mehr zurückgezogen aus Angst, sich mit seinem frühzeitigen Samenerguss und gelegentlichen Erektionsschwierigkeiten zu blamieren. Frau I. hat sich lange verständnisvoll und nicht offen fordernd gezeigt und darauf gehofft, dass sich das Problem wieder von selbst einrenken würde. Sie erlebt weniger seinen frühzeitigen Samenerguss als Problem (»Damit könnte ich leben – es gibt ja andere Möglichkeiten, trotzdem Sex zu haben«), sondern seinen Rückzug. Er sieht sich angesichts seiner eigenen Vorstellungen und Ansprüche beschämt. Ihre Aufforderung, mit ihr die gemeinsame Sexualität so zu gestalten, dass sein frühzeitiger Samenerguss sie nicht beeinträchtigt, beantwortet er defensiv, Blickkontakt vermeidend und um eine klare Position verlegen.

Bei der therapeutische Ziel- und Auftragsklärung zeigt sich Frau I. klar und an Veränderungen interessiert. Eher beiläufig erwähnt sie Orgasmusschwierigkeiten, die sie auch mit früheren Partnern gehabt habe. Diese seien aber kein Anlass für die Therapie gewesen. Sie fühle sich als Frau nicht von ihm begehrt. Je klarer sie sich äußert, desto unklarer werden die Ziele von Herrn I. Zwar sagt er, er wolle mehr auf seine Frau zugehen, wünsche sich eine Besserung der frühzeitigen Ejakulation. Das äußert er auf eine ganz defensive Weise, wirkt nicht so, als wolle er das verwirklichen, was er als Ziel nennt. Seine Veränderungsambivalenz ist deutlich. Und damit ist auch vorhersehbar, dass er jedem Veränderungsschritt einen vermeidenden Widerstand entgegensetzen würde.

In der zweiten Sitzung greife ich das auf.

UC: »Herr I., ich habe den Eindruck, Sie haben sich mehr zu einer Zieldefinition gezwungen, als dass Sie herzlich gern etwas verändern würden …«

Herr I.: »Ich weiß eben nicht wie.«

UC: »Was Sie gesagt haben, auf Ihre Frau zugehen, zärtlich mit ihr sein, das klingt ja nicht so schwierig. Das haben Sie früher getan, das könnten Sie auch jetzt tun. Aber wir haben noch nicht richtig besprochen, was Sie wollen.«

Herr I.: »Ja, ich will schon …«

UC: »Es könnte ja sein, dass die Art Sex, wie wir sie bisher besprochen haben, Ihnen gar nicht entspricht …«

(Frau I. nickt und hört aufmerksam zu.)

UC: » … Dass Sie richtig Lust auf Ihre Frau haben, habe ich noch nicht gesehen. Es könnte ja sein, dass Ihnen am liebsten wäre, einfach keinen Sex mit ihr zu haben. Dass Sie das aber schwer sagen können, weil Sie befürchten, sie würde Sie verlassen oder jemand anderes suchen.«

(Mit dieser Intervention möchte ich prüfen, wieweit Herr I. Verantwortung für sein Verhalten übernimmt.)

Frau I.: »Das habe ich mir auch schon überlegt, ob er einfach nicht will.«

UC: »Es wäre Ihr gutes Recht. Sie sind nicht zu Sex verpflichtet … «

Gegen Ende der Sitzung wird verabredet, dass das Paar sich bis zur nächsten Sitzung überlegt, ob beide die Therapie auch dann weiterführen wollen, wenn die Möglichkeit besteht, dass Herr I. zum Ergebnis kommt, keinen Sex haben zu wollen.

Mit meiner Interventionslinie versuche ich zweierlei. Zum einen will ich einer nahe liegenden Parteilichkeit entgehen. Das Paar lädt dazu ein, für die Frau Partei zu ergreifen, weil sie sich sprachgewandter, klarer und veränderungsbereiter, also therapeutengerechter zeigt. Zum andern will ich mich gegenüber der pro-sexuellen Position neutral zeigen, die die Frau einnimmt und damit dem Mann die unsichere Patientenposition überlässt, die dieser bereitwillig besetzt. Zu diesem Zeitpunkt scheint es mir zu früh, Herrn I. zu einer eigenen, positiv definierten Position zu bewegen. Ich will ihn zunächst ermuntern, sich das Recht auf eine Nein-Position zu nehmen und sich nicht nur an der Erwartung seiner Frau zu orientieren.

Beim folgenden Termin berichtet das Paar, dass sie die Sitzung bedrückt verlassen hätten und einander in den Folgetagen aus dem Weg gegangen seien. Erst ein paar Tage später hätten sie das Thema wieder aufgegriffen. Sie wollten die Therapie auf jeden Fall weiterführen, selbst wenn sich das befürchtete Ergebnis herausstellen sollte. Auf die Konsequenzen befragt, meint Frau I., das könne sie sich dann noch überlegen, ein abstinentes Leben sei ihr aber schwer vorstellbar. Herr I. meint – weniger vermeidend als nachdenklich –, er müsse wohl etwas tun, er wisse einfach nicht was. Er spricht von sich aus seine Kindheit mit einer eng bindenden, aber religiös-sinnesfeindlichen Mutter und einem zurückhaltenden, farblosen Vater an und fragt mich, ob seine sexuellen Hemmungen daher kommen könnten.

UC: »Angenommen, das ließe sich eindeutig beurteilen, und angenommen, es wäre so, dass Ihre sexuellen Hemmungen auf Ihre Kindheit zurückzuführen sind – welche Konsequenz hätte das?«

Herr I.: » Dann wüsste ich ja, warum ich so bin.«

UC: »Und wollten Sie sich dann mehr mit dem beschäftigen, was Sie bisher behindert hat und was Sie nicht gelebt haben oder mit dem, was Sie noch entwickeln möchten?«

Herr I.: »Schon das letztere.«

UC: »Sind Sie sicher? … Natürlich beeinflusst unsere Lebensgeschichte unser Erleben, aber sie legt unsere Zukunft nicht fest. Wir haben Wahlmöglichkeiten … Es kann sich lohnen zurückzublicken …«

Herr I.: » Nein, das bringt mir nichts.«

UC: »Sie wollen sich also dem zuwenden, was Sie noch nicht entwickelt haben, was Sie von Ihrer Sexualität, Ihrem Mannsein noch nicht ausgereizt haben?«

Herr I.: »Ja.«

UC: »Das ist aber nicht unbedingt der bequemere Weg.« (Zu Frau I.): »Auch für Sie nicht.«

Ich führe aus, welche Risiken sich aus meiner Sicht ergeben können, wenn Herr I. sich aus seiner Selbsterzählung eines gehemmten Mannes heraus entwickelt, insbesondere, dass sich Wünsche und Phantasien aus dem sicheren Rahmen einer berechenbaren zärtlichen monogamen Begegnung bewegen können, dass Entsprechendes für Frau I. gilt. Und dass vorher nicht klar ist, ob es »gut ausgeht«. Beide Partner erörtern die Konsequenz solcher Möglichkeiten und kommen zum Ergebnis, dass sie den Weg gehen wollen.

Am Ende der Sitzung verschreibe ich dem Paar die Erstellung des »Idealen Sexuellen Szenarios«, das in Kapitel 8.3 genauer ausgeführt ist. (S. 188 f.) Die Auswertung des ISS verläuft sehr differenziert. Relevant ist dabei eine kleine Szene: Herr I. nennt dabei als Element einer sexuellen Phantasie die erregende Vorstellung, er bestimme, welche spezielle Position seine Frau beim Verkehr einnehme. Als Frau I. überrascht aufhorcht, sagt er in humorvoll knurrendem Ton: »Egal, ob du das willst.« Das Paar löst die Spannung dieses Moments sofort in Lachen und Witzeln auf. Auf meine Nachfrage lenkt er sofort ein, er würde nie etwas gegen den

Willen seiner Frau tun. Das sei ihm nur so in den Sinn gekommen. Ich beharre aber auf der Frage, ob das Bestimmen eine Facette seiner Männlichkeit sein könnte.

Nach längerem Nachdenken sieht Herr I., der bislang immer längerem Blickkontakt mit mir ausgewichen war, mich einen langen Moment an und sagt: »Ich glaube, das könnte sein.«

2. Die Paartherapie des Begehrens verlässt die defizitorientierte Leitunterscheidung »Können/Nicht-Können« zugunsten der Leitunterscheidung »Wollen/Nicht-Wollen«.

Ein so angelegtes *Ziel- und Prozessverständnis*, wie ich es mit Herrn I. verhandelt habe, muss sich nicht von vornherein mit den Zielen der Klienten decken. In den meisten Fällen haben Klienten ganz andere Vorstellungen. Gerade männliche Klienten sind in ihrer Störungs- und Zieldefinition oft stark auf die sexuelle Funktion fixiert, die eigene und/oder die der Partnerin. Und nicht wenige Klienten, Frauen wie Männer, haben zwar einen spürbaren Leidensdruck, aber eher unklare oder stereotype Vorstellungen, was sie ändern möchten.

Die uneindeutige Anfangssituation und die mögliche Diskrepanz zwischen dem, was Klienten möchten, und dem, was der Therapeut anbieten will und kann, machen eine sorgfältige *Auftragsklärung* erforderlich, die in Kapitel 6 genauer ausgeführt wird. Erst wenn Therapeuten und Klienten sich klar darüber verständigt haben, dass sie sich in derselben Veranstaltung befinden, kann Therapie als verantwortliche und professionelle Reisebegleitung eines nicht genau berechenbaren Veränderungsprozesses beginnen.

Auf der Ebene der *Störungskonzeption* wird das im Funktionsparadigma enthaltene defizitorientierte Symptomverständnis aufgegeben. Damit ist gemeint, dass die Symptomdefinition einen Mangel oder eine Fehlfunktion benennt und sich damit implizit eine Norm zueigen macht, die als Schablone für die Klassifikation dient, eine Verhaltenstendenz als gestört zu bewerten. Das defizitorientierte Verständnis ist dabei nicht an eine bloß somatische Denkweise gekoppelt. Die Interpretation einer Ejaculatio praecox z. B. als Hinweis auf eine Angst vor Nähe ist ebenfalls defizitorientiert, so wird lediglich ein körperliches Defizit (»zu früh«) auf ein psychisches Defizit (»Näheangst«) bezogen. Die Interpretation bleibt in der Logik des Nicht-Könnens.

Vom Nicht-Können zum Anders-Wollen

Ich schlage stattdessen vor, die Symptomanalyse als Analyse des Nicht-Wollens oder Anders-Wollens anzulegen. Ein sexuelles Symptom ist also nicht unbedingt als Zeichen eines Mangels zu bewerten. Mehr noch: Ob ein Symptom (z.B. eine Erektionsstörung) ein Problem ist oder eine Lösung, hängt vom Beziehungskontext ab, in dem sie entsteht. Der Leidensdruck allein schließt nicht aus, dass das Symptom eine Lösung sein könnte. So könnte man das obige Beispiel einer Ejaculatio praecox auch als Variante einer Näheregelungs-Kompetenz interpretieren und würde damit eine positive Bedeutungsgebung nahe legen, die im Symptom eine – vielleicht nicht optimale, vielleicht nicht bewusste, aber doch zur Verfügung stehende – Ressource sieht.

Mit der Wahl einer der beiden Perspektiven – Symptom als Mangel oder Symptom als Ressource – wird auch eine Wahl zwischen zwei logischen Operationen getroffen, nämlich zwischen der aktiven oder passiven Negation.

Passive und aktive Negation

Die formale Funktion einer Definition besteht darin, einzuschließen bzw. auszuschließen. Nach der logischen Unterscheidung von Elster (1984) können Aussagen aktiv oder passiv negiert werden. Eine passive Negation besteht in der Ablehnung einer Aussage, *ohne* dass eine alternative positive Aussage gemacht wird. »Ich bin damit nicht einverstanden« oder »Ich kann das nicht« sind passive Negationen. Eine aktive Negation heißt, dass das Gegenteil einer Aussage bejaht wird. »Ich bin anderer Meinung, und zwar ...« oder »Ich will etwas anderes, nämlich ...« sind aktive Negationen, die eine positiv definierte gegenteilige Position bejahen.

Die beiden Negations-Typen lassen sich für die sexuelle Lustlosigkeit illustrieren:

- Lustlosigkeit als *passive Negation*: Die passive Negation von Lust impliziert ein *eindimensionales* Konzept. Geringe Lust ist ein Lustdefizit. Anders, eher methodisch ausgedrückt, ist Lustlosigkeit das untere Ende einer eindimensionalen Skala, die von »lustlos« bis »äußerst lustvoll« reicht (s. Abb. 1). Das entspricht der diagnostischen Kategorie des »hypoactive sexual desire disorder«, der aktuellen Definition, die das diagnostisch-statistische Manual der American Psychiatric Association (APA), das DSM IV, für das Phänomen vorsieht. Um das Symptom dann zu erklären, liegt es nahe, entsprechende Korrelate der Lustlosigkeit heranzuziehen (wie Alter, Hormondefizite, Krankheiten usw.), um so Defizite durch Defizite zu erklären.

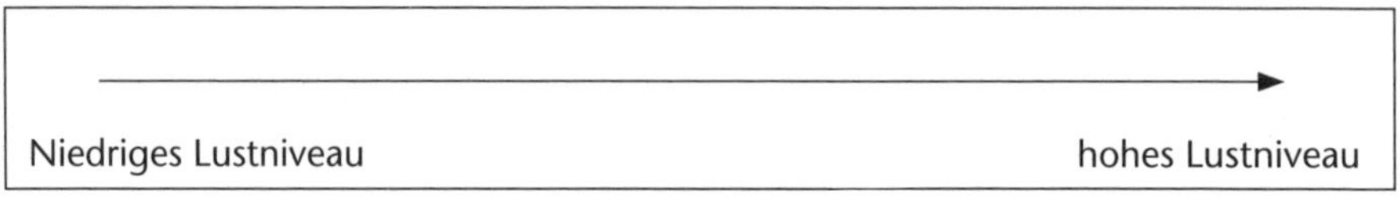

Abbildung 1: Passive Negation von Lust

- Lustlosigkeit als *aktive Negation.* In dieser Sicht müssen wir einen positiv definierten Antagonisten der Lust ausmachen, dessen Kern heißt: etwas anderes, nicht dieses, etwa Lust auf andere Sexualität, aber auch Hass oder Rache, das Verhalten des Partners, z. B. Ablehnung und Widerstand gegen seine Dominanz (im Sinne des »so nicht«). Strenggenommen handelt es sich bei einem reinen »so nicht« noch um eine passive Negation. Als aktive Negation lässt sich das »so nicht« aber dann verstehen, wenn man unterstellt, dass die Alternative (»sondern anders«) im Prinzip bereitliegt, aber noch nicht zur Sprache gekommen ist. Bei der aktiven Negation brauchen wir mindestens *zwei Dimensionen*, um Lustlosigkeit zu definieren, einen Agonisten (die eine Lust) und einen Antagonisten (die andere Lust, der Hass usw.). »Sexuelle Lusthemmung«, »sexuelle Aversion« könnten diagnostische Begriffe sein, die einen Antagonisten der Lust zumindest andeuten. Abbildung 2 stellt die Situation in einem Vierfelder-Schema dar.

Die eine Lust

So	A »Entweder«: ***diese Lust***	B »Sowohl als auch«: ***diese und die andere Lust***
Nicht so	C »Weder-noch«: ***Lustlosigkeit***	D »Oder«: ***die andere Lust***
	Nicht Anders	**Anders**

Die andere Lust

Abbildung 2: Aktive Negation von Lust

Ob wir eine sexuelle Luststörung also in der Logik einer aktiven oder einer passiven Negation von Lust interpretieren, hat nicht nur diagnostische, sondern therapeutische Konsequenzen: Geht man von einer passiven Negation aus, legt das Behandlungen nahe, die von einer Haltung des Nachlernens und Durcharbeitens bestimmt sind, also der Vorstellung, dass etwas (eine Erkenntnis, Einsicht, Kompetenz usw.) erst noch von außen »in den Klienten hinein« kommen müsse. Geht man dagegen von einer aktiven Negation von Lust aus und damit von einem erotischen Potential, das bereits vorhanden und entwicklungsfähig, nur widersprüchlich konstelliert ist, dann kann man sich mit Möglichkeiten befassen, die bereits »im System«, also im Erfahrungshorizont des einzelnen Klienten oder des Paares, sind.

3. Die sexuelle Differenz der Partner, also das Spannungsfeld zwischen der individuellen Sexualität eines Partners und der partnerschaftlichen Sexualität, auf die sich ein Paar geeinigt hat, macht die zentrale Dynamik des sexuellen Begehrens aus.

Im Verständnis der meisten Therapeuten und auch vieler Klientinnen lässt sich Sexualität im Wesentlichen als Teil und Ausdruck einer Paarbeziehung verstehen. Ebenso wie sich die Sexualität eines Paares im Wesentlichen aus der Qualität der Partnerbindung erklären lässt, sind sexuelle Störungen in diesem Verständnis Beziehungsstörungen. Und der therapeutische Umkehrschluss liegt schnell bereit, dass sich sexuelle Störungen primär durch Interventionen auf der Ebene des partnerschaftlichen Verhaltens behandeln ließen.

Mit diesen therapeutischen Überzeugungen ist implizit ein Primat der Beziehung vor das sexuelle Begehren gesetzt, ein romantisches Konzept also, das dem Sex seinen Platz im Haus der Partnerschaft zuweist. Deshalb wird auch Sexualtherapie in erster Linie als Paartherapie verstanden. Die Annahme, dass die Sexualität auf die Beziehung rückführbar sei, dass die sexuelle Dynamik also im Kern durch die Paardynamik erklärbar sei, ist therapeutisch aber nur begrenzt produktiv, empirisch und theoretisch[14] ist sie unzutreffend.

Dass die Annahme empirisch nicht zutrifft, ist schnell zu sehen: Es gibt sexuelle Störungen und Beeinträchtigungen in vielen Partnerschaften, die durch-

---

[14] Eine schöne Kategorisierung der unterschiedlichen theoretischen Ansätze findet sich bei Mees und Schmitt (2000). Sie identifizieren drei Theorie-Gruppen danach, wie sie sich das Verhältnis von Liebe und Sexualität vorstellen: (A) »Liebe ist eigentlich Sexualität«, (B) »Sexualität ist eine Komponente der Liebe«, (C) »Sexualität ist eigentlich Liebe«.

aus sehr stabil und ungestört sind, auf der anderen Seite gibt es sehr intensive Sexualität in dramatisch krisenhaften und problembeladenen Partnerschaften. DeMaris (1997) fand eine höhere Häufigkeit sexueller Interaktionen zwischen Ehepartnern, zwischen denen auch Gewalt vorkam, als bei einer Vergleichsgruppe mit nicht gewalttätigen Partnern. Die sexuellen Interaktionen fanden dabei nicht als Teil der ehelichen Gewalt im Sinne von Vergewaltigungen statt und auch nicht als Versöhnungsaktivität nach gewalttätigem Streit[15]. Vom einen lässt sich nicht auf das andere schließen (von Sydow 1998). Sexuelle Störungen lassen sich nur begrenzt verstehen, wenn man sie ausschließlich im Rahmen von Beziehung und Partnerbindung interpretiert: Guter Sex und gute Beziehung haben nur teilweise etwas miteinander zu tun. Sexuelles Begehren folgt einer eigenen Prozesslogik, die nicht in der Logik von Partnerbindung aufgeht.

Sexuelles Begehren und Partnerbindung sind qualitativ unterschiedliche Prozesse. Sie sind miteinander verkoppelt, aber das eine lässt sich nicht auf das andere zurückführen. Vielmehr finden Paare unterschiedliche Formen, wie sie ihr sexuelles Begehren und ihre Bindung zusammenbringen. Mary (2002) beschreibt in sehr anschaulichen Fallberichten verschiedene Varianten, die »Liebe zu leben«: 1. arrangierte Beziehungen, in denen die Partner Einschränkungen ihres sexuellen Lebens in Kauf nehmen, weil für sie die Partnerbindung den höheren Wert darstellt; 2. distanzierte Beziehungen, in denen ein beidseitig hoher Autonomiebedarf akzeptiert und gelebt wird; 3. serielle Beziehungen, in denen die Partnerbindung nur dann als wertvoll erlebt wird, wenn sie mit intensiver Leidenschaft verbunden ist; 4. parallele Beziehungen, die das Monogamieprinzip aufgeben, und 5. kontrolliert freie Beziehungen, in denen den Partnern begrenzte sexuelle Freiheiten gewährt werden.

Der Eigensinn von Partnerbindung und der Eigensinn sexuellen Begehrens

In der Alltagssprache hat sich der treffende und ungewollt ironische Begriff der »festen« Partnerschaft durchgesetzt. Sie ist gekennzeichnet durch Dauerhaftigkeit, Eindeutigkeit und Zuverlässigkeit. Die interaktionelle Qualität dieses »festen« Aggregatzustandes ist dadurch charakterisiert, dass das Verhalten der Partner füreinander eine hohe Vorhersagbarkeit hat. Beide kennen sich gut,

---

[15] Diese Studie ist ein paar Interpretations-Überlegungen wert. Der Autor vermutet, dass der entscheidende Motivationsfaktor hier das »Ungeschehenmachen« der Gewalt sei.

jeder ist für den andern relativ gut berechenbar. Zwischen Partnern, die sich gut verstehen, haben sich mit der Zeit Interaktionssequenzen gebahnt, die funktional aufeinander eingespielt sind. So werden Überraschungen minimiert, und im gegenseitigen Wiedererkennen der erwarteten Reaktion des jeweils anderen wird ein *Bestätigungsprozess* etabliert, der die Partnerschaft »fest« macht. Der »flüssige« Zustand gelegentlicher Turbulenzen wird überwunden und führt zu der Gewissheit, man kenne den Partner und wisse, wie man mit ihm dran sei. Dieser Verhaltensgewissheit korrespondiert auf der emotionalen Ebene das Gefühl des »Vertrauens«, also die Erwartungsgewissheit, dass der eine nichts tut, was den andern gefährden, bedrohen oder verletzen könnte.

Die Qualität einer Bindung ist durch ihre Geschichte gefärbt. Bindungen sind stärker, wenn sie lange dauern, als eindeutig und unkündbar erlebt werden und wenn sie durch geteilte Lebensgeschichte reich geworden sind. Der Eigensinn von Bindung liegt in stabilen, zuverlässigen, eindeutigen und dauerhaften Verhaltensweisen. Diese Verhaltensweisen schaffen das als tragend erlebte Gefühl von emotionaler Heimat, von Vertrauen und Zugehörigkeit.

Das sexuelle Begehren dagegen hat eine ganz andere Eigendynamik. Es ist nicht nur launischer, unzuverlässiger, kurzlebiger und uneindeutiger, es ist ausgesprochen ambivalent, lebt sowohl von zentrifugalen wie zentripetalen Tendenzen, oszilliert zwischen unterschiedsminimierenden Verschmelzungswünschen und unterschiedsakzentuierender Faszination am Anderen und Fremden. In einer zentralen Hinsicht ist es ausgesprochen paradox. Sexuelles Begehren zielt auf sexuelle Befriedigung. Solange die Befriedigung ungewiss ist, solange die Partner einander noch nicht haben, solange der Kontext der sexuellen Begegnungen riskant ist, solange wird das Begehren intensiver erlebt. Sobald die Befriedigung aber zuverlässig wird, sobald also so etwas wie Befriedigungsgewissheit eintritt, lässt das Begehren meist nach. Zuviel Gewissheit scheint sexuelles Begehren zu behindern. Was für die Partnerbindung gilt, nämlich dass sie durch gelebte Beziehungsgeschichte intensiver wird, gilt für das Begehren nicht in dieser Weise. Sexuelle Beziehungen werden mit ihrer Dauer in der Regel meist nicht intensiver. Die gemeinsame Geschichte vieler sexueller Begegnungen, die ein Paar miteinander erlebt hat, wird in der Regel nicht als Reichtum, sondern eher als Gewohnheit erlebt, im besseren Fall als sexuelle Zufriedenheit, im schlechteren Fall als sexuelle Langeweile (Welter-Enderlin 1992).

Die Bewegung im therapeutischen Prozess geht sowohl von der Beziehung zum Sex als auch vom Sex zur Beziehung. Die partnerschaftliche Sexualität ist nur ein Teil des sexuellen Spektrums einer Person. Das sexuelle Spektrum einer

Person ist weiter und umfasst den Teil der sexuellen Biographie, der sich vor der gegenwärtigen Partnerschaft ereignete, sexuelle Phantasien, die sich nicht auf den Partner beziehen, sexuelle Erfahrungen mit andern Partnern, Selbstbefriedigung usw. Deshalb ist auch die sexuelle Dynamik nicht einfach Paardynamik.

4. Sexuelles Begehren ist ambivalent. Die Ambivalenz zeigt sich im subjektiven Erleben, in der psychologischen Funktion und in der Auswirkung auf andere. Sex ist nicht nur »gut«, sondern kann auch »böse« sein.

Dass Sex »Spaß macht« ist eine ebenso verbreitete wie triviale Ansicht. Sie stimmt allerdings nur manchmal für manche Menschen in manchen Situationen. Dass Sex gewaltsam, schädlich, niederträchtig sein kann, ist eine zwar weniger verbreitete und triviale Ansicht. Aber auch sie stimmt nur manchmal für manche. Das sexuelle Begehren hat viele Gesichter. Welches dieser Gesichter wir sehen, ist abhängig vom interaktionellen Kontext, in dem es sich zeigt. Sigusch (1979, 1984) hat mit seinem aufeinander bezogenen »hohen Lied der Liebe« und »gemeinen Lied der Liebe« diese Ambivalenz lyrisch gefasst, die für eine Paartherapie des Begehrens im Speziellen, für eine Theorie des Sexuellen im Allgemeinen hoch bedeutsam ist.

Um die böse Seite zu sehen, müssen wir noch nicht in das Feld offener sexueller Gewalt eintreten, als ob sie sich nur in manifester körperlicher Aggression ausdrückte. Mit vielen sexuellen Symptomen werden »böse« Aussagen gemacht, freilich in uneindeutiger Form. Ironischerweise ist das Böse sofort erkennbar, wenn die Symptome interaktionell interpretiert werden (»Du erregst mich nicht, ich habe kein Interesse an dir.«). »Böse« ist in Anführungszeichen zu sehen, weil der Begriff sonst zu archaisch ausgelegt wird.

Hier müssen wir eine zentrale Frage wiederaufgreifen, die wir bereits bei der Kritik an einer defizitorientierten Symptominterpretation berührt hatten. Ein sexuelles Symptom ist nicht unbedingt Zeichen eines Mangels, Hinweis auf etwas anders – es ist direkte Kommunikation.

- *Mit einer sexuelle Erregungsstörung kann eine Frau ihrem Partner zeigen: »Deine erotischen Angebote erreichen mich nicht.«*
- *Mit einer frühzeitigen Ejakulation kann ein Mann eine Frau in eine sexuelle Nähe locken, um sie dann, wenn sie sich darauf eingelassen hat, mit ihrer Erregung ins Leere laufen zu lassen.*

- *Mit einer Orgasmusstörung kann eine Frau signalisieren: »Du bist mir nicht potent genug«, ohne dass sie es offen gesagt haben muss.*
- *Eine Erektionsstörung kann jedes verbale Liebesbekenntnis widerlegen: »Du reizt mich eben doch nicht.«*

Die Bosheit solcher Symptombedeutungen ist dadurch schwer zu entziffern, dass sie hinter dem demonstrierten Nicht-Können versteckt ist. Wer etwas nicht kann, ist dafür nicht verantwortlich zu machen. Der Appell solcher defizitorientierten Botschaften an den Empfänger ist: »Ich kann nichts dafür, ich bin schwach, es tut mir leid! Ich will, aber ich kann leider nicht.« Die Schwierigkeiten sind aber nicht der Inhalt, sondern die Verkleidung der Botschaft! Sie schonen sowohl Sender wie Empfänger vor der Bosheit der Botschaft.

Neben der aggressiven Seite des Begehrens ist der Stellenwert der Angst neu zu bewerten. Masters und Johnson sehen in der Angst den hauptsächlichen (physiologisch begründeten) dynamischen Gegenspieler der sexuellen Erregung. David Schnarch hat darauf hingewiesen, dass ein gewisses (geringes) Maß von Angst ein Element von Leidenschaft haben kann, indem gerade der ungewisse, aufregende Erregungszustand erotisch konnotiert werden kann[16].

[16] In anderem Zusammenhang nimmt Bem (1996) ein vergleichbares Muster zur Grundlage der Erotisierung von Angst. Sein »Exotic becomes erotic«-Ansatz zur Erklärung einer homosexuellen Orientierung macht die Erotisierung (und damit Aneignung) des ursprünglich ängstigenden Fremden zum zentralen Wirkmechanismus der sexuellen Orientierung.

3 Ein Paar sind zwei Individuen

3.1 Zwei Personen – zwei sexuelle Profile

Aus systemtheoretischer Sicht besteht ein Paar nicht, wie das Alltagsverständnis nahe legt, aus zwei Personen, die einander besonders nah sind oder sich durch andere innere oder äußere Bande als zusammengehörig erleben. Vielmehr ist ein Paar ein soziales System, das durch Kommunikation definiert ist (Luhmann 1982). Ein Paar ist also eine Sinn- und Kommunikationsgemeinschaft. Diese zunächst wenig sinnlich erscheinende Sicht lässt sich leicht plausibel machen, wenn man sich vor Augen führt, dass die beiden Partner nicht »ganz« zum Paar gehören. So hat die Tatsache, welchem Beruf beide nachgehen, welche Partei sie wählen, welche Lieblingsmahlzeiten sie haben und welche Hobbies sie pflegen, nichts mit der Tatsache zu tun, dass sie ein Paar sind. Auch Gemeinsamkeiten machen sie noch nicht zum Paar, etwa dass beide die Straßenverkehrsordnung beachten, beide in derselben Wohnung wohnen usw. Dass sie ein Paar sind, definiert sich darüber, was sie in ihre Kommunikation einschließen und ausschließen. Retzer (2002b) unterscheidet die *exklusive* und *inklusive* Funktion des Liebesmythos, der etwa die Gesetze, die für alle gelten, die herrschende Moral oder die Herkunftsfamilie ausschließt, also als außerhalb der Systemgrenze Liebespaar positioniert, dagegen den Zauber, das Geheimnis, die Besessenheit einschließt.

Dieser hier etwas formal beschriebene Modus des kommunikativen Einschließens und Ausschließens inszeniert sich auch im Prozess des Verliebens und Zusammenfindens. Wenn sich zwei Partner in einer erotisch-sexuellen Begegnung annähern, müssen sie einen gut choreographierten Prozess des erotischen Anfragens und Antwortens über die Bühne bringen. Sie müssen also in irgendeiner Weise mit den Ähnlichkeiten und den Unterschieden der beiden werbenden Akteure umgehen (Gagnon et al. 1982). Der Reiz erster Begegnungen liegt darin, dass zunächst unklar ist, welche Facetten des Begehrens kompatibel, welche inkompatibel sind, welche im Beziehungsspiel zum »weiter so« oder zum »so nicht« oder »anders weiter« führen. Starke erotische Anziehung kommt auch dadurch zustande, dass die Partner die Kompatibilität ihrer sexuellen Interessen erhoffen, aber sie noch nicht erfahren haben. Gerade zu Beginn sexueller Beziehungen ist jeder Geschlechtsakt Erkundung und Bestätigung zugleich, spielt also mit einer noch ungewissen Balance von Unsicherheit und Sicherheit.

Dieses Spiel mit der Unbestimmtheit folgt einem bestimmten Skript (Clement 1996). Dieses Skript hat ein doppeltes Gesicht. Einerseits ist seine Struktur und Funktionsweise überindividuell: das Metaskript der erotischen Anziehung[17]. Gleichzeitig ist die mit dem Skript inszenierte Geschichte höchst individuell. Prozesstreiber dieses Austauschs ist die euphorisierende Wahrnehmung des andern als einzigartig, als noch nie dagewesen, als nicht austauschbar. Und die Rückstrahlung auf die eigenen Person, die im Licht dieses besonderen Partners die eigene Besonderheit erlebt und bewiesen sieht. Die Funktionsweise des Metaskripts, also das Muster von Verhaltenssequenzen, das den »Plot« der Mann-Frau-Choreographie sichert, hat folgende symmetrische rekursive Struktur:

- Der Mann verhält sich so, dass die Frau ihm zeigen kann, dass sie ihn als einzigartigen Mann wahrnimmt. Dies hat für ihn aber nur dann einen Wert, wenn er sie als einzigartige Frau wahrnimmt. Deshalb zeigt er der Frau ihre Einzigartigkeit.
- Die Frau verhält sich so, dass der Mann ihr zeigen kann, dass er sie als einzigartige Frau wahrnimmt. Dies hat für sie aber nur dann einen Wert, wenn sie ihn als einzigartigen Mann wahrnimmt. Deshalb zeigt sie dem Mann seine Einzigartigkeit.

Er bestätigt sie, weil sie ihn bestätigt, weil er sie bestätigt, weil sie ihn bestätigt usw.

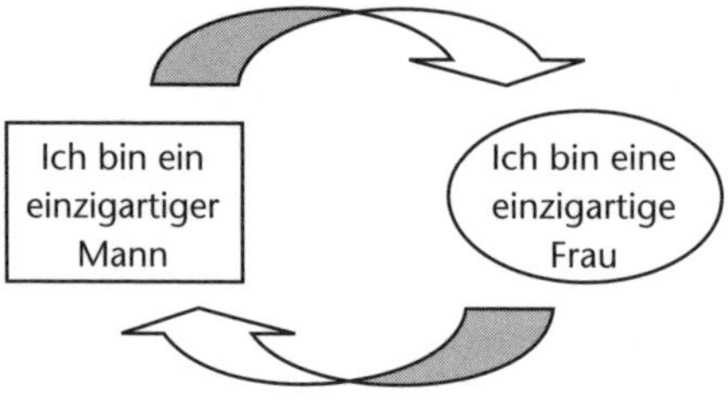

Abbildung 3: Selbstrekursivität der Einzigartigkeits-Illusion

[17] Flirtverhalten folgt einer ganzen Reihe überindividueller Regeln (Buss 1994, Buss und Schmitt 1993, Grammer 1993, Tramitz 2000).

Weil die positive Wertschätzungsrückkopplung so essentiell ist, ohne sie also keine sexuelle Einigung zustandekäme, haben beide Akteure größtes Interesse daran, sie aufrechtzuerhalten. Das tun sie, indem sie den Werbungstanz mit solchen Hinweisen vorantreiben, von denen sie annehmen, dass der Partner sie als aufwertend erlebt. Erotische Interaktionen von Verliebten sind also bereits von Beginn an auf Erzeugung einer Illusion des Besonderen hin angelegt, zu der keine Metaperspektive möglich und erwünscht ist.

Der Kern des sexuellen Metaskripts ist also der gegenseitige Bestätigungszirkel der Weiblichkeit bzw. Männlichkeit der beiden Partner. Er erzeugt die Grenze des neu erzeugten sozialen Systems Paar, das die Mann-Frau-Besonderheit einschließt und das ausschließt, was dieser Besonderheit widerspricht. Das ist der Anfang.

Wie entwickelt sich die Sexualität im Paar-System nach der initialen Verliebtheit weiter? Das Alltagswissen, dass die Intensität der Verliebtheit und auch der sexuellen Aufregung nachlässt, beschreibt den Verlauf langdauernder Beziehungen nur unzureichend. Vielmehr kommt es zu einem qualitativen Sprung in der Wahrnehmung der Besonderheiten des Partners, auch seiner sexuellen Individualität. Lebt die initiale Phase davon, dass der erotische Taumel alles einschließt und jeder Unterschied nur als Ergänzung erlebt wird, kommt es jetzt zu einer Differenzierung, in der die beiden Partner einander neu wahrnehmen (Vansteenwegen 1998). Die erotische Besonderheit des Partners hat nun nicht mehr eine nur inklusive Funktion (»Wo Du anders bist, ergänzt Du mich. Unser Unterschied beweist, wie gut wir zueinander passen.«) Die Besonderheit wird als Andersartigkeit erlebt, und es kommt zu einem Differenzierungsprozess. Ein Teil der Sexualität des Partners erweist sich als ausgeschlossen, als unabhängig, als schwer zugänglich.

Entgegen dem romantischen Liebesmythos zeigt sich die Sexualität der Partner als nur teilweise in die Kommunikation des Paares eingeschlossen. Warum? Menschen unterscheiden sich in ihrem sexuellen Spektrum, also in ihren Leidenschaften, Abneigungen, Besonderheiten, ihren Erfahrungen ebenso, wie sie sich in ihren Gesichtern, Körpern, ihrer Lebensgeschichte unterscheiden. Wenn sich zwei Menschen zu einer Partnerschaft zusammenschließen, entsteht eine Situation, die Abbildung 4 schematisch darstellen soll. Jeder Kreis symbolisiert das sexuelle Spektrum eines Partners. Die Überlappungsmenge stellt den Teil der sexuellen Spektren dar, der zwischen den Partnern kommuniziert wird, etwa dadurch, dass die Partner ihre gemeinsamen oder sich komplementär ergänzenden Vorlieben realisieren. Die Kommunikation kann die Form des Sprechens oder des Handelns haben. Indem also Partner in bestimmten Situationen Sex initiieren, indem sie bestimmte Praktiken verwirklichen, sich auf bestimmte Abläufe verständigen, im Lauf der Beziehung bestimmte Rituale entwickeln, kommunizieren sie sexuell, auch wenn sie kein einziges Wort dabei wechseln sollten. Sex zwischen Partnern ist eben nicht »friction plus fantasy«, und selbst wenn beide Partner sich darauf einigen, lediglich »friction plus fantasy« miteinander zu treiben, müssten sie das auf irgendeine Weise kommunizieren.

Zwei Partner können also sexuell nicht nicht kommunizieren. Allerdings können sie bestimmte Elemente aus der Kommunikation ausschließen. Der Teil der Kreise außerhalb der Überlappungsmenge in Abbildung 4 symbolisiert den Teil des sexuellen Spektrums, der nicht mit dem Partner kommuniziert wird. Bestimmte kommunikative Elemente können passiv ausgeschlossen sein, indem die Partner sich in Bezug darauf fremd sind, oder sie sind aktiv ausgeschlossen, etwa weil die Partner sich vor kränkenden oder ängstigenden Inhalten schonen möchten.

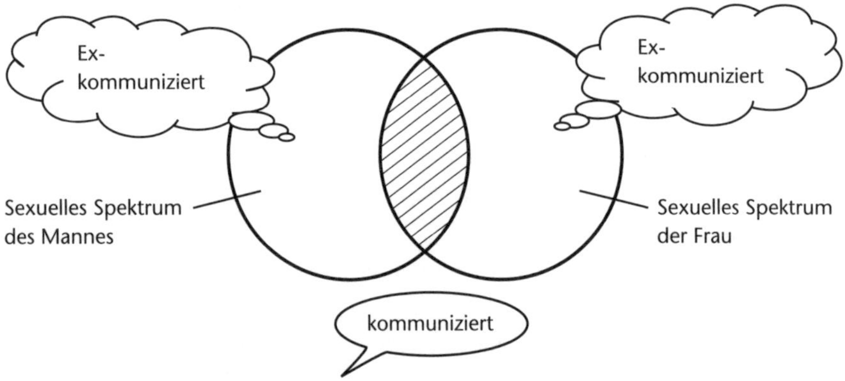

Abbildung 4: Kommunikation und Ex-Kommunikation der sexuellen Spektren

Die gemeinsame, also die kommunizierte Sexualität ist demnach nur ein Teil der jeweils individuellen sexuellen Spektren. Intime Partnerschaft erzeugt eine Systemgrenze, die definiert, was in die sexuelle Kommunikation eingeschlossen und was ausgeschlossen (also heimlich, verschwiegen, fremd, nicht gewusst)ist. Diese Tatsache kann folgenlos bleiben, kann aber äußerst heikle Konsequenzen haben. Denn das Ausgeschlossene kann als reizvoll empfunden werden und Neugier erzeugen, es kann aber auch von einem oder beiden Partnern als sehr bedrohlich und ängstigend erlebt werden.

So kann jemand die sexuellen Erfahrungen des andern mit früheren Partnern als positive Grundlage sehen, auf der er aufbauen kann; er kann sie aber auch als schwer einlösbare »Vorgabe« erleben, gegen die er sich ständig behaupten muss. Sexuelle Phantasien, sofern sie überhaupt mitgeteilt werden, kann der Partner als belebende Inspiration oder aber als schwer nachvollziehbare und fremde Eigenwelt sehen. Bestimmte Praktiken oder Inszenierungen, die der eine mag, der andere ablehnt, können experimentierfreudig aufgenommen werden, sie können aber auch als bedrohlich unverwirklichte Möglichkeiten wie der Fuchs im Gebüsch liegen und den Hasen in habituelle Angst versetzen.

3.2 Kommunikation und Ex-Kommunikation der sexuellen Differenz: Das Paar A.

Das Paar: *Herr A. (43) und Frau A. (43), 12 Jahre verheiratet, seit 14 Jahren zusammen, haben zwei Kinder im Alter von 6 und 7 Jahren. Herr A. ist als Betriebswirt im Personalbereich eines Unternehmens tätig, Frau A, die als Architektin einige Jahre berufstätig war, hat mit der Geburt des ersten Kindes ihre Berufstätigkeit erheblich reduziert. Sie kooperiert mit einer geringen Stundenzahl mit einem Architekturbüro, »um in der Übung zu bleiben«. Beide zeigen sich über ihr familiäres Arrangement einig.*

Anliegen: *Beide klagen übereinstimmend darüber, dass sie über ihr Sexualleben äußerst unzufrieden seien, sie kaum noch miteinander schlafen, sich »gegenseitig behindern«, »stagnieren« und »als Mann und Frau nicht weiterkommen«. Ihre sexuelle Stagnation erleben sie auch als Stagnation ihrer persönlichen Entwicklung.*

Die Frau zeigt sich seit mehreren Jahren als sexuell lustlos mit einer stark aversiv getönten Abwehr aller Annäherungen des Mannes. Der Mann hatte zu Beginn der Beziehung eine Ejaculatio praecox, die sich nach einigen Monaten gebessert hatte. Wenn es zum Verkehr kommt, hat er keine Störungen. Das Paar hat in den sechs Monaten vor Therapiebeginn keinen Verkehr gehabt, in den Jahren zuvor nur selten. Den Geschlechtsverkehr, wenn es denn dazu kam, erlebte das Paar zwar als »wichtig«, nicht aber als »befriedigend«. Sexuelle Beziehungen mit anderen Partnern hat es während der Dauer der Beziehung nicht gegeben.

Sexuelles Interaktionsmuster: *Der Mann zeigt Interesse, mit seiner Frau zu schlafen, fühlt sich aber regelmäßig abgelehnt und hat mittlerweile eine chronische Enttäuschung entwickelt. Aus seiner Sicht hat er »ausgereizt«, er weiß nicht, worauf sie anspricht und ist ratlos. Die Frau versteht ihre Abneigung selbst nicht, dies umso weniger, als sie zwei sehr prägnante Phantasien äußert. Die eine ist die, sich von* *einem Mann sexuell »führen« zu lassen, sich dem sexuellen Ablauf so hinzugeben, wie der Mann dies will. Die Phantasie ist auf keinen bestimmten Mann bezogen, sie ist sich aber sicher, dass ihr Ehemann nicht dieser Partner ist. Eine zweite wiederkehrende Phantasie ist die, mehreren Männern ausgeliefert zu sein, was sie als sehr erregend, zugleich aber als bedrohlich empfindet. In Bezug auf die Initiativen ihres Mannes kann sie keine konkreten Befürchtungen nennen. Sie äußert sich einerseits erleichtert, dass er sie nicht bedränge, andererseits will sie nicht, dass er sich mit ihrer Zurückweisung abfinde.*

Vorgeschichte des Paares: *Beide lernten sich kennen, als sie eben mit ihrer Berufstätigkeit begannen. Frau A. hatte verschiedene Beziehungen mit Männern, darunter eine längere Partnerschaft, als unbefriedigend erlebt. Die Männer seien wenig auf ihre Wünsche eingegangen, sie habe sich oft bedrängt gefühlt. In der längeren Partnerschaft habe es auch gelegentlich gewalttätige Auseinandersetzungen gegeben.*

Herr A. hatte Frauen eher gemieden, hatte einige sehr kurze sexuelle Begegnungen gehabt, die er meist von sich aus abgebrochen habe. »Macho«-Verhalten, wie er es bei anderen Männern oft sehe, lehne er für sich ab. Er habe immer eine frühzeitige Ejakulation gehabt, die er als beschämend empfunden habe. Als die beiden sich kennenlernten, habe sie sich zuerst in ihn verliebt. Sie habe seine einfühlsame und unaufdringliche Art sehr gemocht. Seine anfängliche Ejaculatio praecox habe sie wenig gestört.

Für die Frau ist der Mann ein erleichternder Kontrast zu den früheren Beziehungen und damit attraktiv als Mann, der ihre sexuelle Empfindlichkeit schont, was sie als Wertschätzung erlebt. Für den Mann ist die Frau dadurch anziehend: Er fühlt sich als Mann attraktiv, weil sie seine Zurückhaltung als anziehend erlebt. Damit haben sich beide bereits zu Beginn gegenseitig auf ein schonendes Beziehungsangebot geeinigt.

Ich gehe in dieser Phase von folgender Hypothese aus: Beide Partner haben ihre Sexualität so organisiert, dass Rücksicht und Schonung, also unterschiedsminimierende Verhaltensweisen, im Vordergrund stehen. Übergriffe, Fordern, Bedrängen, also unterschiedsbetonende Verhaltensweisen, sind tabuisiert, Differenzen der Wünsche und Phantasien werden bagatellisiert. Der Mann ist scheinbar in der sexuell fordernden Offensive, tatsächlich sind seine sexuellen Wünsche defensiv: Er möchte es seiner Partnerin »recht machen«. Den offen genannten Wunsch der Frau, sich »führen« zu lassen, ignoriert er, weil er sich dazu nicht aktiv verhalten kann. Seine Wünsche, die darüberhinausgehen, es der Frau recht zu machen, sind in dieser Phase nicht ersichtlich. Die Verweigerung der Frau ist ambivalent, da sie neben der manifesten Zurückweisung des Mannes ungelebte Phantasien ins Spiel bringt, die dem Mann gegenüber ein unlösbares sexuelles Beziehungsangebot darstellen: Ich möchte geführt werden, aber nicht von dir. Beide verstecken ihr sexuelles Begehren: der Mann hinter dem Rätseln um die Erwartungen der Frau, die Frau, indem sie ihr Begehren als unlösbares Beziehungsangebot zeigt.

Was ist hier in die Kommunikation eingeschlossen, was ist ausgeschlossen? Wie hat das Paar sexuelle Kommunikation organisiert?

Eingeschlossen in die sexuelle Kommunikation ist »das Problem«, die gemeinsame Erzählung, dass die Sexualität schwierig und unbefriedigend ist, verbunden mit der sehr detailreflektierten Übereinstimmung darüber, so nicht zusammenzukommen, dem Konsens über ihren Dissens.

Aus der Kommunikation *ausgeschlossen* ist von Herrn A., was seine Wünsche ausmacht jenseits des (kommunizierten) Anliegens, es seiner Frau recht zu machen. Sein Ausschluss-Modus ist das Negieren; er beschreibt sein Begehren so, als gebe es jenseits des rücksichtsvollen Eingehens auf seine Frau nichts. Seine früheren Beziehungen zu Frauen sind zwar nicht negiert, ihre Bedeutung spielt er jedoch so herunter, dass man sie ebenfalls als ausgeschlossen bewerten kann. »Es gibt nur dich, sonst nichts«, definiert Herr A. die Kommunikationsgrenze.

Von Frau A. ausgeschlossen ist, was sie sexuell von ihrem Mann möchte. Im Gegensatz zu ihm kommuniziert sie sexuelle Phantasien außerhalb der Partnerschaft, beschränkt sich aber in Bezug auf ihren Mann auf problematische Aspekte. Ihr Ausschluss-Modus ist die Paradoxie, indem sie ihrem Mann ein unlösbares Beziehungsangebot macht und damit die gemeinsame Sexualität mit ihm ex-kommuniziert. »Es gibt einiges, aber nicht mit dir«, definiert sie die Kommunikationsgrenze.

Kommunikationsgrenzen sind variabel über die Zeit. Veränderungen in der Paarbeziehung gehen immer mit Veränderungen der Systemgrenze einher, also mit Veränderungen dessen, was in die partnerschaftliche intime Kommunikation ein- und was ausgeschlossen wird.

Was ist mit Ex-Kommunikation gemeint? Aus der Kommunikation[18] ausge-

---

[18] Dass mit »Kommunikation« nicht bloß das Synonym von »Sprechen« gemeint ist, versteht sich von selbst. Sämtliche Verhaltensweisen können kommunikativ intendiert sein oder kommunikativ wirken (selbst wenn sie nicht so intendiert sind). Zu kommunikativen Verhaltensweisen zählen neben mimischen und gestischen Kommentaren alle Formen interaktiven Verhaltens, etwa wenn ein Partner die Initiative ergreift oder zurückweist.

schlossen sind nicht nur Geheimnisse, die mit großer Angst vor der Enthüllung gehütet werden oder als abstoßend empfundene Praktiken, sondern auch langweilige Themen, die keinen interessieren, Erlebnisse, die mit Rücksicht auf die Kränkung des Partners vermieden werden.

Ex-Kommunikation bezieht sich auf die Grenze eines sozialen Systems, erfordert also die Kooperation mehrerer (beim Paar: zweier) Beteiligter. Die Phantasie, die Erfahrung der einzelnen Person, von der der Partner nichts weiß, ist damit gleichwohl präsent, also noch keineswegs verdrängt[19]. Sie ist nicht aus dem Bewusstsein, sondern aus der Kommunikation verbannt.

Der Begriff Ex-Kommunikation ist deskriptiv-analytisch, er hat keine normative Bedeutung, etwa in dem Sinne, dass Kommunikation besser sei als Ex-Kommunikation oder dass Ex-Kommunikation das Synonym für ein verklemmtes Tabu sei. Nein, Ex-Kommunikation ist ein unvermeidlicher Vorgang in der Entwicklung einer Paarkultur. Diese kann – als soziales System – ihre kulturelle Identität erst erhalten, in dem sie die Unterscheidung zwischen Kommunikation und Exkommunikation realisiert. Auch das Paar, das sein Sexualleben unter das Motto »Wir sagen uns alles« stellt, sagt sich nicht alles. Es kann sexuell nicht alles gesagt werden. Das Universum des sexuell Möglichen, Erfahrbaren und Phantasierbaren ist so unerschöpflich, dass eine selektionsfreie Offenheit gegenüber Allem nicht nur zeitlich unmöglich wäre, sondern gleichbedeutend mit einem Verlust von Identität. Man kann sexuell nicht nicht auswählen, mag auch die Einschluss-/Ausschluss-Grenze inkonsistent und widersprüchlich sein. Sexuell zu leben heißt sexuell auszuwählen.

Es ist nützlich, zumindest zwei Formen der Ex-Kommunikation zu unterscheiden, nämlich die aktive und die passive Form:

- *Aktive Ex-Kommunikation*: Hier wird der Kommunikation ein aktiver Widerstand entgegengebracht, ein Verbot, das durch eine Sanktionsdrohung oder wenigstens die Befürchtung einer Sanktion gestützt wird. Tabus z. B. können das soziale System vor der Kommunikation bestimmter Inhalte schützen, die als bedrohlich bewertet werden. Die Tabus können als selbstverständlich gelten, ohne erst errichtet zu werden (z. B. »keine Gewalt beim Sex«), oder können erst nach entsprechenden Anlässen etabliert werden (z. B. »nicht fremdgehen«). Aktive Ex-Kommunikation ist naheliegend bei solchen Inhalten, die in die Kommunikation hineindrängen (etwa weil der Partner es will).

---

[19] Verdrängung und die meisten anderen Abwehrmechanismen, wie sie die psychoanalytische Krankheitslehre beschreibt, sind Prozesse eines psychischen, keines sozialen Systems.

- *Passive Ex-Kommunikation:* Auf passive Weise werden solche Inhalte ausgeschlossen, die nicht in die Kommunikation drängen, weil sie uninteressant sind, fremd, Inhalte also, die ohne antipodischen Aufwand nicht Teil der partnerschaftlichen Kommunikation sind und für die der Aufwand eines Tabus gar nicht erforderlich ist. Das Tabu »kein Sex mit Tieren« ist überflüssig, wenn kein Partner daran Interesse hat.

Aktive Ex-Kommunikation kann wissend oder nicht wissend erfolgen. Diskretion und Verschwiegenheit sind Haltungen, mit denen ein Partner bestimmte Inhalte verschweigt, von denen er annimmt, dass sie den Partner verletzen oder ängstigen können. Diese wissende Ex-Kommunikation kann im subtilen Fall metakommunikativ verabredet sein, explizit (»wir ersparen uns das«) oder implizit (beide wissen es, keiner spricht es aus). Im weniger subtilen Fall ist ein metakommunikativer Zugang zum Ausschluss-Kriterium nicht möglich, eine Außenperspektive kann nicht eingenommen werden.

3.3 Paarkultur

In jeder Partnerschaft entwickelt sich auch eine sexuelle Kultur. Die Partner definieren damit, wie sie sich sexuell begegnen, was ihnen wertvoll ist, welche Regeln und Ideale gelten. Sie entwickeln miteinander Vorstellungen, was sie ablehnen und anstreben, was sie als guten, was als schlechten Sex ansehen, welche Wünsche sie als berechtigt, welche als unberechtigt ansehen, wie ernst oder spielerisch sie ihre erotischen Begegnungen inszenieren. Zu einer sexuellen Kultur gehören auch Rituale, also sexuelle Umgangsformen, wie die Art und Weise, wer wie eine sexuelle Begegnung initiiert, in welchem Kontext, an welchem Ort, mit welcher emotionalen Rahmung sie stattfinden sollte. Die Rituale umfassen nicht nur die kulturell übliche »sexuelle Etikette« (Hollander 1995) dessen, was als von Männern bzw. Frauen als Verhaltensangebot erwartet wird, sondern jedes Paar entwickelt seine eigenen speziellen Nuancen. So haben alle Paare bestimmte Signale, mit denen sie markieren, dass die Interaktion von einer nicht sexuellen in eine sexuelle Phase übergeht, wie sie das Tempo der Interaktion regeln und wie sie die sexuelle Interaktion beenden.

Kultur ist der Rahmen, in dem unsere Handlungen ihre Bedeutung gewinnen. Dass die sexuelle Paarkultur sich ihrerseits in einem größeren gesellschaftlichen Kontext etabliert, sei nur kurz vorausgeschickt. Wir beziehen uns auf den Kontext, den Paare in den westlichen Industrieländern zu Beginn des 21. Jahrhunderts vorfinden, in dem weitgehende Egalität der Geschlechter, Gewaltfreiheit und sexuelle Selbstbestimmung gültige Werte sind. Diese Elemente des größeren kulturellen Kontextes findet die Paar-Kultur vor – in Form von Geschlechterrollen, in Bildern von Männlichkeit oder Weiblichkeit, die sie übernimmt oder modifiziert – zum großen Teil aber erzeugen wir sie neu und halten sie aufrecht. So gibt jedes Paar seiner Erotik eine besondere Form.

Jürg Willi (1996) hat für die Analyse der Paarkultur die Metapher der »Nische« eingeführt. Im Kontext seiner ökologischen Psychotherapie versteht er die dyadische Nische als den Teil der Umwelt, den ein Paar selbst wählt, gestaltet oder schafft und der zur aktiv gebauten »Behausung« geworden ist. Die Nische enthält sowohl unbelebte Teile wie Wohnung und Besitz als auch belebte wie das Beziehungsnetz. Der Begriff Nische ist der biologischen Metapher der ökologischen Nische analog, umfasst aber mehr Freiheitsgrade als die biologische Konzeption der Nische. Indem das Paar seine Nische gestaltet, schafft es eine Umwelt, die es in seinem Wirken laufend beantwortet. Die Nische ist also selbstgestaltete Umwelt und enthält als solche die Spuren der eigenen Geschichte. Willi markiert den Übergang zwischen einer folgenlosen Liebschaft und einer Paarbeziehung in der Gestaltung einer Nische. Erst die letztere wird für die Umwelt sichtbar und hinterlässt als historisches Faktum nicht auslöschbare Spuren. Dies spielt auch bei Trennungen und neuen Paarkonstellationen eine große Rolle.

Die Bedeutung des Geschlechtsverkehrs für die Paarkultur

Welche Bedeutung hat die Sexualität für die Paarkultur, für die dyadische Nische? Michel Bozon (1998) hat in einer Analyse der ehelichen Sexualität vorgeschlagen, die partnerschaftliche Sexualität als Interaktionsritual zu sehen. Er bezieht sich auf Goffmans Analyse von Interaktionsritualen (Goffmann 1971) und argumentiert folgendermaßen: Der eheliche Geschlechtsverkehr ist ein hochrepetetiver Akt, in dem die Verbundenheit zwischen den Partnern rituell zelebriert wird. Es geht also dabei nicht primär um Triebbefriedigung, sondern um den Vollzug einer bedeutungsvollen symbolischen Handlung. Wiederholungs-Rituale haben die wichtige soziale Funktion, Kontinuität zu bestätigen. Die am Ritual Beteiligten bestätigen die Gültigkeit ihrer Verabredungen und Verbindlichkeiten, sagen sich mit dem Ritual, dass nichts in Frage gestellt ist, dass weiterhin mit ihnen im selben Bezugssystem zu denselben Regeln zu rechnen ist, dass es Zukunft gibt. Wiederholungsrituale sind also Nichtveränderungs-

Rituale auf Gegenseitigkeit. Die rituelle Bedeutung des ehelichen Verkehrs ist also: »Es bleibt dabei.«

Diese Bedeutung erklärt sexuelle Probleme, insbesondere die sexuelle Lustlosigkeit aus einem ganz andern Blickwinkel. Sie berührt die Bedeutung des Rituals. In der Klage über die Lustlosigkeit wird die verlorene oder gefährdete Bedeutung eingeklagt. Nicht das fehlende sexuelle Interesse als solches ist das Problem, sondern die schwindende Bedeutung des Interesses.

So wird auch verständlich, warum zunächst der lustlosere Partner in Begründungsnot kommt: er ist im Verdacht, die Bedeutung aufzukündigen. Der sexuelle Rückzug wird vom Partner als Desinvestition der symbolischen Bedeutung interpretiert. Mit der sexuellen Lustlosigkeit haben wir es in hohem Maße mit einem symbolischen Thema zu tun, bei dem der Kern der Beziehung, nämlich die Gültigkeit der Kontinuität und der Mann-Frau-Wertschätzung berührt ist.

Wenn Rituale kulturelle Kontinuität sichern, und wenn der eheliche Geschlechtsverkehr als ein Ritual der Kontinuitätssicherung gesehen werden kann, dann können sexuelle Störungen auch danach beurteilt werden, wie weit sie eine Gefährdung dieser Kontinuität darstellen. Dazu ein paar Beispiele:

- *Frau M. sagt ihrem Mann, dass es mit ihrem früheren Partner trotz seines Alkoholproblems im Bett irgendwie unkomplizierter zugegangen sei.*
- *Herr S. gibt seiner Partnerin zu verstehen, dass bei bestimmten Gelegenheiten in ihm der starke Wunsch aufkommt, Prostituierte zu besuchen und dass er dies vor seiner Beziehung mit ihr auch schon getan hat. Seine Partnerin quält ihn und sich mit der Frage, was »ich falsch mache, wenn er an so etwas denkt«.*
- *Herr G. lehnt es ab, Kondome zu verwenden, weil er beim Verkehr »kein Gefühl« habe. Er zieht es vor, den Verkehr mit seiner Partnerin auf die empfängnisfreien Tage zu begrenzen. Frau G. ist diese Haltung lästig, sie lehnt es aber ab, ihrerseits die Kontrazeptionsverantwortung zu übernehmen und zieht sich sexuell zurück.*
- *Herr X. kann nicht verstehen, warum seine Frau oft keinen Wert darauf legt, beim Verkehr sexuell befriedigt zu sein, sondern ihrem Mann mit »nun lass uns mal schlafen« bedeutet, seine Bemühungen einzustellen.*

Die Unterschiede sind hier in der absteigenden Rangfolge ihrer subjektiven Bedrohung für den Partner dargestellt. Die Bedrohung ist also besonders groß, wenn die reale oder ideelle Ausschließlichkeit der Partnerschaft und die Weiblichkeit bzw. Männlichkeit des Partners als gefährdet erlebt wird. Alle Beispiele sind Grenzmarkierungen, in denen ein Partner etwas aus der sexuellen Kommunikation ausschließt, was der andere einschließen möchte.

3.4 Wie gehen die Partner mit der Bedrohung um?

Auf diese Bedrohung reagieren Partner schnell, wenn sie die Kohärenz der Partnerschaft gefährdet sehen. Das kann vor allem dann passieren, wenn Ausschließlichkeit, Einzigartigkeit und Dauerhaftigkeit tangiert sind[20]. Feste Partnerschaften organisieren deshalb die Unterschiede im sexuellen Begehren der beiden Partner so, dass Angst vermieden wird und beide Partner geschont werden.

Dabei gibt es zwei prinzipielle Möglichkeiten, die beide dem gleichen Ziel dienen, die aber auf das sexuelle Verhalten und Erleben ganz unterschiedliche Auswirkungen haben, eine komplementäre und eine symmetrische Lösung:

- Die *komplementäre* Lösung liegt darin, dass sich die beiden Partner darauf verständigen, ein sexuelles Symptom zu kreieren. Das entschärft die Differenz der beiden Partner dadurch, dass der eine die Position des sexuell Beeinträchtigten übernimmt, die, gemessen an der sexuellen »Normalität« des anderen, defizitär ist. Die Differenz wird durch eine krank/gesund-Unterscheidung wegerklärt und in den Kontext von Störung und Behandlung gebracht.
- Bei der *symmetrischen* Lösung bagatellisieren die Partner die Unterschiede, indem sie sie als nicht existent oder nicht bedeutsam deklarieren. Die Partner fokussieren auf den Teil des sexuellen Spektrums, der die gemeinsamen und kompatiblen Segmente ihrer Sexualität beinhaltet und verhalten sich so, als sei der kleinste gemeinsame Nenner ihrer sexuellen Profile identisch mit der deckungsgleichen Sexualität der beiden Individuen.

Vermieden werden dabei zwei zentrale Ängste: die Angst, sich selbst als sexuelles Subjekt zu zeigen, und die Angst, den Partner als sexuelles Subjekt wahrzunehmen. Der Gewinn der Einigung der beiden Partner auf ihren kleinsten gemeinsamen sexuellen Nenner ist die Kontrolle von Angst, ihr Preis die Etablierung sexueller Langeweile.

Rücksicht und Gegenseitigkeitserwartung: Wie der kleinste gemeinsame erotische Nenner hergestellt wird

Formal ausgedrückt gibt es zwei Möglichkeiten, mit der sexuellen Differenz umzugehen, eine Differenzen ausschließende (also nur Gemeinsamkeiten zulassende) und eine Differenzen einschließende (also Unterschiede betonende).

---

[20] Bedrohungen werden meist sehr schnell beantwortet. Auf Bedrohungen reagieren Partnerschaften wie alle lebenden Systeme auch: Sie folgen der Autopoiese-Regel Nummer Eins: Tu alles, was deinen Fortbestand sichert!

Offener Streit scheint auf der Verhaltensebene Unterschiede besonders zu betonen. Diese Unterschiede werden aber von beiden Partnern nicht akzeptiert, sondern als störend erlebt. Das Motivmuster, das Vorwürfen zugrunde liegt, ist also ein Differenzen ausschließendes! Die Basis der Auseinandersetzungen von Paaren, deren Streit diesem polarisierten Konfliktmuster folgt, ist ein ersehntes und nicht erreichtes Harmonie- und Gemeinsamkeitsmodell von Sexualität. Würde die Differenz ohne Abwertung der einen oder anderen Seite akzeptiert werden, würde sich das Muster auflösen. Die Einsicht in die sexuelle Differenz ist schwerer zu ertragen als der Streit um eine gemeinsame Sexualität. Ärger ist einfacher zu ertragen als Angst.

Die meisten Partnerschaften folgen einer solchen Entwicklungslinie, die Differenzen ausschließt oder zu minimieren sucht. Indem die Partner als Sexualität nur das gelten lassen, was ihnen gemeinsam ist (geteiltes Begehren), und damit die Differenz ausschließen, tabuisieren sie die Tatsache, dass zwei Partner zwei unterschiedliche sexuelle Subjekte sind. Im Fall des kollusiven Musters (siehe Kapitel 5) wird die Differenz zumindest von einer Seite her pathologisiert (als gestört, gehemmt oder als übertrieben, egoistisch usw.).

Der erotische Abstimmungsprozess folgt der Regel: Gut ist nur das, was wir beide wollen. Diese Regel exkommuniziert Unterschiede, schließt sie aus der Kommunikation aus. Missliebige Wünsche werden, sobald ihre Missliebigkeit bekannt ist, nicht mehr geäußert und, wenn der Ex-Kommunikationsprozess in diesem Sinne erfolgreich ist, irgendwann auch nicht mehr gewünscht. Zur Illustration folgendes Beispiel:

Während eines Geschlechtsverkehrs möchte Herr W. die Position wechseln und Frau W. von hinten penetrieren. Frau W. lässt dies geschehen mit der zögernden Frage: »Findest du das gut?« Nach dem Verkehr erfährt Herr W., dass Frau W. es lieber hat, wenn sie ihn beim Verkehr sehen kann, den Verkehr a tergo empfinde sie »unpersönlich«. »Aber wenn du das willst, kannst du das schon machen«, gewährt sie ihm. Herr W. reagiert mit dem Entgegenkommen: »Wenn du es nicht magst, kann ich es auch lassen.« Er vermeidet von nun an diese Position. Unausgesprochen beschränkt er sich darauf, nur noch »face-to-face«-Positionen zu initiieren.

Für erotische Abstimmungsprozesse, die dem Gegenseitigkeitsprinzip folgen, gilt als allgemeine Regel: Bei gewaltfreiem Grundkonsens ist Nein mächtiger als Ja. Wer etwas unterlassen möchte, kann dies leichter durchsetzen als derjenige, der etwas tun möchte. Im Beispiel bestimmt die Abneigung von Frau W. den sexuellen Interaktions-Prozess mehr als die Vorliebe von Herrn W. Die Einigung bezieht sich auf das »Nein«, nicht auf das »Ja«. Anders als bei polarisierten sexuellen Kollusionen treten Ja- und Nein-Position hier sanft auf. Wunsch und Abneigung werden kompromissbereit, zart ins Spiel gebracht. Der Einigungsprozess ist der eines aufmerksamen Entgegenkommens: Die Frau bietet dem Mann an, er könne seinen Wünschen folgen, auch wenn dies ihre Wünsche nicht sind. Der Mann ist seinerseits rücksichtsvoll und mutet der Frau die Realisierung seiner Vorliebe nicht mehr zu.

Was wir hier am Beispiel einer spezifischen Praktik sehen, lässt sich auf alle möglichen Aspekte einer erotischen Beziehung anwenden: auf die Übernahme der Initiative, den Umgang mit erotischen Worten, die Gestaltung von Inszenierungen, das Tempo, die Orte, an denen Sex stattfindet usw. Rücksicht und Gegenseitigkeit, also durchaus Tugenden der partnerschaftlichen Kooperation, können im erotischen Kontext dann sedative Wirkungen haben, wenn sie das Geschehen so monopolisieren, dass die Unterschiede aus der partner-

Tabelle 4: Intensitäten antizipierter Rücksicht

Rücksichts-Stufe 0: Grenz-Übertretung Ich **tue**, was ich **will**. Voraussetzung: Ich weiß (noch) nicht, was der Partner will.
Rücksichts-Stufe 1: Grenz-Markierung Ich **tue das nicht**, wenn **du sagst**, dass du es nicht willst. Voraussetzung: offene Äußerung des Neins.
Rücksichts-Stufe 2: Antizipierte Grenz-Akzeptierung Ich **tue das nicht**, wenn **ich vermute**, dass du es nicht willst. Voraussetzung: vermutete Zeit-Stabilität des Neins (einmal Nein heißt immer Nein).
Rücksichts-Stufe 3: Ex-Kommunikation Ich **sage es nicht**, wenn ich weiß, dass du es nicht willst. Voraussetzung: Aussprechen ist bereits rücksichtslos. Ich denke es noch, sage es aber nicht mehr.
Rücksichts-Stufe 4: Latenz des Wunsches Ich **will es nicht**, wenn ich vermute, dass du es nicht willst. Voraussetzung: Ich denke es nicht mehr.

schaftlichen Kommunikation ex-kommuniziert werden. Die freundlich kooperative Regulierung der sexuellen Wünsche auf den kleinsten gemeinsamen erotischen Nenner ist der zentrale Mechanismus zur Erzeugung routinierter Alltagssexualität mit geringen Amplituden: Sie wird nicht richtig schlecht – und auch nicht richtig gut. Tabelle 4 zeigt verschiedene Stufen der antizipierten Rücksicht.

Die Rücksichts-Stufe 0 beschreibt den Regelverstoß einer auf Rücksicht angelegten sexuellen Interaktion, den Übergriff, also das rücksichtslose Verhalten.

Wird die Grenze vom Partner markiert und dann akzeptiert, sind wir auf der Rücksichts-Stufe 1 der konkreten situativen Verhaltens-Regulation. Die Rücksicht kann wie im obigen Fall des Paares A. generalisiert werden. Der rücksichtnehmende Partner geht davon aus, dass ein einmaliges Nein konstant bleibt, die Übergriffsgrenze also »hart« und zeitstabil ist (Rücksichts-Stufe 2). Ist diese antizipierte Rücksicht in die sexuelle Routine übergegangen, wird sie eventuell gar nicht mehr als Rücksicht empfunden, das interaktionelle Skript wird adaptiert und kritisches Verhalten ausgespart (Ex-Kommunikation der sexuellen Differenz, Rücksichts-Stufe 3). Das Andere, das Nicht-Gemeinsame wird ausgegrenzt und nicht mehr mitgeteilt. Nach längerer Exkommunikations-Zeit kann es schließlich dazu kommen, dass der Wunsch – auf den festen Partner bezogen – einschläft, »vergessen« wird, also auch aus der Selbstkommunikation ausgeschlossen ist, so dass die Differenz des Begehrens von beiden Partnern auch emotional nicht mehr präsent ist (Rücksichts-Stufe 4).

Für den Gewinn einer auf Gegenseitigkeit und Rücksichtnahme basierten freundlichen Alltagssexualität kann der Preis einer reduzierten Intensität durchaus als angemessen empfunden werden. Die Stufe 4 wäre dann die Vervollkommnung dessen, was man »sexuelle Zufriedenheit« nennen könnte. Es ist die kooperative Organisation der Reduktion partnerschaftlicher Sexualität auf den kleinsten gemeinschaftlichen sexuellen Nenner. Das Prinzip Rücksicht und Gegenseitigkeitserwartung in letzter Konsequenz.

Das Vertrackte an dieser Dynamik ist, dass die zugrunde liegenden Prinzipien beziehungsethisch zunächst »gut« erscheinen: Rücksicht ist zweifelsfrei eine partnerschaftliche Tugend. Und dass Beziehungen eine gewisse Gegenseitigkeit von Geben und Nehmen benötigen, ist ebenfalls unstrittig. Wie alle Tugenden, die Ausschließlichkeit fordern, etablieren sie ein konservatives Prinzip, das Gleichheit und Kontinuität verlangt, und damit Entwicklungen verhindert. Ebenso wie überprotektive Mütter mit fürsorglichsten Absichten die Entwicklung ihrer Kinder behindern können, so können überrücksichtsvolle Partnerschaftsregeln die persönliche Entwicklung der beiden Partner verhindern. Alle haben es gut gemeint, und alle sind unzufrieden.

3.5 Das Differenzierungs-Konzept von David Schnarch

David Schnarch macht in seinem Crucible[21]-Ansatz (Schnarch 1991, 1997, 2000) die Differenzierung zum theoretischen Schlüsselkonzept seines Ansatzes. Im Kern versteht er unter Differenzierung den Prozess, durch welchen wir ein klar abgegrenztes Selbst entwickeln und dabei in nahen Beziehungen zu den geliebten Anderen bleiben. Differenzierung besteht darin, zwei zentrale Lebenskräfte auszubalancieren, das Bedürfnis nach Individualität und das nach Nähe. Individualität aufzugeben, um eine Beziehung zu retten oder Spannungen in einer Beziehung zu lösen, ist demnach ebenso undifferenziert wie der umgekehrte Fall, nämlich seine Individualität nur dadurch zu retten, dass eine nahe und emotional bedeutsame Beziehung aufgegeben wird. »Differenzierung ist die Fähigkeit, sein Selbstbewusstsein aufrechtzuerhalten, während man anderen emotional und/oder körperlich nahe ist – insbesondere dann, wenn die anderen zunehmend wichtiger für einen werden« (Schnarch 1997).

Wer differenziert ist, kann sowohl seinem Partner zustimmen, ohne das Gefühl zu haben, sich selbst zu verlieren, und kann widersprechen, ohne das Gefühl von Verbitterung oder Entfremdung zu haben. Wer differenziert ist, muss nicht auf Distanz gehen, um bei sich bleiben zu können.

Das Differenzierungs-Konzept hat Parallelen zu dem der bezogenen Individuation von Stierlin (Stierlin et al. 1977), ist also nicht das Gegenteil von Bezogenheit, sondern eine andere Art von Bezogenheit. Differenzierung meint auch nicht Strukturiertheit im Sinne eines Persönlichkeitsmerkmals, sondern eher eine Prozesskompetenz in der Beziehungsgestaltung mit nahen Personen. Die Kompetenz zeigt sich am Umgang mit der Angst, die sowohl Nähe als auch Distanz auslösen können. So ist etwa die forcierte Deklaration von Unabhängigkeitsbestrebungen (»Ich lasse mich nicht einsperren!«, »Ich brauche meinen Raum!« usw.) nicht etwa ein Hinweis für starke, sondern für schwache Differen-

[21] »Crucible« hat zwei Bedeutungen. Es heißt »Schmelztiegel« und »schwere Prüfung/Feuerprobe«. Für welche der beiden Bedeutungen man sich auch entscheidet: es geht heiß und ernst zu.

zierung, weil diese Form der kontraphobischen Betonung eher ein Hinweis auf eine starke Angst als auf ein souveränes Selbst ist.

Es sind im Wesentlichen fünf Punkte, die Schnarchs Differenzierungs-Konzept ausmachen:

- Ein *klares Selbstbewusstsein* bei gleichzeitiger emotionaler Nähe zu wichtigen Personen.
- Ein *durchlässiges Selbst*, das sich auf andere bezieht, aber sich nicht durch andere definiert.
- Die Fähigkeit zu *eigener Angstregulation* (self-soothing), ohne den Partner zur eigenen Angstreduktion zu manipulieren.
- Sich selbst durch die Angst des Partners *nicht manipulieren zu lassen*, ohne gegenüber der Angst des Partners indifferent zu sein.
- Die Bereitschaft, für die *persönliche Entwicklung Schmerzen zu tolerieren.*

Theoretisch rekurriert Schnarch auf Murray Bowen und Michael Kerr, die sich kritisch gegen die Bindungstheorie abgrenzen:

»Eine verbreitete Annahme über Leute mit emotionalen Problemen ist die, dass sie in ihren Familien nicht genug ›Liebe‹ oder Unterstützung bekommen haben. Viele Leute haben die Einstellung, dass sie, wenn sie nur genug ›Liebe‹ und Aufmerksamkeit bekommen könnten, sich besser fühlen und funktionieren würden. Das Differenzierungs-Konzept stellt diese Annahme in einen breiteren Kontext, nämlich, dass die bedürftigsten Leute die geringste emotionale Trennung von ihren Familien erfahren haben. Dieser breitere Kontext ergibt ein Leitprinzip für einen Erklärungsansatz menschlicher Probleme, der den gefühlsmäßigen und subjektiven Eindrücken genau entgegen läuft. Ein Ansatz, der auf den Gefühlsprozess gründet, ist einer, der sagt: ›Leute, die sich ungeliebt fühlen, brauchen mehr Liebe.‹ Ein systemischer Ansatz ist einer, der sagt: ›Leute, die sich ungeliebt fühlen, sind übermäßig von Liebe abhängig.‹ Eine intensive und unbedrohliche Beziehung mag die Symptome einer Person mildern, aber nur dadurch, dass sie das wiederholt, was einmal in der frühen Eltern-Kind-Beziehung existierte (real oder in der Phantasie), und nicht, indem ein Bedürfnis befriedigt wird, dem nie entsprochen wurde« (Kerr und Bowen 1988).

Die emotionale Fusion, Schnarchs Gegenbegriff zur Differenzierung, ist also kein Ausdruck eines Mangels an Zuwendung, sondern im Gegenteil das Ergebnis ungenügender Getrenntheit, was zu einem Mangel an Individualität führt.

Partnervalidierte und selbstvalidierte Intimität

Aus dem Differenzierungs-Konzept leitet Schnarch ein Verständnis von Intimität ab, das ganz im Kontrast zu unserem Alltagsverständnis einer warmen, nahen, emotional gegenseitigen Intimitätsvorstellung ist. Intimität ist – nach Schnarch – offene Selbstkonfrontation in Gegenwart eines emotional bedeutsamen Partners. Mit Selbstkonfrontation ist mehr gemeint als einfache Offenheit oder Ehrlichkeit. Sie umfasst vielmehr die Bereitschaft und das Risiko, mich mit meinen Wünschen, Leidenschaften zu zeigen, mit all dem, was mich als Mann bzw. als Frau ausmacht. Selbstkonfrontation meint mehr als bloße Selbstdeklaration dessen, was mir gefällt oder nicht, was ich mag oder nicht. Selbstkonfrontation thematisiert, wer ich bin.

Sie hat damit zwei Seiten, auf der »Sender«-Seite die der Selbstkonfrontation, also der Bereitschaft, mich zu zeigen, und auf der »Empfänger«-Seite die Bereitschaft, den Partner so zu sehen, wie er sich zeigt.

Abhängig von der Reaktion des Partners auf die Selbstkonfrontation lassen sich zwei Arten der Intimität unterscheiden:

Partnervalidierte Intimität: Wenn ich vom Partner eine bestätigende Reaktion erwarte, also davon ausgehe, dass er auf meine Selbstkonfrontation mit Verständnis, Akzeptanz und Einfühlung reagiert, und/oder im Gegenzug sich selbst öffnet, dann gehe ich vom Prinzip der Gegenseitigkeit aus, das unsere *Bindung* stärkt und beweist.

Selbstvalidierte Intimität: Wenn ich mit meiner Selbstkonfrontation in erster Linie mir selbst treu bleibe und eine nicht-bestätigende (angstvolle, wütende etc.) Reaktion des Partners in Kauf nehme, wird Intimität als bedrohlich erlebt. Ihr liegt keine Gegenseitigkeitsvorstellung zugrunde. Sie fördert die *Differenzierung* der Partner.

Der Unterschied zwischen diesen beiden Intimitätsformen liegt nicht primär im Inhalt des Gesagten, sondern im Beziehungsappell, mit dem es gesagt wird. Partnervalidierte Intimität klingt etwa so: »Ich sage Dir etwas über mich, aber dann solltest Du auch etwas über Dich sagen. Und ich muss die Gewissheit haben, dass Du es akzeptierst. Ich brauche zunächst eine Vertrauensbasis, um mich wirklich zu zeigen. Nur wenn Du mir vertraust, weiß ich, dass Du mich wirklich liebst.« Partnervalidierte Intimität ist also an Voraussetzungen gebunden, die der Partner erst bieten muss, ehe sie realisiert werden kann. Dadurch, dass der Empfänger gewissermaßen einen Blankoscheck auf freundliche Annahme unterzeichnen muss, ehe die Botschaft abgeschickt wird, bleibt der Sender im sicheren Bereich, in der Komfortzone der Beziehung.

Selbstvalidierte Intimität hört sich dagegen etwa so an: »Du brauchst dem, was ich jetzt sage, nicht zuzustimmen. Vielleicht findest Du mich danach auch furchtbar und unmöglich. Mir ist es aber wichtig, dass Du es weißt. Ich will mit Dir zusammen sein, aber ich will auch, dass Du weißt, wer ich bin.« David Schnarch legt in seiner Paraphrasierung der selbstvalidierten Intimität noch eine Portion Pathos drauf: » … you weren't put on the face of the earth to validate and reinforce me … One day when we are no longer together on this earth, I want to know you *knew* me.« (1997)

Selbstvalidierte Intimität ist also ein einseitiger Prozess, der unabhängig von Voraussetzungen ist, die der Partner bereitstellen muss. Sie nimmt beim Partner in Kauf, dass dieser verletzt, beunruhigt und geängstigt sein kann, und ist nicht darauf angelegt, seine Irritation antizipierend zu beschwichtigen. Mit der selbstvalidierten Intimität verlässt der »Sender« die Komfortzone der Beziehung und betritt die Risikozone eines ungewissen Verlaufs bei hoher emotionaler Beteiligung.

Beiden Intimitätsarten liegt aus systemischer Sicht ein unterschiedliches Funktionsprinzip zugrunde, mit dem jeweils spezifische Gefahren, aber auch Möglichkeiten verbunden sind.

Partnervalidierte Intimität

- Das formale Regulationsprinzip der partnervalidierten Intimität ist die *negative Rückkopplung:* Auf Angst wird mit entängstigenden Reaktionen geantwortet, auf Neues mit dem Rekurs auf Altes, auf Bedrohliches mit Beruhigung.
- Sie hat kurzfristig eine *homöostasesichernde* Funktion in einem System. Wenn ich mich dem Partner so zeige, dass mein Partner entlastet ist, sich selbst und seine Beziehungsdefinition nicht gefährdet sieht, trage ich zur Stabilisierung der Beziehung zu den bisher geltenden Voraussetzungen bei. Das Alte wird wieder in Kraft gesetzt.
- Damit machen sich die Partner aber von den Empfindlichkeiten und Ängsten des andern *abhängig.* Sie erleben das in jedem aktuellen Konflikt als Rücksicht, also als etwas partnerschaftlich Wertvolles, die Kumulation der Rücksichten verfestigt sich aber mit der Zeit zu einem (berechtigten) Grundgefühl der partnerschaftlichen Stagnation.

- Sie führt mit der Zeit zu einem *Selbstbild,* das ökologisch an die Erwartungen des Partners angepasst ist. Ich werde zu dem Mann, für den meine Frau mich hält, ich übernehme die männliche Rolle, die der komplementären Rolle meiner Frau am ehesten entspricht, ich initiiere die Form von Sexualität, bei der ich am sichersten annehmen kann, dass sie zu einem verlässlichen und bekannten Ablauf führt.
- Außerdem führt sie zu einem hohen Maß gegenseitiger Abhängigkeit und *Manipulierbarkeit,* da ich mit meinen Reaktionen die Äußerungen meines Partners steuern kann.
- Sie führt zur Gefahr einer *Dissoziation* zwischen einerseits partnergemäßen und komfortablen Äußerungen meines Selbst, die ich teile, und solchen Seiten meines Selbst, die ich zumindest vor meinem Partner, auf Dauer aber auch vor mir selbst verstecken muss.

Selbstvalidierte Intimität

- Ihr formales Regulationsprinzip ist die *Nicht-Rückkopplung.* Die Antizipation der Partner-Reaktion hat keinen Einfluss auf die Selbstkonfrontation.
- *Sie gefährdet die Homöostase* des Partnersystems, weil sie explizite und implizite Verabredungen und Regeln in Frage stellt. Damit kann sie aber eine Neustrukturierung des Systems ermöglichen.
- Sie kann dadurch zu einer *Musterunterbrechung* symptomstabilisierender Verhaltenszirkel führen und dadurch eine mehrdeutige offene Situation schaffen. Dadurch eröffnet sie neue Handlungsoptionen.
- Sie kann die *Beziehungs- und Bindungsgewissheit* bedrohen, weil durch die unterbrochenen Regeln der Grundkonsens, ein Paar zu sein, verunsichert sein kann.
- Soweit das Selbstbild als Mann bzw. Frau von der Vergewisserung durch den Partner abhängt, kann die selbstvalidierte Intimität diese aufeinander bezogenen gegenseitigen Stabilisatoren in Frage stellen, verbunden mit Gefühlen, als Frau bzw. Mann *nicht mehr attraktiv* zu sein.

Welche Art der Initimität zwischen Partnern möglich ist, hängt vom Differenzierungslevel der Beziehung ab und umgekehrt: Je differenzierter die Partner sind, desto eher ist ihnen die selbstvalidierte Intimität möglich. Tabelle 5 zeigt den Zusammenhang zwischen Differenzierungslevel und Intimitätsart.

Tabelle 5: Differenzierung und Intimität

Schwache Differenzierung	**Starke Differenzierung**
Partnervalidierte Intimität	Selbstvalidierte Intimität
Angst wird nur als bedrohlich erlebt	Angst kann mit Leidenschaft assoziiert werden
Geringe Intimitätstoleranz	Hohe Intimitätstoleranz
Andersartigkeit des Partners wird durch Harmonieerwartung kontrolliert	Andersartigkeit des Partners wird als bereichernd erlebt

Rücksicht und Differenzierung

Wie stellt sich ein Differenzierungsschritt von der symptomstabilisierenden Balance des kleinsten gemeinsamen erotischen Nenners zu einer selbstvalidierten Sexualität dar.

Ich will es am Therapieverlauf des Paares A. zeigen, deren Ausgangskonstellation in Kapitel 3.2 (Kommunikation und Ex-Kommunikation der sexuellen Differenz) dargestellt worden war.

Anfangsphase: Auslotung der erotischen Unterschiede

Ich fasse in der dritten Sitzung meine Überlegungen zusammen und bespreche sie mit dem Paar, das sich dafür zunächst aufgeschlossen zeigt. Sie zögern, als ich am Ende der Sitzung frage, ob sie mit einer Aufgabe einverstanden wären.

Ich schlage dem Mann vor, sich bis zur nächsten Sitzung eine sexuelle Handlung auszudenken, die er selbst reizvoll findet und von der er nicht weiß, ob die Frau sie akzeptieren würde. Ich nenne die Übung den »kleinsten vorstellbaren Übergriff«. Der Frau schlage ich vor, sich »die kleinste mögliche Hingabe« auszudenken, also die sexuelle Handlung, die begrenzt und »klein« genug ist, dass sie sich darauf einlassen könnte. Ich bitte beide, diese Handlung lediglich aufzuschreiben, sie nicht umzusetzen, sie dem Partner nicht mitzuteilen und den Zettel zur nächsten Sitzung mitzubringen. Beide sind mit der Aufgabe einverstanden.

In der vierten Sitzung erkundige ich mich nach den Aufgaben. Der Mann hat die Aufgabe auf eine interessante Weise doppelt umgangen. Er antwortet, es sei ihm nichts eingefallen, was seine Frau gern haben würde. Er hat also die Aufgabe sowohl missverstanden als auch nicht realisiert. Wir erörtern das Missverständnis, wobei ich darauf achte, dass diese Erörterung nicht den Beigeschmack des Tadels oder der Abwertung bekommt. Die Frau hat die kleinste mögliche Hingabe so definiert, dass sie sich fünf Minuten lang nackt in den Arm ihres Mannes legen würde, wobei er seine Hand auf ihrem Bauch ruhen lässt. Am Ende der Sitzung frage ich den Mann um Einverständnis, die umgangene Aufgabe zur nächsten Sitzung zu machen. Er stimmt zu. Die Frau ist mit meinem Vorschlag einverstanden, die erdachte Handlung bis zur Folgesitzung zu realisieren. Es wird verabredet, dass sie die Verantwortung für die Initiative zu dieser Aufgabe übernimmt.

Die Frau berichtet in der Folgesitzung, dass sie sich problemlos in den Arm ihres Mannes habe legen können. Allerdings habe er sie dann gestreichelt, was sie sich dann verbeten habe. Der Mann kommentiert, dies sei seine Übung gewesen. Er habe nicht gewusst, wie sie darauf reagiere, er sei aber davon ausgegangen, dass ihr das nicht unangenehm sei, nachdem sie immerhin selbst diesen Vorschlag gemacht habe. Die Frau ist leicht verärgert und wirft ihm vor, er habe ihre Aufgabe unterlaufen. Er rechtfertigt sein Streicheln damit, dass er »endlich mal« eine Idee hatte, was sie mögen könnte – »und nun wieder nichts«, kommentiert er resigniert.

In dieser Stunde habe ich den Eindruck, dass der Mann sehr unter Druck ist, während die Frau profitiert. Auf der Ebene der therapeutischen Dreiecksbeziehung sehe ich die Gefahr, dass die Frau, die sich therapeutengerechter verhält, mit mir ein kooperatives Bündnis herstellt, aus dem der Mann heraustrianguliert werden könnte. Die riskante Konstellation könnte die sein, dass ich als (männlicher) Therapeut der Frau mit den Aufgaben die »richtigen« sexuellen Angebote mache und der Mann noch mehr in die sexuelle Defensive geraten könnte. Deshalb versuche ich, die Achse mit ihm zu stärken, ohne ihn aber durch allzu viel Unterstützung zu depotenzieren. Mir scheint, dass ich ihn mit einem konfrontierenden Vorgehen eher wertschätze als mit allzuviel Schonung.

Asymmetrische Veränderungen

Ich spreche meinen Eindruck aus, dass er bisher weniger von den Aufgaben profitiert hat als sie und frage ihn, ob möglicherweise die Aufgaben nicht die waren, die er nutzen konnte. Er bewertet jedoch den bisherigen Verlauf der Therapie positiv, meint aber, er sei seinem Ziel, seine Frau sexuell anzusprechen, noch nicht nähergekommen.

UC: »Angenommen, die Sexualität Ihrer Frau bliebe Ihnen für immer ein

Geheimnis, das sie weder durch Nachfragen noch durch Ausprobieren noch durch Nachdenken lüften könnten – was würden Sie dann tun?«

Herr A. (ist irritiert, schweigt): »Ich weiß nicht.«

UC (zu Frau A.): »Was glauben Sie, was er dann tun würde?«

Frau A.: »Er würde depressiv werden.«

UC: »Nach meiner Einschätzung kommen Sie so nicht weiter. Sie (zum Mann) möchten erst dann ihre sexuellen Karten auf den Tisch legen, wenn Sie von Ihrer Frau wissen, ob sie stechen. Und Sie (zur Frau) machen im Moment Ihre Sexualität zu einer Denksportaufgabe für Ihren Mann. Jeder wartet, dass der andere das Rätsel löst. Ich habe den Eindruck, dass wir uns zu einseitig auf (zur Frau) Ihre Sexualität konzentrieren. Mein Vorschlag ist der, dass wir uns zunächst einmal mehr mit Ihrer (zum Mann) Sexualität beschäftigen.«

Herr A.: »Aber ich weiß ja, dass ich mit ihr schlafen will.«

UC: »Mir ist bisher nur klar, dass Sie wollen, dass Ihre Frau mit Ihnen schlafen will. Sie wollen, dass sie will. Mir sind Ihre eigenen sexuellen Wünsche noch nicht klar.«

(Frau A. nickt, Herr A. schweigt nachdenklich.)

UC: »Könnte sich das für Sie lohnen?«

Er stimmt schließlich zu. Ich vergewissere mich bei beiden, dass sie mit der neuen Fokussierung auf seine Sexualität einverstanden sind. Ich schlage dem Paar folgende Aufgabe vor: Beide sollen unabhängig voneinander ihr »ideales sexuelles Szenario« entwickeln (zur detaillierten Handhabung dieser Intervention siehe Kapitel 8.3)

In der nächsten Stunde bringen beide ihr »Szenario« mit. Nachdem Frau A. bereits in den ersten beiden Stunden sehr genau ihre sexuelle Phantasie beschrieben hatte, die ihn in eine schwierige Situation gebracht hatte, legt er Wert darauf, sein Szenario zu zeigen. Er beschreibt es so, dass er bei seiner Frau schnell bejahende sexuelle Reaktionen erfährt, beide Verkehr haben und gleichzeitig zum Orgasmus kommen. Die Frau vermutet, er würde nicht mit ihr, sondern mit einer jüngeren Frau, die ihn attraktiv finde, alle möglichen sexuellen Praktiken ausprobieren. Aus meiner Sicht bleibt der Mann damit weiter in seinem alten Muster, seine Wünsche von der Reaktion der Frau abhängig zu machen. Die Frau bietet eine riskante Differenzierung an, die ich aufgreife. »Angenommen, Ihre Frau hätte recht und Sie würden es mit einer anderen Frau treiben: Was fänden Sie am reizvollsten?«

Ich greife die Version der Frau auf, weil sie die Chance bietet, näher an der Angst des Mannes zu arbeiten, und damit eher eine Entwicklung anzustoßen. Dabei ist es von nebensächlicher Bedeutung, was der Mann im Einzelnen mit der phantasierten Partnerin täte. Relevant ist, dass er mit seinem Begehren ins Spiel kommt, das nicht durch die Zustimmung seiner Frau validiert ist. Die phantasierte Frau ist keine implizite Empfehlung fremdzugehen, sondern eine Intervention, um einen bislang ungenutzten Möglichkeitsraum zu öffnen, der den Bann des lähmenden Konsensdiktates umgeht.

Dieser Fokus bestimmt die nächsten Stunden. Der Mann lässt sich erst zögernd, dann aber immer mehr auf die Entfaltung des sexuellen Möglichkeitsraumes ein. Ich variiere die Szenario-Aufgabe, etwa derart, dass der Mann seiner Frau außerhalb der Therapie erzählen soll, was er genau mit einer Frau täte, die sich ihm völlig hingäbe und anderen Varianten desselben Grundthemas: seine Sexualität unabhängig von seiner Frau. Die Frau hört zunächst sehr interessiert und neugierig zu, bis sie in einer Sitzung einwendet, sie habe nun langsam genug von diesen »Phantasiespielen«. Sie wolle nun auch mal wieder ins Spiel kommen. »Hin und wieder könnte er ja auch mal wieder nach mir sehen.« Sie wirft mir vor, ich würde ihre Sexualität aus dem Auge verlieren und kümmerte mich nur noch um ihren Mann, zeigt sich mürrisch über die Einseitigkeit des Therapiefokus und bezweifelt den Therapieerfolg. Der Mann überlässt mir die Auseinandersetzung mit der Frau und schweigt lange.

Die Krise: Streit und Differenzierung

In der Folgesitzung kommt das Paar mit der Nachricht, sie hätten miteinander geschlafen. Es sei zwar sexuell nicht sehr befriedigend gewesen, er habe auch einen frühzeitigen Samenerguss gehabt, sie hätten aber das Gefühl, es sei ihnen wichtig gewesen. Die Frau wirkt froh, fast triumphierend. Der Mann begründet, es könne ja nicht Sinn der Therapie sein, dass er seine Frau »verhungern« lasse. Dabei wirkt er unzufrieden und verdeckt ärgerlich. Ich greife das auf, und es stellt sich heraus, dass er eigentlich keine Lust auf sie gehabt habe, es sei mehr Sex aus Gefälligkeit gewesen. Dieser Kommentar führt erstmals zu einem offenen, auch lauten Streit des Paares.

Ich unterstütze den Streit und konnotiere ihn positiv, indem ich betone, dass die Entwicklung eines eigenen sexuellen Profils in einer bestehenden Partnerschaft nicht ohne Affekte und Kränkungen möglich ist. Beide sind sehr aufgewühlt. Die Frau meint verärgert, sie könne auf Gefälligkeiten verzichten.

In dieser Sitzung bricht sehr dramatisch der auf Rücksichtnahme angelegte sexuelle Interaktionszirkel auf. Dieser Schritt ist insofern kritisch, als jetzt noch unentschieden ist, ob beide die Differenzierung- und Individuierungsschritte gehen, ohne die Beziehung ganz in Frage zu stellen.

Es folgt eine Phase von mehreren Sitzungen, in der der Mann seine sexuelle Ini-

tiative ganz aufgibt. Die Therapie bekommt »Längen«, in denen sich wenig sichtbares zu entwickeln scheint. Der Mann zeigt sich der Frau gegenüber abgegrenzter, die Frau erträgt das schwer, sie fragt wiederholt irritiert nach, dass sie nicht wisse, womit er beschäftigt sei. Die therapeutischen Gespräche konzentrieren sich häufig auf die Vorgeschichte der Partnerschaft und auf die Frage, was beide im Lauf der Beziehung verloren oder gewonnen haben. Dabei ist das sexuelle Thema nur eines unter anderen. Ich gebe in einer Stunde dem Paar die Aufgabe, den Verlauf der Beziehung graphisch darzustellen. Die Graphik soll auf der Ordinate die Zufriedenheit, auf der Abszisse die Zeit darstellen. Beide sollen sowohl die sexuelle als auch die allgemeine Entwicklung graphisch darstellen.

Die Partner stellen die allgemeine Zufriedenheit ähnlich dar: Nach einem hoch angesetzten Beginn sinkt die Zufriedenheit nach zwei Jahren auf ein mittleres Maß, dem bis zur Gegenwart eine leichte, aber kontinuierliche Steigerung auf ein überdurchschnittliches Niveau folgt. Beim Mann endet der Verlauf mit einem kurzen, aber deutlichen Abfall gegen Ende (»das ist der Therapieeffekt«). Beide Partner zeichnen die sexuelle Zufriedenheitskurve deutlich unterhalb der allgemeinen Kurve. Die Kurve bleibt nach einem Anfangshoch, abgesehen von ein paar Schwankungen, kontinuierlich im unzufriedenen Bereich. Der Mann zeichnet am Ende der Kurve einen Anstieg (»das ist der andere Therapieeffekt«) ein. Die Frau springt auf die Aussage des Mannes an: »Du bist also sexuell zufriedener, seit du dich von mir zurückziehst?« – »Nein, seitdem ich erfolglose Versuche aufgebe. Ich richte mich darauf ein, dich sexuell nicht erreichen zu können.« Er sagt das in eher resignativ-ernstem Ton ohne Vorwurf.

Schlussphase: Neuininszenierung des Begehrens

In der Folgesitzung berichten sie, dass sie lange intensive Gespräche miteinander geführt haben, in denen sie sich sehr verbunden gefühlt hätten, ohne dass sich aber sexuelle Gefühle eingestellt hätten. Die Frau meint selbstironisch, sie habe das Gefühl, etwas »altersweise« zu werden, aber ihr Sexualleben wolle sie dieser Weisheit nicht opfern. Ich frage sie, welche Initiative sie sich vorstellen könne. Nach einigem Zögern antwortet sie, »dass ich ihn mal verführe, ohne dass er sich wehren darf«. Aus diesem Vorschlag entwickeln wir in der Sitzung eine rituelle Absprache derart, dass der Mann die Aufgabe bekommt, völlig passiv zu sein, während die Frau die Freiheit hat auszuprobieren, was sie möchte. In einem eher scherzenden Ton wird abgesprochen, dass sie ihn nicht kitzeln oder ihm wehtun darf und dass er auf keinen Fall einen aktiven Part übernimmt.

Tatsächlich realisiert das Paar dieses asymmetrische Ritual, das damit endet, dass die Frau sagt »Jetzt will ich dich« und sie miteinander schlafen. Beide sind ganz euphorisch. Die folgenden drei Sitzungen verlaufen in einer Stimmung des Neubeginns. Beide haben häufiger Verkehr, den sie auch als befriedigend erleben. Wir verabreden danach größere Sitzungsabstände.

Sehr optimistische Stimmungen nach therapeutischen »Durchbrüchen« legen nahe, die Therapie als erfolgreich abzuschließen. Erfahrungsgemäß lohnt es sich aber abzuwarten, bis das Paar wieder auf dem Boden angekommen ist, nachdem der Optimismus ausreichend alltagsgeprüft ist. Bei Paar A. könnte die Gefahr bestehen, dass der sexuelle Differenzierungsprozess durch die gemeinsame Euphorie wieder aufgeweicht wird. Dies ist aber nicht der Fall.

Das Paar entwickelt jetzt einen humorvoll ritualisierten Wechsel verschiedener sexueller Absprachen, die sich vor allem auf einen spielerischen Subjekt-Objekt-Wechsel beziehen, also darauf, wer wen verführt und wer es wem »besorgt«. Das wird eine Zeit lang unterbrochen durch eine Phase, in der der Mann aufgrund beruflicher Belastungen wenig sexuelles Interesse zeigt, später aber wieder aufgenommen.

Die Therapie wird nach insgesamt 15 Sitzungen nach etwa zwei Jahren abgeschlossen. Beide sehen den Therapieerfolg nicht nur darin, ihre Sexualität als befriedigender zu erleben, sondern haben den Eindruck, sich jetzt weniger zu behindern als vorher und einander »besser kennengelernt zu haben«. Die Frau formuliert in der letzten Stunde einen Satz, dem der Mann nickend zustimmt: »Ich bin ihm näher, ohne mich aufzugeben.«

Kommentar

Gemessen an der Anfangskonstellation stellt sich die Veränderung folgendermaßen dar: Der Mann hat auf der Verhaltensebene sein ursprüngliches Therapieziel erreicht (häufiger Geschlechtsverkehr). Die weit relevantere Veränderung ist aber eine Entwicklung seiner sexuellen Autonomie, indem er sich aus der Gefangenschaft der Vorstellung gelöst hat, den Wünschen seiner Frau zu genügen. Diese Entwicklung geschah zunächst über eine Phase des abgegrenzten sexuellen Rückzugs, aus dem er sich gegen Ende der Therapie wieder lösen konnte. Etwas pointiert gesagt, konnte er einen relevanten Entwicklungsschritt zu seinem Begehren dadurch machen, dass er das Nein zum (für ihn verschleierten und undurchsichtigen) Begehren der Frau realisierte. Auf der emotionalen Ebene war seine Resignation, also das Aufgeben einer Hoffnung, ein notwendiges Durchgangsstadium zur erotischen Autonomie.

Die Frau konnte ihren ambivalenten Hingabewunsch, der bei Therapiebeginn Teil der Stagnation war, dadurch entwickeln, dass der Mann die Position des sexuellen Anbieters aufgab und sie selbst erstmalig die paardynamisch dadurch freiwerdende Position übernehmen konnte. Auf dem Hintergrund ihrer Angst vor Übergriffen erlaubte ihr die Veränderung des Mannes, eine Inszenierung anzubieten, die unter ihrer »Regie« und Kontrolle stattfand und dadurch weniger ängstigend war. Damit kam sie in einer Weise aus der sexuellen Reserve, die für den Mann anschlussfähig war.

Das anfängliche Interaktionsmuster betonte Konsens und Rücksichtnahme und vermied so die affektive Konfrontation mit der erotischen Differenz der Partner, also der nur partiellen Komplementarität ihrer Wünsche. Die therapeutische Interventionslinie lag auf der Entwicklung dieser angst- und kränkungsauslösenden Differenz. Erst nach diesem spannungsgeladenen Differenzierungsprozess war dem Paar eine Neuannäherung möglich.

3.6 Endlichkeit und Kündbarkeit

Schnarch konzentriert sich auf die Entwicklung der Differenzierung in einer monogamen Partnerschaft. Außenbeziehungen und die Möglichkeit einer Trennung des Paares betrachtet er nur am Rande. Er setzt darauf, dass Differenzierungsschritte des bezogenen Selbst, des »self-in-relation« im Wechselspiel von Autonomie und Bindung möglich sind.

Damit marginalisiert er Optionen, die für Paare weit offen stehen. Entwicklung und Differenzierung sind nicht nur innerhalb einer Partnerschaft möglich, sondern auch durch den Wechsel in eine neue Partnerschaft. Die Möglichkeit der Trennung einer unbefriedigenden Beziehung und des Neubeginns mit einem anderen Partner wird heute weitgehend als moralisch unkritische, dem Image nicht schadende Lösung angesehen, ein dauerhaftes Unglück zu beenden. Dabei sprechen wir nicht von Ausnahmen, sondern von einer Entwicklung, die dabei ist, zur Regel zu werden. In einer aktuellen Vergleichs-Untersuchung von 30-, 45- und 60-jährigen erwachsenen Großstädtern zeigen Schmidt et al. (2003), dass zwar lange dauernde Beziehungen nach wie vor die attraktive Leitorientierung darstellen, dass aber die Fluktuation von Beziehungen, und damit die Trennungsbereitschaft, erheblich zunimmt. Nichtkonventionelle Formen von Partnerschaften werden häufiger, und Ältere, wenn sie sich aus langen Beziehungen trennen, übernehmen oft die für Jüngere typischen Beziehungsmuster (unverheiratet zusammenleben, Partnerschaften mit getrennter Wohnung). Insbesondere ist ein beziehungsbiographischer Typus, nämlich die »Kettenbiographie« im Vormarsch. Darunter verstehen die Autoren solche Beziehungsbiographien, die durch eine Folge von in sich monogamen festen Beziehungen gekennzeichnet sind.

Die Studie kommt zu dem überraschenden Ergebnis, dass 30-Jährige schon mehr »feste« Beziehungen hatten als 60-Jährige in ihrem viel längeren Leben. Dieser Trend zu sich akkumulierenden mehr und kürzeren Beziehungen geht jedoch nicht einher mit dramatisch veränderten Wertvorstellungen in Bezug auf die lange Partnerschaft. 83 % der 30-Jährigen wünschen sich, »ein Leben lang« mit dem jetzigen Partner zusammenzubleiben (bei den 45-Jährigen sind es 87 %, bei den 60-Jährigen 93 %). Die Autoren fassen dies so zusammen: » … mit dem Wert ›Beständigkeit‹ konkurriert zunehmend eine zweite Wertvorstellung, die man ›hohe emotionale Qualität‹ oder ›Beziehungsintensität‹ nennen könnte. … Es geht nicht um Dauer an sich, sondern um Dauer bei einer hohen emotionalen Qualität. Es klingt paradox, aber es ist so: Die Instabilität heutiger Beziehungen resultiert nicht aus Bindungsunfähigkeit oder -unlust, sondern aus den hohen Qualitätsansprüchen, die an Beziehungen gestellt werden.«

Ähnliche Trends finden sich in der finnischen Studie von Haavio-Mannila et al (2003). In einer Analyse von Autobiographien von Männern und Frauen der Jahrgänge 1917 bis 1973 finden sie nicht nur einen Rückgang der dauerhaften und eine Zunahme der seriellen Monogamie, die sich »als neue Norm der sozialen Organisation der Sexualität … durchgesetzt« hat. Sie charakterisieren auch generationstypische Muster von Parallel- und Folgebeziehungen. Für die ältere »Generation der sexuellen Restriktivität« (Jahrgänge 1917–1936) beschreiben sie eher sexuell und/oder emotional devitalisierte Partnerschaften, die hier häufig zu Parallelbeziehungen führen, während sie in der mittleren »Generation der sexuellen Revolution« (Jahrgänge 1937–1956) und der jüngeren der »Gender Equalization«-Generation (Jahrgänge 1957–1973) eher mit einer Trennung endeten. Parallelbeziehungen werden unterschiedlich legitimiert. In der ältesten Generation eher mit der Devitalisierung der Hauptbeziehung, in der mittleren Generation eher mit dem Genuss, den diese Außenbeziehungen bereiten. Die jüngste Generation dagegen bewertet sexuelle Treue wieder höher und hat kaum Parallelbeziehungen. Durchweg sind Geschlechtsunterschiede verschwunden, »junge Frauen haben viele der traditionell männlichen Verhaltensweisen übernommen, und Männer reflektieren über Beziehungen fast genauso intensiv wie Frauen.«

Von diesen empirisch nachweisbaren makrosozialen Veränderungen könnte man, noch einen Schritt weitergehend, sagen: Es ist schwerer geworden, das Aufrechterhalten einer unbefriedigenden Beziehung zu begründen, wo Alternativen so weit offen stehen, so oft realisiert werden, und, weil zur neuen Normalität geworden, derart wenig sanktioniert sind. Das eröffnet auch für Paare mit sexuellen Störungen alternative Handlungs- und Entscheidungsräume. Die Möglichkeit, sich zu trennen, falls die sexuellen Störungen nicht zu beheben sind und die Lebensqualität der Partner dramatisch einschränken, läuft bei den meisten Paaren zumindest im Hintergrund mit.

Wenn zugleich das Ideal der lebenslangen Liebesbeziehung gültig ist, die Schwelle für Trennungen aber sinkt, dann liegt für unzufriedene Partner die Möglichkeit nahe, das lebenslange Glück mit jemand anderem zu suchen: gleiches Muster in neuer, hoffnungsvollerer Besetzung. Schließt man sich Bozons Überlegungen an, wonach der eheliche Geschlechtsverkehr die Funktion eines Interaktionsrituals hat, das die Gültigkeit der fortbestehenden Ehe bestätigt, dann steht mit dem Auftreten sexueller Störungen, insbesondere des nachlassenden sexuellen Interesses, potentiell auch der Fortbestand der Beziehung auf dem Spiel.

Die Bedeutung des Rituals variiert natürlich von Paar zu Paar, und auch von Partner zu Partner. In der Tat ist aber die symbolische Bedeutung[22] chronischer sexueller Störungen weniger an den (hypothetischen) Ursachen, sondern viel deutlicher und existentieller an ihren (möglichen) *Folgen* abzulesen. Sie sind unmittelbar therapeutisch zugänglich, wenn die Frage nach den *Konsequenzen der Nichtveränderung* auf den Tisch kommt: *»Angenommen, die Therapie ändert nichts an dem sexuellen Symptom, und Ihr/e Partner/in hat nach wie vor kein Interesse/Erektionsstörungen (usw.) und weiter angenommen, dass durch nichts auf der Welt sich Ihre gemeinsame Sexualität verändert, kurzum: wenn Ihre Sexualität so bleibt, wie sie jetzt ist – was würden Sie dann tun?«*

Von dem Moment an, zu dem diese Frage gestellt (und gehalten[23]) wird, ist

---

22 Epistemologisch sicherheitshalber sei gesagt, dass hier von einer symbolischen Bedeutungs*zuschreibung* durch die Partner die Rede ist, nicht von einer »wahren«, »eigentlichen« Bedeutung, die »entnommen« werden könne, oder sonstwie essentialistischen Vorstellungen. Dass die Zuschreibung oft nicht direkt erfragt werden kann, weil sie nicht unmittelbar aus dem Alltagsbewusstsein abrufbar ist, sondern erschlossen oder indirekt erfragt werden muss, ist eine andere, eher methodische Sache.

23 Wie bei allen therapeutischen Interventionen macht nicht der Inhalt allein, sondern die Nachhaltigkeit und die Inszenierung die Wirkung aus. Gerade bei dieser sehr konfrontierenden Frage muss der Therapeut das konflikthafte Spannungsniveau halten, das damit entsteht. Die Frage ist verschenkt, wenn sie nur einfach mal so gestellt wird.

die Möglichkeit der Trennung im Spiel. Der Leidensdruck nämlich, den die Partner in einer sexuell unbefriedigenden Beziehung spüren, hängt nicht mit der verminderten »Triebbefriedigung« oder »Körperlichkeit« zusammen, sondern mit der Sinnfrage, die damit berührt ist: »Wofür bin ich hier? Wofür in dieser Partnerschaft?« Sie geht an die existentielle Basis der Partnerschaft.

Auch wenn die Frage dem Wortlaut nach auf Verhalten zielt, werden mit der Reflexion und der Antwort Bedeutungen und der Sinn der Beziehung verhandelt. Sie ist »gefährlich«, weil sie mögliche Dreiecks- oder Trennungs-Konstellationen in den Blick nimmt und damit den dyadischen Grundkonsens in Frage stellt.

Die Frage schafft für das therapeutische Arbeitsbündnis (das auch zwischen den Partnern besteht) einen existentiellen Ernst. Zwar könnten beide Partner die Konsequenz der Nichtveränderung als minimal beschreiben (»dann macht das auch nichts«) und damit die schwere Therapie-Implikation auf den ersten Blick entlasten. Ich habe bislang allerdings noch kein Paar erlebt, das aus der möglichen Nichtveränderung keine Konsequenz gezogen hätte. Dabei sind Trennung oder die Verlagerung der sexuellen Aktivität auf externe Partner nicht die einzigen Möglichkeiten (siehe Kapitel 6.2.1).

Diese Einbeziehung der ernsten Konsequenzen der Nichtveränderung, und damit der Möglichkeit von Trennung, ist prinzipieller Natur. Therapeuten in einem postmodernen Umfeld, das nicht normativ reguliert ist und in dem die handelnden Personen zur Freiheit ihrer Wahl verurteilt sind – nämlich zu den Konsequenzen, die diese Wahl nach sich zieht – haben nicht mit der Beliebigkeit der Wahl zu tun, sondern mit dem Ernst der Wahl-Freiheit. Entscheidungen verpflichten. Das gilt auch für die Entscheidung, zu welcher Form, Intensität und Verbindlichkeit ihrer Sexualität sich die Partner entscheiden. Wenn die Orientierung an der sexuellen Funktion und damit an der Unterscheidung Können/Nicht-Können suspendiert ist (siehe Kapitel 2) und die Leitunterscheidung des therapeutischen Handelns die zwischen Wollen/Nicht-Wollen ist, dann kann die Entwicklung und Koordination des sexuellen Begehrens nicht ohne das Risiko der Trennung auf den Weg gebracht werden. Die Trennung ist dabei nicht als »leichter« Ausweg (wenn es nicht geht, dann trennt man sich eben) im Spiel, sondern Garant des existentiellen Ernstes einer Paartherapie des Begehrens.

Um dieses Vorgehen professionell steuern zu können, bedarf es auf der Seite des Therapeuten eine besondere Prozess-Steuerung über seine Neutralität, gerade im Umgang mit der Trennungs-Option. Eine bloß passive Neutralität im Sinne einer Enthaltsamkeit bei ausgesprochenen Empfehlungen für oder gegen eine Trennung ist zwar selbstverständlich, reicht aber nicht. Vielmehr sollte der Therapeut in dem Sinne eine aktive Neutralität zeigen, als er die jeweiligen Ambivalenzen in Bezug auf Trennung oder Zusammenbleiben offensiv ins Spiel bringt.

Die Konsequenz der Nichtveränderung nachhaltig zu erfragen, kann – vom Therapeuten ausgesprochen – den Gout einer Nötigung haben. Die Frage macht aber lediglich offensichtlich, was implizit ohnehin wirksam ist, nämlich, dass eine unbefriedigende Beziehung einen Preis hat. Dieser Preis wird verhandelt. Damit kommt die Veränderungsbereitschaft in den Zuständigkeits- und Wirksamkeitsbereich des Klienten.

4 Sexuelle Biographie

4.1 Sexuelle Lebensgeschichten sind Geschichten

»Wenn Sie sich Ihr sexuelles Leben seit der ersten Erfahrung über die Gegenwart bis zum Ende Ihres Lebens vorstellen: Würden Sie sagen, Sie haben die beste, befriedigendste sexuelle Erfahrung schon gehabt, oder würden Sie sagen, sie kommt noch?«

Diese Frage kann nicht beantwortet werden, weil Auskünfte über die Zukunft die Eigenschaft haben, unzuverlässig zu sein. Ich stelle sie Paaren gleichwohl gelegentlich, und die Reaktion darauf ist immer aufschlussreich – nicht allein die Antwort, aber der Ton und die Emphase, mit der die Partner antworten. Welchen biographischen Entwurf meiner sexuellen Entwicklung habe ich? Hat sie groß und schön begonnen, und die Gegenwart ist nur ein Abgesang der Vergangenheit, die Zukunft ein einziger Schrecken? Oder wird mein Sexualleben immer besser, je mehr Erfahrungen ich sammle?

Welche Geschichten erzähle ich?

Unsere Vergangenheit haben wir in unterschiedlichen Aggregatzuständen zur Verfügung. Zum einen haben wir sie gelebt, sie hat sich wirklich ereignet: Der erste Sexualpartner hieß wirklich Hermann, die Menarche war wirklich kurz vor dem 13. Geburtstag, im Zusammensein mit Corinna hatte ich wirklich keine Erektion, zum ersten Mal fremdgegangen bin ich mit Elvira, der Schwester meiner Freundin ... Das ist die Vergangenheit der *Ereignisse* und Sachverhalte.

Zum zweiten haben wir die Ereignisse auf eine bestimmte Weise erlebt: Dass er Hermann hieß, hat mich damals amüsiert, weil mein Vater auch so heißt, die Menarche war erleichternd, weil die Freundinnen sie alle schon hinter sich hatten, die Erektionsstörung mit Corinna waren beschämend, die Elvira-Geschichte empfand ich als unglaublich aufregend ... Das ist die Vergangenheit der *Erlebnisse.* Sie bewertet, gibt den Ereignissen eine persönliche Färbung und macht sie höchstpersönlich.

Drittens sind die Ereignisse und Erlebnisse von ganz unterschiedlicher Bedeutung, deshalb erinnern wir ganz selektiv. Wir vergessen Bedeutungsloses, verdrängen Bedeutungsvolles, das wir aber als belastend empfunden haben, holen einzigartige Erlebnisse in romantischen Träumen in die Gegenwart, plagen uns mit unguten *Erinnerungen*, die uns nicht in Ruhe lassen, haben bestimmte Situationen völlig vergessen, bis uns ein alter Freund daran erinnert.

Und schließlich erzählen wir das Erinnerte auf eine eigene Weise, die die Vergangenheit erst zur *Geschichte* macht. Wir erzählen uns selbst die eigene Geschichte, und wir erzählen sie anderen, möglicherweise jedem etwas anders. Mit jeder Geschichte wählen wir bestimmte Sachverhalte aus, lassen andere weg, betonen ein Element eines Ereignisses, vernachlässigen ein anderes. Auf diese Weise wird die Hermann-Geschichte zur Grundlage verschiedener lustiger Verwechslungs-Stories, die Menarche-Geschichte zum identifikatorischen Beziehungsangebot an die pubertierende Tochter, die Corinna-Geschichte zu einer nur dort und erst spät erzählten Scheiterns-Beichte in einer Psychotherapie und die Elvira-Geschichte baumelt als bisher verschwiegene Sünde wie ein Damokles-Schwert über der Ehe.

Wenn wir also von sexueller Entwicklung sprechen und damit die sexuelle Vergangenheit einschließen, haben wir es unweigerlich mit erzählter Geschichte zu tun. Das ist auch dann der Fall, wenn bei einer empirisch-sexualwissenschaftlichen Studie oder bei der Durchführung einer »sexual history« (Risen 2002), also einer Sexualanamnese im Rahmen einer Therapie, Daten erhoben werden, die möglichst objektiv, also erinnerungsunabhängig sein sollen. Die Unternehmung, »Daten« zu »erheben«, ist der Versuch, vom Erzähler zu abstrahieren, auf diese Weise seine Geschichte in einzelne Elemente zu fragmentieren. Die Gefahr ist, dass der Sinn seiner Geschichte verloren geht.

Die sexuelle Vergangenheit, die wir heute haben, ist also das Ergebnis einer mehrfachen Auswahl. Sie ist die Erzählung von erlebnisbestimmten Erinnerungen an bestimmte Ereignisse. Vergangenheit ist nur teilweise faktisch. Sie ist keine passiv rezipierte Erinnerung, sondern aktiv gestaltet und zu einer sinnhaften Geschichte konstruiert. Und sie ist – weil die kognitiven und emotionalen Mechanismen in der Gegenwart aktiv sind – lebendig, unabgeschlossen und veränderungszugänglich. Jeder erfolgreichen psychotherapeutischen Behandlung liegt diese Transformation der Vergangenheit zugrunde: Der Klient erzählt seine Lebensgeschichte und damit auch die relevanten Beziehungserfahrungen anders als zuvor[24]. Den Eltern wird verziehen, sie werden in ihrer eigenen Begrenzung akzeptiert, das gut Gemeinte am schlecht Gekonnten wird eher gesehen, der Vorwurf weicht der Nachsicht. Mit der neuen, besser erträglichen

Perspektive stellen sich auch die faktischen Ereignisse oft in einem neuen Licht dar. Und so gilt auch für die Sexualtherapie: Ihren Erfolg kann man maßgeblich daran ermessen, dass die Geschichte der eigenen Sexualität, der eigenen Männlichkeits- bzw. Weiblichkeitsentwicklung anders erzählt wird.

Das obige Corinna-Beispiel stammt aus einer Psychotherapie. Die Beziehung des Klienten zu Corinna war für ihn eine emotionale Schlüsselbeziehung gewesen, intensiv, wahrhaftig, die große Liebe. In einer romantisch-narzisstischen Überhöhung hatte der Klient zugleich jede Nuance einer Distanzierung oder Reserve, die ihm die Partnerin entgegenbrachte, als Bestätigung der eigenen Unvollkommenheit gewertet. Indem er ihre Intuition idealisierte – sie erkannte, wie er »eigentlich« war –, machte er jeglichen Einwand, den sie ihm entgegenbrachte, zum Beweis dafür, nun in seiner Kümmerlichkeit entlarvt zu sein. In dieser Beziehung entwickelte er Erektionsstörungen. »Ausgerechnet bei der Frau meines Lebens.« In seiner Selbstabwertungs-Trance bewertete er die Erektionsstörungen wiederum als Beweis, nicht richtig, nicht männlich, nicht stark zu sein, als Indiz der Wahrheit. Die Therapie begann (als Einzeltherapie), als die beiden Partner bereits in einer Trennungskrise waren. Erst nachdem die Trennung vollzogen war, kamen die Erektionsstörungen therapeutisch zur Sprache. Am Ende der Therapie war aus der selbstabwertenden Erzählung eine ganz andere Geschichte geworden. Nachdem er in den letzten Monaten der Therapie eine neue Partnerin kennengelernt hatte, bei der das Symptom nicht mehr aufgetreten und nachdem die Corinna-Beziehung mehr in den Hintergrund getreten war, hatte er den Kern der Geschichte ganz aufgegeben, demzufolge die Erektionsstörungen den Beweis der eigenen Kümmerlichkeit darstellte. Ob nun durch die Therapie oder die neue Beziehungserfahrung oder beides – vermutlich beides[25] *– kommentierte er die Geschichte im Rückblick so: »Ich habe damals besser wahrgenommen, als ich dachte. Im Grunde war die Erektionstörung ein Warnsignal, mein Penis hat gesagt: So nicht! Recht hat er gehabt.«*

---

24 Der narrative Ansatz in der systemischen Therapie macht das Geschichtenerzählen zum konzeptionellen Programm (Grossmann 2000, White 1997, White und Epston 1992).

25 Gerade bei positiven Veränderungen im Laufe längerer Therapien ist uns Therapeuten die Interpretation am liebsten, dass die Fortschritte auf die Therapie zurückzuführen seien. Ob es das Leben oder die Therapie war, gehört zu den unbeantwortbaren Fragen des Therapeutenlebens. Die professionelle Antwort auf die unbeantwortbare Frage besteht hier darin, weder unseren Einfluss zu überschätzen und das Lied von der erfolgreichen Therapie zu singen noch in großspurige Bescheidenheit zu verfallen. Es ist nicht auszuschließen, dass Therapie nützt.

Der Klient entwickelt also aus einer selbstabwertenden Geschichte eine Alternativ-Geschichte, in der das nämliche Symptom einen Bedeutungssprung vollzieht – vom Indiz der eigenen Kümmerlichkeit zum Signal einer kompetenten Nähe-Distanz-Regulierung.

Warum gerade diese Geschichte?

Damit sind wir bei der Frage, was eine gute Geschichte ausmacht. »Gute Geschichten« haben nicht unbedingt einen guten Inhalt oder guten Ausgang; sie können auch Problemgeschichten sein, Geschichten von der eigenen Unfähigkeit, sich auf Intimität einzulassen, vom inneren Knoten, der noch gelöst werden muss, vom Konflikt, der sehr tief sitzt, der Grundangst, die immer dabei ist und dem Schmerz, der so schnell nicht weggeht – alles Geschichten, die zum »personal incapability discourse« gehören, wie K. Weingarten (1991) das variantenreiche Sprechen von der eigenen Inkompetenz nennt. Oder Klagen, die Täter identifizieren, denen die Schuld am eigenen Leiden, an der Unzufriedenheit, dem Unerfülltsein zugeschrieben wird: kontrollierende Mütter, missbrauchende Stiefväter, egoistische Männer, kastrierende Frauen und/oder die herzlose Zeit heutzutage, das Patriarchat immer schon – und andere Großtäter. All diese Geschichten sind »gut«, weil sie Erklärungsschemata für die Frage hergeben, warum Wünsche und Wirklichkeit differieren, zum Teil schmerzhaft differieren. »Gut« bezieht sich also nicht auf ihren Inhalt, der ja »schlecht« ist, sondern 1. auf die psychische Funktion und 2. auf ihre formale Struktur, ihre Ästhetik.

Die psychische Funktion der Unfähigkeits- und der Opfer-/Täter-Geschichten ist es, Ordnung in die Unordnung zu bringen, Unverstehbares in bekannte, verstehbare Schemata zu bringen. Die Problemgeschichten plausibilisieren Leiden, schreiben eine Erklärungsfigur in die sonst so unübersichtliche Gefühlslandschaft des Unwohlseins, eine kognitive Figur mit dem Rückgrat einer Ursache-Wirkung-Verbindung: »Ich fühle so, weil …«. So bekommt das Leiden einen Namen. Und damit sind die Geschichten bereits erste Schritte vom unerklärten Leiden zum erklärten Leiden. Da erklärende Geschichten reduktionistisch sind, also vieles auf weniges zurückführen, organisieren sie die Unübersichtlichkeit, erzeugen Eindeutigkeit, verschonen vor Ambivalenzen und haben so eine psychisch stabilisierende Wirkung. »Better the devil you know than the devil you don't know.«

Neben diesen eher intrapsychischen Vorteilen von Problemgeschichten spielen sie eine wichtige Rolle in der partnerschaftlichen Kommunikation: Sie beinhalten einen Appell an den Partner. Problemgeschichten bleiben in einer intimen Beziehung meist nicht im inneren Monolog verschwiegen. Sie werden dem Partner erzählt. Selten absichtslos. Gerade in einer intimen Beziehung ist es unwahrscheinlich, dass solche Geschichten vom Partner bloß deskriptiv genommen werden. Ein liebender Partner fühlt sich schnell eingeladen, das Leiden zu beenden oder zumindest das Problem zu mildern. So können Problemgeschichten zu einem intimitätskonstituierenden Moment werden: Der Partner, der die Problemgeschichte erzählt, erwartet – im einfachen Fall – Verständnis, das der zuhörende Partner – im einfachen Fall – aufbringt, wodurch der erzählende Partner – im einfachen Fall – sich verstanden fühlt und das mitgebrachte Problem Teil der intimen Kommunikation wird und dort gelöst oder zumindest gut aufbewahrt wird. Das ist der Lösungstypus »Erlösung«, der sich gerade in sexuellen Beziehungen anbietet: der zuhörende Partner folgt der Aufforderung, in die kompensatorische Position zu gehen, und die Lücke zu füllen, die der problemerzählende Partner ihm angeboten hat. Er löst das Problem.

Im weniger einfachen Fall beginnt mit der Reaktion des Partners ein neuer Interaktionszirkel. Das ist dann der Fall, wenn in der Partnerreaktion kein neues Element wirksam wird, das die Problemgeschichte unterbricht. Dann löst der Partner das Problem nicht, sondern ist nur die wiederholte Bestätigung dafür, dass es schwierig, womöglich unlösbar ist. Mitgeteiltes Leid ist dann nicht halbes, sondern doppeltes Leid.

Hier geht es zunächst um dem Stellenwert der erzählten Geschichte in der Biographie. Durch die psychische Stablisierungsfunktion und den Interaktionszirkel, der durch den partnerschaftlichen Appell eingeleitet wird, werden sexuelle Biographien verfestigt, durch ihre Wiederholung bestätigt und durch selbsterzeugte Evidenzen wirklich. Vergangenheit ist also ein aktiver Auswahl- und Plausibilierungsprozess, der in die Unübersichtlichkeit der vielen Ereignisse eine Sinn-Linie einzeichnet.

Die narrative Analyse ist kein Gegensatz zu einer objektivierenden Sexualanamnese. Sie komplettieren einander: Die Geschichten können eine eigene suggestive Magie erzeugen, die im Interview zu unterbrechen und durch objektivierende Fakten-Erkundung[26] sehr sinnvoll sein kann. Gerade in pessimistischen Misserfolgsgeschichten gehen leicht Ressourcen, gute Erfahrungen und

---

[26] Sehr gute anwendungsorientierte Hinweise für das Erheben von Sexualanamnesen finden sich bei Gromus (2002), Fahrner und Kockott (2003), Arentewicz und Schmidt (1993), Sigusch (2001).

stabile Aspekte der Biographie verloren, die sich – unbeirrt von der Tendenz der Klientengeschichte – erfragen lassen. Auf der andern Seite kann ein nur objektivierendes Anamnese-Abfragen zu fragmentierten Informationen führen, die keine Gesamtgestalt einer sexuellen Lebensgeschichte ergeben.

Die sexuelle Vergangenheit: Woher komme ich?

Beim sexuellen Erleben, behaupten manche, gehe es nur um das Hier und Jetzt. Geschichtslos sei das Erleben also. Oder solle es sein. Natürlich sind wir in der Lage, uns auf die gegenwärtige Situation zu konzentrieren, an nichts als das zu denken, was wir im Moment spüren, uns ausschließlich den Wahrnehmungen hinzugeben, die wir jetzt hier machen. Das »reine« sexuelle Erleben, sexuelle Erregung »an sich«, die sich an keine Erinnerung bindet, die mit nichts Erlebtem assoziiert ist, ist eine abstrakte philosophische Idee. Ihre Bedeutung bekommen die Erfahrungen immer aus dem Zusammenhang der erzählten Lebensgeschichte. Und dieses Verhältnis ist ein beidseitiges: Nicht nur machen die Erfahrungen die Geschichte (wie es die Trauma-, Prägungs- und Lerntheorien sehen), die Geschichte macht auch die Erfahrungen – und macht die Erfahrungen neu. Beide Positionen sind zutreffend. Es geht nicht darum, schlimme Erfahrungen im Rahmen einer guten Geschichte zu verharmlosen, wie das den narrativen Ansätzen gelegentlich vorgehalten wird. So versuchen die neueren Trauma-Ansätze, ohne sich explizit auf narrative Konzepte zu beziehen, traumatische Erfahrungen so zu rekonstruieren, dass sie als belastende Lebensereignisse in eine Biographie integrierbar werden, wie es etwa der Salutogenese-Ansatz gezeigt hat (Antonovsky 1979, 1997; Lamprecht und Johnen 1997). Auch für schlimme Erfahrungen gilt der in seiner Einfachheit bestechende Satz von Michael Hoyt (2000): »Some stories are better than others.«

Ein empirisch gut belegtes Beispiel für ein Element »guter« oder »schlechter« Geschichten ist die Analyse von Erzählsequenzen, die McAdams (1993) durchgeführt hat. Danach bemisst sich die Bedeutung von biographisch relevanten Geschichten nicht primär nach dem Anteil positiver oder negativer Inhalte, sondern danach, wie die Geschichten ausgehen. Das letzte Wort bestimmt die Aussage und die Bedeutung, die der Geschichte gegeben wird. Adams unterscheidet zwei zentrale Erzählsequenzen, die Erfüllungssequenz und die Scheiternssequenz:

In einer Erfüllungssequenz (redemption sequence) folgt Schlechtem Gutes.

Zum Beispiel: »Eine Phase von Chaos führte zur glücklichsten Zeit meines Lebens.« »Nach ein paar schwierigen Jahren mit sehr unbefriedigenden Beziehungen lernte ich meine Frau kennen.«

Das letzte Wort des Narrativs hat die gute Aussage. Egal wie schlimm das Chaos war und wie lange es gedauert haben mag, für den Erzähler relevant ist die folgende glückliche Zeit.

In einer Scheiternssequenz (contamination sequence) dagegen folgt Gutem Schlechtes.

Zum Beispiel: »Ich hatte einen guten Job, da wurde ich entlassen.« »Wir waren wie im siebten Himmel, bis sich dann herausstellte, wie schwierig er war.«

Auch hier ist das objektive Lebensereignis »guter Job« durch die Entlassung verdorben und bleibt als schlechte Spur in der biographischen Erinnerung.

Was Hoyt für erzählte Geschichten meint, gilt auch für die erlebten Geschichten. Die Dominanz der Trauma- und Missbrauchsdebatte im biographischen Diskurs hat den therapeutischen Blick für die Beeinträchtigungen, Verletzungen und Beschämungen geschärft. Sie hat aber auch den ebenso relevanten Blick für die Ressourcen im sexuellen Erleben getrübt, die in der Lebensgeschichte liegen und aktivierbar sind. Die erlebten Bestätigungen, Leidenschaften, Tröstungen stehen als Elemente einer »guten« Geschichte und damit als Markierungspunkte einer männlichen bzw. weiblichen Identität zu Verfügung. Sogar mehr als das. Stoller (1979) hat als »microdots« Minibilder, verdichtete biographische Erfahrungen beschrieben, die sexuelle Erfahrungen und Affekte organisieren und die in das gegenwärtige sexuelle Erleben hineinragen.

Geschichten werden nicht nur erzählt, sie werden jemand erzählt. Teilweise, ausschnittweise und – wie alle Erzählungen – jedem Zuhörer etwas anders. In einer Dynamik eines Paares kann die Biographie der Einzelnen eine weitere Bedeutung bekommen, die den individuellen Verhältnissen gleich wieder eine neue Komplexitätsstufe gibt. Erlebnisse, die für die einzelne Person befriedigend und beglückend gewesen sind, können von dem Partner, der sie später erfährt, als unangenehm, ja bedrohlich aufgenommen werden, selbst wenn sie Jahrzehnte zurückliegen. Großartige Erinnerungen (mit anderen Partnern) können die gemeinsame Gegenwart mickrig erscheinen lassen, oder der gegenwärtige

Partner kann, wenn er selbst unsicher ist, die eigene Biographie dagegen arm oder belastet aussehen lassen und sich so in die Defensive bringen. Dieser Effekt muss vom erzählenden Partner nicht intendiert sein, sondern kann ungewollt eine sensible Stelle des zuhörenden Partners berühren. Aber die Wirkung kann sehr wohl beabsichtigt sein, Partner können einander auch beeindruckende Erlebnisse aus der Vergangenheit um die Ohren hauen, um einander in einer Auseinandersetzung abzuwerten und die eigene Position zu stärken.

Entsprechendes gilt für die Kommunikation negativer Erfahrungen. Ein zurückliegender Missbrauch, Gewalterfahrungen oder unbefriedigende und enttäuschende Beziehungen können vom Partner anteilnehmend aufgenommen werden. Sie können aber auch ein – vom Erzähler intendierter und/oder vom Zuhörer wahrgenommener – Appell sein, als Opfer behandelt und anerkannt zu werden, und in dieser Position eine besondere Rücksicht zu erhalten. Verbinden sich solche Partner-Biographien, die eine als befriedigender, die andere als weniger befriedigend oder als belastet kommuniziert, kann dies paardynamisch leicht zu einer Umkehr der ursprünglichen Verhältnisse führen: Der unzufriedenere Partner reklamiert die fordernde Position gegenüber dem biographisch Glücklicheren, klagt Rücksicht, Aufmerksamkeit, Geduld und Einlenken ein und bestimmt damit stärker das Geschehen. In einer solchen Konstellation kann das erlebte Defizit des einen stärker die gemeinsame Sexualität bestimmen als die Ressourcen des andern.

Bei der Re-Konstruktion einer sexuellen Biographie ist also immer zu beachten, wem sie in welchem Kontext erzählt wird. Das geschieht selten intentionsfrei. Damit ist nicht nur die therapeutische Neutralität (angesichts einer quälenden, einer faszinierenden oder einer bedauernswerten Geschichte) angesprochen, sondern auch die Dreieckskonstellation mit zwei Klienten, die sich immer auch auf die sexuelle Geschichte des jeweils anderen beziehen.

4.2 Kulturelle Mythen: der Rohstoff der individuellen Geschichten

Sexuelle Lebensgeschichten werden nicht frei erfunden. Auch wenn sie höchstpersönlich erlebt werden, sind sie nur teilweise individuell. So wie Liebe und Sexualität in einem kulturellen, historischen, gesellschaftlichen Umfeld ihre Bedeutung entwickeln, so schließen sich auch die individuellen Problem-, Glücks-, Befreiungs-, Schicksalsgeschichten an Mythen an, die in unserer Kultur vorliegen, die – wenn man so will – unsere Kultur zur individuellen Nutzung bereitstellt. Die Mythen sind Ressourcen. Es geht also nicht darum, sie zu entlarven, als »falsches Bewusstsein« zu decouvrieren. Es gibt kein richtiges Bewusstsein über das Sexuelle. Also gibt es auch keine Mythen im Sinne von Märchen, deren Unwahrheit, gemessen an der Wahrheit, die Wissenschaft liefert, enttarnt werden müsste. Es gibt aber persönliche (oder paarweise) Zugänge zu Mythen, die die Denk-, Erlebens- und Verhaltensoptionen einengen und damit Denkverbote und Tabus aufrichten. Dann sind Mythen keine Ressourcen, weil sie eher dunklen Glauben als helle Wahrnehmung, eher Undurchsichtigkeit als Transparenz, eher statische Ziele als bewegliche Prozesse begünstigen. Dann sind sie kognitive Gefängnisse. Es liegt also an den individuellen »Nutzern« der Mythen, ob sie sich von den Mythen als Ideenpakete inspirieren lassen, die zur Inspiration bereitliegen oder ob sie sich von dem beeindrucken lassen, was an den Mythen so unerschütterlich aussieht, dass man sich der Anmutung von Wahrheit nicht entziehen kann. Mythen, mit andern Worten, werden erst durch diejenigen mächtig, die sie inthronisieren.

Diese Fundstellen, an denen der Rohstoff für die individuellen Geschichten bereitliegt, sind zahlreich. Ich will hier nur einige kurz ansprechen, zu denen besonders gerne gegangen wird und die unerschöpflich scheinen[27].

Der Mythos von der sexuellen Unfähigkeit

Weingarten (1991) hat in ihrer Analyse des »personal incapability discourse« sehr schön die Größenvorstellung untersucht, man solle zu allen möglichen Gefühlen, Gedanken und Verhaltensweisen bereit sein. Und wer es nicht sei, sei Kandidat für diese oder jene Störung, die bei einer bestimmten Ausprägung auch den Rang einer DSM-Diagnose erreichen könne. Der Mythos von der individuellen sexuellen Unfähigkeit ist nachhaltig von der empirisch ausgerichteten klinischen Sexualwissenschaft unterstützt, ihrer Symptomanalyse, Ätiologie und ihren klassifikatorisch-diagnostischen Anstrengungen.

Unfähigkeit bemisst sich an der Definition einer Fähigkeit. Orgasmusfähigkeit, Erregungsfähigkeit, Erektions- und Ejakulationsfähigkeit – durchweg nicht bewertungsneutrale Beschreibungen, sondern sexualphysiologische Normerwartungen. Dieser Mythos ist Kernmythos der sexuellen Leistungsfähigkeit und noch mehr der sexuellen Erlebnisfähigkeit.

---

[27] Eine schöne Sammlung findet sich bei Schwartz (2002).

Die einengende Funktion dieses Mythos liegt nicht darin, dass Erregung und Orgasmus zu beanstandende Erlebnismöglichkeiten wären. Sie liegt darin, dass er ausweglos auf das sexuelle Können fokussiert und das sexuelle Wollen außer Acht lässt. Mit dem Fokus auf dem Können, also auf die sexuelle Leistung, wird die Verantwortung zwischen Geist und Körper dissoziiert: Der Geist ist willig, das Fleisch ist aber schwach. Eigentlich will ich schon, ich kann aber nicht, der Körper kann leider nicht. Dieser Funktionsmythos stellt eine klare Rangordnung zwischen Geist und Körper her, indem der Geist als standardsetzende Instanz vor den dienend-vollziehenden Körper gesetzt wird. »Ich« meint lediglich den Geist, nicht den Körper. Der hat nichts zu sagen, lediglich zu folgen. Die alternative Interpretation, derzufolge Geist (also die bewusste Intention) und Körper (die Intention, die sich zwangsläufig nonverbal ausdrückt) eine ambivalente Aussage zu einer bestimmten sexuellen Situation oder Beziehung machen, also »Wollen« und »Nicht-Wollen«, ist im Bedeutungsgefängnis des sexuellen Unfähigkeits-Diskurses nicht zu fassen.

Der Mythos von der jugendlichen Sexualität und vom deprimierenden Alter

Drei Bullen stehen auf der Weide und sehen auf eine Herde Kühe, die entfernt weidet. Der jüngste Bulle: »Schaut mal, da kommen ja auf jeden von uns drei Kühe!« Der mittlere: »Ach, eine wäre doch gut.« Darauf der älteste: »Wenn wir uns ducken, sehen sie uns nicht.«

Die Sexualwissenschaft kennt weder eine empirisch gut gesicherte noch eine konzeptionell einigermaßen befriedigende Theorie der sexuellen Entwicklung über das Alter[28] (Schiavi und Rehman 1995, Sydow 1993). Das macht Alltagsmythen über sexuelle Lebensphasen sozusagen konkurrenzlos. Entsprechend stark und dominant sind diese.

Der mächtigste kulturelle Alltagsmythos über sexuelle Lebensphasen besagt im Kern, dass die Sexualität in der späten Jugend und im frühen Erwachsenenalter reich, überschwenglich, im Vollbesitz ihrer Kräfte sei und dass im Lauf der Jahre Kraft, Saft, Interesse und Fähigkeit nachlassen, so dass im Alter außer

---

[28] Eine Ausnahme ist die psychoanalytische Lehre von den psychosexuellen Phasen, die mittlerweile eher theoriehistorische Bedeutung haben und die zudem keine Aussagen über die Pubertät hinaus machen, abgesehen von Eriksons Phasenbeschreibung, die aber einen sehr weiten und körperfernen Ansatz wählt, der kaum noch als Aussage über sexuelle Lebensphasen im eigentlichen Sinn angesehen werden kann.

Mühsal und Erinnerung an bessere Zeiten nichts mehr vorhanden sei. Ganz unabhängig von empirischen Fakten, die dieses Bild durchaus differenzieren (Bucher et al. 2002), beschreibt dieser Mythos eine mit dem Alter abnehmende Verlaufskurve, deren Neigungswinkel man im günstigen Fall verlangsamen, aber nicht aufhalten kann. Dieser Mythos, der in Witzen, in Illustriertenberichten, in der Werbung und in der Alltagskonversation lebt, ist für Frauen noch eine Spur radikaler als für Männer.[29]

Im Kern ist dieser Mythos naturalistisch. Er konnotiert die jugendliche Kraft positiv, bagatellisiert aber die mit dem Alter zunehmende sexuelle Erfahrung. Die sexuelle Erfahrenheit älterer Menschen ist in diesem Mythos nicht als Gut, als Ressource rezipiert. Eine alternativer Mythos erotischer Weisheit oder erotischer Reife liegt kulturell nicht vor. Er würde, wenn es ihn denn gäbe, dem Primat der sexuellen Funktion und dem Wert der sexueller Vollzugshäufigkeiten ein Primat der erotischen Qualität gegenüberstellen. Dazu jedoch hat nicht nur unsere Kultur, sondern auch die Sexualtherapie nichts zu sagen. Milde Resignation gegenüber dem Nachlassen sexueller Wünsche, Akzeptanz gegenüber der Verlangsamung sexueller Reaktionen, verbunden mit der wohlmeinenden Empfehlung pharmakologischer Unterstützung sind die bescheidenen Grenzen einer klinischen Sexologie.

Respektable Ausnahme ist hier David Schnarch, der der Erfahrung einen hohen Stellenwert einräumt und optimistisch deklariert, der Höhepunkt der erotischen Potentialentwicklung sei das fünfte Lebensjahrzehnt und – als dezidierte Attacke gegen den Jugendlichkeitsmythos – meint, bei Frauen sei Zellulitis und erotisches Potential positiv korreliert.

Der Mythos »Sex macht Spaß«

Der scheinbar harmloseste sexuelle Mythos ist der, wonach Sex Spaß mache. Die Harmlosigkeit dieses Mythos ist nicht unmittelbar zu erkennen. Immerhin macht Sex vielen Menschen in bestimmten Situationen mit bestimmten Partnern Spaß. Das kommt vor. Was ist daran ein Mythos? Der Mythos liegt darin, dass eine mögliche Erlebnisvariante, der Spaß, als das Eigentliche am Sex

---

[29] Prominenten-Stories sind ideale Daten für die Analyse solcher Mythen. Während die Sexualität älterer Männer, die über den Ehebruch mit jüngeren Geliebten thematisiert wird, immerhin noch durch moralische Empörung ernstgenommen wird, kommt die Sexualität älterer Frauen weniger vor.

deklariert wird, mithin all die Erlebnisvarianten, für die »Spaß« keine zutreffende Beschreibung ist, als weniger bedeutsam, als peripher bezeichnet sind. Das ist leicht zu sehen, wenn wir andere emotionale Begleiterscheinungen des Sex neben den Spaß stellen: Sex macht Ärger, Kopfschmerzen, Urindrang, Gefühle von Demütigung, Verzweiflung, Ausgeliefertsein, Stolz, Leichtsinn, macht nachdenklich, gewaltbereit, rachedurstig, ohnmächtig, müde, leichtsinnig, nah, innig und noch vieles andere mehr. Ja, Spaß ist auch dabei. Unter anderem.

Die Intention dieses Mythos ist am besten in seiner paradoxen Steigerungsform zu erkennen, in dem Imperativ: »Sex muss Spaß machen.« Offenbar, so sagt dem Adressaten das »Muss«, hört hier die Entscheidungsfreiheit auf. So entlarvt der Verwendungszusammenhang, in dem dieser Mythos Platz reklamiert, seine tiefere Bedeutung.

»Aber Sex macht doch Spaß«, rief in einer Therapiesitzung ein Klient aus, als seine Frau ihm resigniert berichtete, sie empfinde nichts dabei, wenn er sie genital berühre. Es war ein Ausruf der ratlosen Verzweiflung. »Mir bringt das nichts«, entgegnete die Frau.

Was er meinte, war: »Ich will, dass du mich als Mann und attraktiven Sexualpartner bestätigst. Deshalb soll meine Art, dir Sex anzubieten, dir Spaß machen.« Was sie meinte, war: »Deine Art, mir Sex anzubieten, erlebe ich als drängend und nötigend. Ich möchte mich nicht drängen lassen.« Sie meinte nicht(!): »Sex macht mir keinen Spaß.« Sondern: »So nicht.«

In der Konkretion liegt die Wahrheit. Auch beim Sex.

Der Mythos von der sexuellen Befreiung

Dieser Mythos ist verbreitet und beliebt – und er kommt in die Jahre. Für die 50-Jährigen und Älteren spielt er als zeitgeschichtlicher Schlüssel eine erlösende Rolle, für diejenigen, die den Liberalisierungsschub der späten 1960er Jahre noch im Kontrast zur verklemmten Zeit davor erlebten. Für diese Generation gab die Verbindung ihrer persönlichen sexuellen Entwicklung mit der Wucht der gesellschaftlich-kulturellen Impulse dieser Zeit ein besonderes Gemisch an Vorstellungen, welche symbolische Kraft der Sexualität als Schlüsselfeld der persönlichen Befreiung und Entfaltung zugeschrieben wurde. Die Generationen danach leben ihre Sexualität auf dem erreichten permissiven Plateau, als Normalität, ohne nennenswerte Restriktionserfahrungen und damit auch ohne Bewusstsein, von irgendetwas befreit worden zu sein. Deshalb ist der Mythos von der sexuellen Befreiung heute ein romantischer Mythos älter werdender Menschen.

TEIL 2

Spiel und Ernst: Sexualität im therapeutischen Prozess

5 Paardynamik zwischen Balance und Entwicklung

Paare sind als lebende Systeme zu (mindestens) zwei zentralen Funktionen in der Lage, zu Balance und zu Entwicklung:

1. *Balance:* Sie können durch Selbstregulationsprozesse einen Gleichgewichtszustand herstellen und ihre Kohärenz sichern.
2. *Entwicklung:* Sie sind in der Lage, ihre Struktur zu verändern und in einen neuen Zustand zu gelangen.

Balance

Die Balance-Funktion umfasst zunächst alle Ausgleichsbewegungen, die in einer Partnerschaft erforderlich sind. In dieser Vielfalt steht eine Dimension im Vordergrund, die das zentrale Spannungsfeld aller Beziehungen ausmacht, nämlich das zwischen Autonomiebestrebungen und Gemeinsamkeitswünschen der beiden Partner. Der Autonomie-Pol gewährleistet die Kohärenz und sichert die System-Grenze. Gemeint ist die Fähigkeit der einzelnen Partner, sich voneinander abzugrenzen, zu unterscheiden, was ihre Identität, ihre Wahrnehmungen und Gefühle in Abgrenzung von denen anderer Menschen, also auch des Partners, ausmacht. Der Gemeinsamkeits-Pol gewährleistet die Akkomodation und strukturelle Kopplung mit anderen lebenden Systemen, im Falle von Paarbeziehungen also das Eingehen auf den Anderen und die Erzeugung von gemeinsamen Aktivitäten und Plänen.

Die Balance-Achse ist nicht als statische Achse zu verstehen, auf der ein Paar einen »Punkt« im Sinne einer bestimmten Merkmalsausprägung haben kann. Es geht also nicht darum, bestimmte Paare als autonomiebetont oder als gemeinsamkeitsbetont zu charakterisieren. Dies macht schon aus psychologischen Gründen keinen Sinn: Partner streiten sich oft gerade um das Ausmaß von Autonomie versus Gemeinsamkeit, das die beiden Beteiligten gegensätzlich und zueinander polarisiert zum Ausdruck bringen, indem der eine seine Abgrenzungsbedürfnisse, der andere seine Gemeinsamkeitsbedürfnisse ausdrückt. Hinter der Streitoberfläche, also hinter den Positionen, die gegensätzlich erscheinen, ist häufig ein verdecktes gemeinsames Konfliktthema wirksam, das beide Partner individuell nicht gelöst haben und daher interindividuell miteinander austragen, wobei sie jeweils die abgewehrte Seite ihrer individuellen Ambivalenz im Partner wahrnehmen und dort bekämpfen. Wir haben es also mit einer dialektischen Dynamik zu tun, in der jede Position (jedes Gefühl, jeder Wunsch) auch mit seinem Gegenteil verbunden ist. In diesem Verständnis ist Autonomie immer eine bezogene Autonomie, entfaltet sich also über die Auseinandersetzung mit dem als autonomiebedrohend erlebten Gegenimpuls. Auf der anderen Seite ist Gemeinsamkeit immer eine Gemeinsamkeit getrennter, autonomer Individuen. Die Regulationsprozesse dieser Balance sind lebendig, werden also in jeder Situation neu aktiviert. Dabei stellen sich automatisierte Regelungen ein, die konfliktfrei und oft unbemerkt und vorbewusst ablaufen können. Gefährdet wird die Balancefunktion dann, wenn die gegenläufigen Prozesse nicht mehr ausreguliert werden können, wenn also die Autonomiefunktion durch Verschmelzungsimpulse bedroht ist, oder wenn die strukturelle Kopplung der beiden Partner durch Hypertrophierung der Autonomie, durch überabgegrenzte Dissoziationstendenzen eines Partners nicht mehr gewährleistet werden kann.

Bei der Analyse der Balance-Funktion einer Paarbeziehung ist also nicht darauf zu achten und auch gar nicht sinnvoll beantwortbar, ob sich ein Paar weiter »links« oder »rechts« auf der Achse befindet, sondern ob die Balance-Funktion im alltäglichen Betriebsmodus läuft – durch Routinen, Verhaltensstandards, gültige Absprachen – oder ob sie im Alarmmodus aktiviert ist, weil eine der beiden Regelgrößen – Autonomie und strukturelle Kopplung – gefährdet ist. Letzteres ist der Fall bei allen ernsteren Paarkonflikten, die – egal, um welches Konfliktthema es im Einzelnen geht – immer auch die Autonomie-Gemeinsamkeits-Thematik betreffen.

Die Balance-Funktion steuert *reversible Prozesse*. Solange wir uns also auf dieser Achse befinden, können Regulationsbewegungen durch Suchprozesse in unterschiedliche Richtungen gesteuert werden und, wenn notwendig, wieder zurückgesteuert werden. Fehlbewegungen sind korrigierbar und damit folgenarm. Auch wenn hier Lernprozesse und Erfahrungsbildung möglich sind, spielt die Beziehungs-Geschichte hier keine zentrale Rolle.

Entwicklung

Die Entwicklungs-Funktion ist durch zwei Pole gekennzeichnet, die zwei ebenso existentielle Funktionen lebender Systeme darstellen. Sie können sich durch emergente Prozesse transformieren, können also ihre Struktur verändern und damit in neue, qualitativ andere Operationsweisen übergehen. Auf der anderen Seite können sie sich auflösen, was dann geschieht, wenn weder Transformationsprozesse gelingen noch Gleichgewichtsprozesse so reguliert werden können, dass das System seine alte Struktur aufrechterhalten kann.

Auf Paare bezogen meint die Entwicklungs-Funktion die Fähigkeit, in neue Phasen zu gelangen, in denen andere Regeln, andere Verabredungen gelten als zuvor. Diese Phasenschritte können durch äußere Ereignisse (Geburt eines Kindes, beruflicher Wechsel, finanzielle Krisen usw.) angeregt werden, können sich aber auch »von innen heraus« ereignen, etwa wenn Auseinandersetzungen über ein emotional heikles Thema beendet werden können und das Paar auf diese Weise Raum für neue Lebens-Inhalte gewinnt[30].

Die andere Seite dieser Achse, die Selbstauflösung, meint bei Paaren, dass sie sich trennen können und zwar noch als Freunde, Mitbürger und Eltern gemeinsamer Kinder, aber als Paar nicht mehr existieren. Hier ist vielleicht nicht so unmittelbar einsichtig, wie die Pole miteinander verbunden sind, doch sind sie ebenfalls dialektisch aufeinander bezogen: Phasenübergängen gehen oft Krisen voraus. Krisen entstehen, weil Selbstregulationsmöglichkeiten erschöpft sind. Anders ausgedrückt, kann Ordnung A ihre Selbstregulation nicht mehr gewährleisten. Eine neue Ordnung B, die das Überleben des Systems sichern könnte, gibt es noch nicht. Die Krise ist also der Zustand von nicht »mehr das Alte – noch nicht das Neue«. Weil das Alte gefährdet und das Neue noch nicht in Sicht ist, wird in Krisenzeiten auch die gedankliche Möglichkeit aktiviert, sich notfalls zu trennen, wenn die Transformation misslingt. Die Selbstauflösung ist also immer ein Risiko von Krisen. In jeder ernsten Paar-Krise läuft die Möglichkeit der Trennung mit.

Die Entwicklungs-Funktion steuert *irreversible Prozesse.* Entwicklungsschritte sind gerichtet, gehen in eine Richtung. Ein Rückweg ist nicht möglich. Zwar sind im Fall des Scheiterns regressive Bewegungen naheliegend und auch möglich (»dann eben nicht« oder »wir versuchen es noch einmal«), sie entkommen

---

[30] Ausgleichsrituale nach langen Phasen von Vorwürfen können energiezehrende Streitigkeiten beschließen und zu einer Strukturveränderung von vorwurfsdeterminierten zu entschuldigenden Phasen beitragen (Clement 2002).

aber der Erfahrung des Scheiterns nicht. Entsprechendes gilt auch für Trennungen. Selbst wenn sie revidiert werden, gehen sie nicht geschichtslos in die neue Phase.

5.1 Konfliktdynamik und Lösungsmuster auf der Balance-Achse

Wenn wir es mit Paarkonflikten zu tun haben, folgen die beiden Achsen unterschiedlichen Lösungsmustern. Auf der Balance-Achse werden Ist-Soll-Differenzen durch negative Rückkopplungen ausgeglichen, also durch Gegenbewegungen innerhalb derselben Struktur:

Hans klagt. Anna tröstet ihn. Hans ist getröstet und klagt nicht mehr.

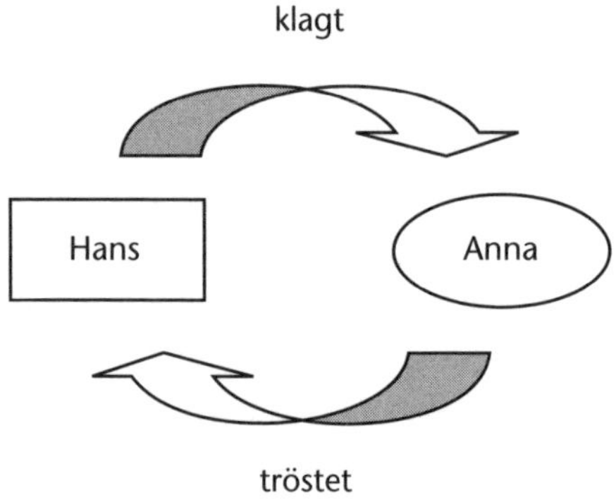

Abbildung 5: Komplementäre Interaktion am Beispiel Klage und Trost

Verhaltensweisen wie Entgegenkommen, Entschuldigungen, Einlenken, Bedauern, Trösten, Ermutigen gehören zu solchen negativen Rückkopplungen. Sie sind komplementäre Interaktionen, ohne die die Alltagsregulation von Paarbeziehungen nicht möglich wäre. Aber auch weniger wertschätzende und egalitäre Verhaltensweisen, wie Nötigen, Dominieren, sich Unterwerfen sind Ausgleichsbewegungen diesen Typs, solange sie die Paar-Struktur funktional nicht in Frage stellen[31]. Diese Zirkel sind die kommunikativen Grund-Komponenten der Paarstruktur, also nicht die einzelnen Verhaltensweisen eines Partners, sondern die Bedeutungsgebung und Beantwortung dieser Verhaltensweisen durch den andern Partner.

Funktional sind diese Interaktions-Zirkel, wenn sie situationsabhängig aktiviert, aber auch wieder deaktiviert werden können. Nicht primär der Inhalt des Interaktionszirkels, sondern dessen bedarfsabhängige Verfügbarkeit macht seine stabilisierende und funktionale Qualität aus. Die Klage-Trost-Interaktion zwischen Anna und Hans (Abb. 5) ist nur solange eine Ressource des Paar-Systems, wie sie flexibel eingesetzt werden kann. Ist die Deaktivierung nicht möglich, haben wir es nicht mehr mit einer negativen Rückkopplung zu tun, die zu einer Lösung führen kann, sondern mit einer positiven Rückkopplung, die rigide und repetetive Interaktionsmuster stabilisiert.

Konflikte auf dieser Ebene lassen sich therapeutisch vor allem durch Musterunterbrechungen lösen, durch paradoxe Techniken, Symptomverschreibungen oder Umdeutungen, die die aktivierten dysfunktionalen Muster außer Kraft setzen und Platz für Verhaltensalternativen und damit meist auch Bedeutungsalternativen schaffen.

5.2 Konfliktdynamik und Lösungsmuster auf der Entwicklungs-Achse

Während wir es auf der Balance-Achse mit Lösungsmustern zu tun haben, die schnell aktiviert werden können, folgen Lösungen auf der Entwicklungs-Achse einem langsameren Tempo und längeren Vorläufen. Das hängt damit zusammen, dass auch Paarsysteme dem Trägheitsgesetz gehorchen, demzufolge eingespielte bekannte Verhaltensmuster solange beibehalten werden, wie sie überlebensfähig sind. Anders ausgedrückt: Paare entwickeln sich nicht, weil sie wollen, sondern weil sie müssen. Sie müssen dann, wenn die bislang aktivierbaren Lösungsmuster auf der Balance-Achse nicht mehr ausreichen und damit das Fortbestehen der Beziehung gefährdet ist. Das kann der Fall sein, wenn durch neue äußere Anforderungen andere Verhaltensweisen gefordert sind, oder wenn sich im Binnenverhältnis ein bestimmtes Ausmaß von Leidensdruck aufgebaut hat, der zumindest für einen der Partner nicht mehr erträglich ist. Entwicklung ist also

[31] Gerade bei emotional aufgeladenen Paarkonflikten ist die beschreibende, erklärende und bewertende Ebene gut auseinander zu halten. Paarbeziehungen, die dem Außenbeobachter »neurotisch« vorkommen mögen, können durchaus funktional sein, auch langfristig. Die Leidensbereitschaft und damit Balancefähigkeit in unbefriedigenden Paarbeziehungen ist kaum zu unterschätzen.

mit der Wahrnehmung einer Gefahr verbunden, was auch heißt, dass die Angst ein wesentlicher Prozesstreiber partnerschaftlicher Entwicklungen ist[32].

Am Beispiel von Hans und Anna heißt das: Das Muster, Klage durch Trost zu beantworten, hat sich als unwirksam herausgestellt, wenn die Klage nicht geringer wird. Nun werden etablierte Verhaltensmuster nicht sofort aufgegeben, vielmehr wird versucht, durch Intensivierung das Muster zu halten: Hans klagt also mehr als zuvor, was Anna durch mehr Trost versucht auszugleichen, was nicht gelingt, weshalb Hans noch mehr klagt. Dieser (jetzt positiv eskalierende, nicht mehr negativ gegensteuernde) Rückkopplungsprozess wird solange heißlaufen (oder sich totlaufen), bis er sich auf eine Entweder-oder-Entscheidung zuspitzt, die lautet: Transformation oder Auflösung, neue Phase oder Trennung.

Therapeutisch können solche Übergangsstellen dann sichtbar werden, wenn Interventionen, die auf Musterunterbrechung zielen, entweder nicht gelingen, oder wenn sie zwar äußerlich vollzogen werden, aber keinen Unterschied erzeugen. Das kann etwa dann der Fall sein, wenn es in unserem Beispiel Hans immer schlechter geht, unabhängig davon, ob Anna ihn tröstet, seine Klage missachtet, sich darüber ärgert oder sich wie auch immer verhält, und Anna zugleich seine Klage nicht mehr erträgt. Entweder-Oder heißt hier: Transformation der Klage/Trost-Interaktion oder Trennung des Paares.

5.3 Balance-Entwicklungs-Übergänge

Die Transformation von Paar-Strukturen ist mit Angst verbunden. Das ist der Grund, warum Paare sie vermeiden und warum sie mit hohem Aufwand und hoher Leidenstoleranz versuchen, die bestehende Struktur zu erhalten. In einer solchen Situation können sich Symptome entwickeln und stabilisieren, die die bestehende Struktur nicht gefährden, sondern stabilisieren. Symptome können also Lösungsversuche sein, die sozusagen einem konservativen Prinzip folgen, eine drohende Transformation auch um einen hohen Preis zu verhindern. Das gilt auch für sexuelle Symptome. Sie können eine bestehende Paarstruktur festigen, und umgekehrt festigt die Paarstruktur das Symptom.

Sexuelles Desinteresse, ausbleibende Lubrikation oder Erektion, Orgasmus-

[32] Wachstums-Modelle von Paarbeziehungen haben diese Dynamik nicht im Blick, sondern gehen davon aus, dass Beziehungen sich aus sich heraus entwickeln oder »reifen«. Sie bedienen sich einer freundlich naturalistischen Metaphorik, bei der Elemente der rezeptiven Wertschätzung des Vorhandenen mehr im Vordergrund stehen als gestaltende aktive Momente.

störungen sind ebenso Teil alltäglicher Sexualität wie ihr Gegenteil: sexuelles Interesse, Erregung und Orgasmus. Sie werden, wenn sie vorübergehend auftreten, auch meist nicht als erklärungsbedürftig erlebt. Das Sexualleben eines Paares variiert ebenso wie andere Lebensbereiche. Um passagere Symptome zu chronifizieren, bedarf es hingegen interaktiver Anstrengungen. Dazu gehören vor allem Bedeutungszuschreibungen und deren kommunikative Verfestigung.

Eine häufige Selbstbeschreibung sexueller Konflikte stellt sich etwa folgendermaßen dar: Einer der Partner versichert, er (oder sie) habe »nie Lust«, der andere bedränge ihn (respektive sie) »ständig«. Beide seien mit dieser Situation unzufrieden, der drängende Partner ist gekränkt, weil er sich zurückgewiesen fühlt, der »lustlose« Partner fühlt sich nicht respektiert. Dadurch etabliert sich schnell ein Konfliktzirkel, in dem sich Drängen und Verweigern gegenseitig aufschaukeln[33]. Das Konfliktmuster lässt sich etwa so darstellen:

Tabelle 6: Sexuelle Kollusion

	Verhalten	**Interpunktion**	**Leidensdruck**	**delegiertes Verhalten[34]**
sexuell progressive Position	zeigt sich sexuell interessiert und initiativ, drängt	so drängend, »weil« der andere sich verweigert	fühlt sich zurückgewiesen	rezeptives Verhalten, den andern kommen lassen
sexuell regressive Position	zeigt sich sexuell desinteressiert, passiv, lustlos, verweigernd	so verweigernd, »weil« der andere so drängt	empfindet Übergriff, fühlt sich bedrängt	initiatives Verhalten, den andern umwerben

[33] Eine lerntheoretische Erklärung ist die von Kingsberg (2002) aufgenommene »Overjustification«-Hypothese. Sie besagt, dass wenn ein intrinsisch motiviertes Verhalten durch einen externen Reward bestätigt wird, die intrinsische Motivation sinkt! Wenn also eine Frau, die durchaus einmal pro Woche Lust auf Sex hätte (also intrinsisch motiviert wäre), vor allem ihrem Mann zuliebe (der erheblich öfter Lust hat) sich drauf einlässt, dann führt der »externe« Gewinn, etwa dass der Mann Ruhe gibt oder ihr dankbar ist, dazu, dass sie sich subjektiv als lustloser erlebt.

[34] Das Delegations-Konzept wurde vor allem von Stierlin (1974) eingeführt und entwickelt. Im Rahmen des Kollusions-Konzepts meint »delegiert«, dass ein Verhalten oder eine Intention einer Person vom Partner übernommen ist. Der Partner zeigt (im »Auftrag der Person«) offen, was die Person selbst abwehrt.

Versteht man diese Unterschiede nicht als Ausdruck des Unterschiedes zweier Partner, die sich aus individualbiographisch nachvollziehbaren Gründe in ihrem individuellen Lustniveau unterscheiden, sondern als das Ergebnis eines paardynamischen Interaktionsmusters, könnte man – in Anlehnung an Willi (1975) – von einer sexuellen Kollusion sprechen (Clement 1996), in der die beiden Partner einen ähnlichen Grundkonflikt haben, der nicht mehr intraindividuell, sondern interindividuell polarisiert erlebt wird. Was als individuelle Unterschiede zwischen starker und geringer Lust erscheint, ist das Ergebnis eines paardynamischen Prozesses, in dem die beiden gegensätzlichen Positionen einander bedingen.

Abbildung 6 soll illustrieren, was Tabelle 6 verbal beschreibt, nämlich wie sich eine Ambivalenz zwischen einer rezeptiven und einer initiativen sexuellen Tendenz organisiert. Die ambivalenten intraindividuellen Tendenzen in jedem einzelnen Partner sind hier als dunkle (initiativ) versus helle (rezeptiv) Fläche dargestellt. In unserem Beispiel ist die ursprüngliche ähnliche Ambivalenz beider Parter (oben) so polarisiert, dass der Mann (links) nur noch seine initiative Tendenz, die Frau nur noch ihre rezeptive Tendenz wahrnimmt. Der Widerspruch, der ursprünglich (oben) sich als zwei intraindividuelle Ambivalenzen gezeigt hat, ist im Lauf der Partnerschaft (unten) zu interindividuellen Gegensätzen polarisiert. Die Partner erleben ihre Tendenzen als wirklich (!) gegensätzlich und unvereinbar.

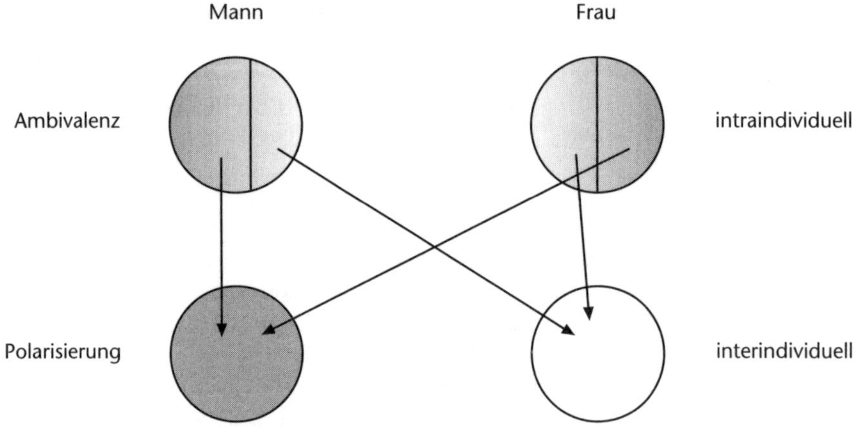

Abbildung 6: Sexuelle Kollusion

In dem so organisierten Konflikt lässt sich eine progressive[35] und eine regressive Position unterscheiden. Der Partner, der die progressive Position übernimmt, reklamiert sexuelle Aktivität, der Partner in der regressiven Position verweigert sie. Die beiden Positionen sind konfliktdynamisch gleichwertig, sie geben den beiden Partnern jedoch zwei sehr unterschiedliche strategische Ausgangspositionen, die zum einen mit der Frage zusammenhängen, welches Verhalten von wem als Störung definiert wird und zum zweiten mit der Frage, wer sich in der konkreten sexuellen Interaktion durchsetzt.

Der progressive Partner definiert die »Störung«

Meist einigen sich die Partner darauf, dass der regressive Partner der Indexpatient ist. Bei ihm wird das Defizit festgemacht, ihm fehlt das, was doch »sexual health«[36] ausmacht, nämlich hin und wieder auf sexuelle Aktivität Lust zu haben. Der progressive Partner sieht sich in Übereinstimmung mit dem kulturellen Sexualstandard und hat damit zunächst die stärkere Position in Bezug auf die definitorische Unterscheidung von Störung/Nicht-Störung. Daran ändert nichts, dass im Verlauf der partnerschaftlichen Auseinandersetzungen häufig der regressive Partner in eine starke Gegenoffensive gehen kann, indem er sich über die Aufdringlichkeit des Partners beklagt und ihm vorwirft, rücksichtslos zu sein. Dies kann soweit gehen, dass der sexuell regressive Partner konfliktstrategisch durchaus eine progressive Position übernehmen kann, in der er den Partner seinerseits in die Defensive bringt[37] – sofern dieser das zulässt!

»Nein« ist mächtiger als »Ja«

In Beziehungen, in denen Konsens darüber besteht, dass kein Partner seine sexuellen Interessen mit körperlicher Gewalt durchsetzt – und das gilt in modernen

---

35 Progressiv ist hier konfliktlogisch gemeint, nicht bewertend im Sinne von »fortschrittlich«. Progressiv und regressiv sind also gleichwertige Positionen.

36 Dieser im amerikanischen Sprachgebrauch durchaus übliche Begriff hat sich bisher im Deutschen weder alltagssprachlich noch fachterminologisch als »sexuelle Gesundheit« durchgesetzt. Es ist interessant, dass die postrepressiven Normen im Deutschen (ganz anders als ihre repressiven Vorgänger) nicht als positiv definierte Begriffe auftauchen.

37 Besonders erfolgreiche Wendungen der sexuell progressiven Position in eine streitdynamisch regressive Position können Abwertungen seines sexuellen Interesses als »dummgeil«, »blöder Sex«, »primitiv« sein und das ganze Offensiv-Repertoire, dem sexuell progressiven Partner geschlechterpolitische Unkorrektheit (Übergriffigkeit, Egoismus, Machismus etc.) vorzuwerfen,

Industriegesellschaften fast überall –, bedarf es der Zustimmung beider Partner, wenn es zu sexueller Aktivität kommen soll. Umgekehrt reicht das »Nein« eines der beiden Partner, um gemeinsame sexuelle Aktivität zu verhindern. Kurz: Zum »Ja« braucht es zwei Partner, zum »Nein« nur einen. Dies bringt den regressiven Partner in eine starke Position. Wie auch immer der progressive Partner drängen mag, letztlich entscheidet das regressive »Nein«, was unterlassen wird. Insofern hat er das Veto-Recht über das sexuelle Verhalten.

In einen (fiktiven) Dialog gebracht, stellt sich dann die Auseinandersetzung der beiden Partner so dar, wie in Tabelle 7. Sie beschreibt also die Umwandlung einer Differenz des Wollens in eine Differenz des Könnens. Der zentrale »plot« des Dialogs ist die Transformation einer bedrohlichen Differenz in eine weniger bedrohliche. Der Dialog ist nicht (!) als Transkript zu verstehen, sondern als Versuch, einen Prozess besser nachvollziehbar zu machen, indem er in die Form eines Dialogs gebracht wird.

Tabelle 7: Von der Differenz des Wollens zur Differenz des Könnens: Der verdeckte Dialog

Der verdeckte Dialog zwischen der progressiven und der regressiven Position	
progressiv:	Wolle du das, was ich sexuell will.
regressiv:	Ich will etwas anderes.
progressiv:	Ich ertrage nicht, dass du etwas anderes willst als ich.
regressiv:	Dann rette ich mich in die Lustlosigkeit. Damit akzeptiere ich deine Definition von Lust und zeige mich innerhalb dieser Definition als behindert.
progressiv:	Ich danke dir, dass du meine Definition als gültig für uns beide akzeptierst und bin dir deshalb nicht böse.
regressiv:	Es freut mich, dass du mich nicht für böse, sondern für behindert hältst. Du hast recht und ich habe meine Ruhe, weil du mein »Nein« akzeptierst.
progressiv:	Ich kriege die Definitionsmacht
regressiv:	... und ich die Verhaltensmacht.

Die Transformation löst zwar den Konflikt des Wollens nicht, aber sie kreiert eine andere Konfliktorganisation, in der die beiden Partner einen komplementären territorialen Kompromiss eingehen, der beiden Vorteile bringt: Der progressive Partner gewinnt die (»legislative«) Definitionshoheit darüber, was sexuell ist, der regressive Partner die (»exekutive«) Entscheidung darüber, was getan und gelassen wird. Dieser Kompromiss ist nicht spannungsfrei, weil beide Positionen auch Nachteile haben: Der progressive Partner kommt nicht zur Verwirklichung seiner sexuellen Vorstellungen, der regressive Partner bleibt im »Nein« gefangen und entwickelt keine eigenen Optionen. Tabelle 8 stellt die Kompromisskonstellation dar:

Tabelle 8: Kompromisskonstellation einer sexuellen Kollusion

	Vorteil	**Nachteil**
Sexuell progressive Position	Definitionsmacht; Bewusstsein von »Normalität«/»Gesundheit«	Kein Vollzug der eigenen Vorstellungen
Sexuell regressive Position	Kontrolle über das sexuelle Verhalten	Bleibt im »Nein« gefangen

Warum sich diese Konfliktkonstellation gleichwohl bei vielen Paaren fast regelhaft herstellt und aufrechterhalten wird, lässt sich nur daraus erklären, dass die Vermeidung von Nachteilen subjektiv wichtiger ist als die Chance der möglichen Vorteile. Und so hat dieser Konflikt den Haken aller Kompromisse: Die Beteiligten haben Verluste vermieden, aber nicht wirklich das gewonnen, was sie möchten. Er ist keine Win-Win-Konstellation, weil der Preis für den Vorteil als zu hoch empfunden wird. Dies erklärt auch den meist mehr verdeckten als offenen Ärger-Affekt, mit dem Paare ihre Auseinandersetzung austragen. Der Andere ist schuld an der eigenen Unzufriedenheit: Der progressive Partner fühlt sich wirklich im Recht, ohne es – wegen der Verweigerung des Andern – ausüben zu können. Der regressive verübelt dem progressiven Partner, ihn in die Defensive zu bringen, aus der heraus er keine Perspektive sieht, seine eigene erotische Entwicklung voranzubringen.

Der kommunizierte Konflikt kann ein Lösungsversuch des nicht-kommunizierten Konflikts sein

Für das therapeutische Vorgehen ist nun entscheidend, sich nicht von der Konfliktspannung, dem angestauten oder offen gezeigten Ärger der Partner einnehmen zu lassen und zur Schlichtung des Streits verführen zu lassen.

Gehen wir von dem Beispiel des Paares N. aus, in dem die Frau die regressive, sexuell defensive Position eingenommen hat, und der Mann die progressive, sexuell initiative Position.

Herr N. reklamiert für sich ein »natürliches« Verhältnis zur Sexualität, das er, mit leicht gereizt-verbitterter Haltung, auch ihr nahe legen möchte. Er erlebt ihre Zurückhaltung als kränkend. Frau N. zeigt sich ambivalent, sagt einmal, dass sie in Ruhe gelassen werden wolle, dann, dass sie mehr Zärtlichkeit wünsche, sich aber nicht in der Lage sehe, ihrerseits ihrem Mann Zärtlichkeit anzubieten.

Es wäre hier konfliktdiagnostisch zu kurz gegriffen, würde man sich auf die Lösungsebene erster Ordnung beschränken, auf der sich das Paar bereits befindet. Der Lösungsversuch auf dieser Ebene, der Balance-Ebene, liefe darauf hinaus, Herrn N. zu mehr Verständnis aufzufordern oder Frau N. zu bitten, ihrem Mann doch Hinweise zu geben, wie sie angefasst werden möchte. Dies ist der Ansatz von Kommunikationstrainings, die auf ausgleichende Kompetenzen wie aktives Zuhören usw. setzen und nicht nur davon ausgehen, dass Balance-Kompetenzen erlernbar sind, sondern auch, dass der Leidensdruck solcher Konflikte größer ist als der paardynamische Gewinn.

Die leitende Hypothese zur Konfliktanalyse lautet anders: Der sichtbare, kommunizierte Konflikt des Paares wird auch deshalb so am Leben gehalten und chronifiziert, weil er funktional ist und zu einer Stabilisierung der Partnerschaft beiträgt. Die so angelegte Konfliktkonstellation ist insofern bereits eine konstruktive Kooperation des Paares, weil sie sich als Lösung eines anderen, nicht-kommunizierten Konflikts sehen lässt. Dieser Symptomgewinn, man könnte sogar sagen: der Konfliktgewinn des Paares ist zunächst schwer zu erkennen, weil die affektive Spannung, die Vorwürfe, Unzufriedenheit und der Leidensdruck der Partner so stark sind, dass kaum vorstellbar ist, warum das Paar einen Vorteil daraus ziehen sollte.

Der nicht-kommunizierte Konflikt wird verständlich, wenn wir das Konzept der sexuellen Differenz heranziehen. Paare organisieren demzufolge ihre Konflikte so, dass die beiden Partner all das aus ihrer Kommunikation ausschließen (ex-kommunizieren), was sie selbst und den Partner bedrohen könnte. Angewandt auf den Fall N.: Was schließt das Paar N. aus und was ist der Konfliktgewinn?

Frau N. gestaltet die Auseinandersetzung so, dass sie ihr eigenes Begehren versteckt und nur indirekt zeigt. Über die So-Nicht-Position und durch ihre passive Wendung spielt sie ihrem Mann die Verantwortung zu: er soll auf sie eingehen und mehr Respekt für ihre Gefühle zeigen. Sie will gewollt werden, aber auf die richtige Weise. Sie zeigt sich also nicht, sondern inszeniert mit ihrem Mann ein Versteckspiel, indem sie ihre Erotik verrätselt und damit zweierlei erreicht: Sie verneint nicht ihre Erotik (zeigt sich also nicht defizitär und gefühlskalt), sondern wertet ihre Erotik zu einem Geheimnis auf, und sie spielt ihrem Mann die Rolle des Geheimnisentdeckers, des Rätsellösers zu – das alte Sphinx-Ödipus-Spiel.

Was hat sie davon? Ihre Position bringt ihr verschiedene Vorteile:

- *Sie ist in der strategisch günstigen Situation, in Reserve bleiben und abwarten zu können.*
- *Sein Suchen beweist sein Interesse für sie.*
- *Solange sie ihr Begehren nur teilweise und indirekt zeigt, bleibt die Enttäuschung berechenbar.*
- *Sie braucht sich selbst nicht mit den ex-kommunizierten Seiten ihres Begehrens zu konfrontieren.*
- *Sie schont ihren Mann vor der Konfrontation mit den ex-kommunizierten Seiten ihres Begehrens.*
- *Sie spielt ihm die Lösungsverantwortung zu.*

Herr N. erlebt sich selbst in der Position des ungestörten Partners. Ihr So-Nicht empört ihn deshalb, weil er aus seiner Sicht das Normalste tut, was ein sexuell interessierter Mann tun kann. Empörung ist ein moralischer, ein gewissermaßen selbstgerechter Affekt. Insofern empört er sich immer mehr in seine Definitionsmacht hinein, die er in Bezug auf das reklamiert, was angemessener Sex ist. Genaugenommen reklamiert er aus seiner Sicht noch nicht einmal die Definitionsmacht, denn dann hätte er schon ein Bewusstsein, dass er in einem Machtspiel mitagiert. Vielmehr zeigt er lediglich normales, daher nicht begründungspflichtiges Verhalten. Was hat er davon? Auch sein Symptomgewinn ist deutlich:

- *Er braucht seine Komfortzone nicht zu verlassen, braucht also sein Verhalten nicht zu hinterfragen.*

- *Er hält die seine Männlichkeit stabilisierende Definitionsmacht und schreibt ihr den Mangel und die Patientinnenposition zu.*
- *Er braucht sich nicht mit der Begrenztheit seiner eigenen sexuellen Optionen auseinanderzusetzen.*
- *Er braucht sich nicht mit den ex-kommunizierten Seiten ihres Begehrens auseinanderzusetzen.*

Streit als Problem erster Ordnung und als Lösung zweiter Ordnung

Die symptomstabilisierende Interaktion, mit der das Paar sein Symptom aufrechterhält, lässt sich immer feststellen, wenn wir es mit einem chronifizierten Konflikt zu tun haben. Konfliktdiagnostisch ist dabei im Auge zu behalten, dass die festgefahrene Eskalationsstruktur (der Streit, die Vorwürfe, die Bitterkeit) nur auf der Ebene des manifesten und offensichtlichen Konflikts (er will Sex, sie will seinen Sex so nicht) ein Problem darstellt (Problem erster Ordnung). Wenn wir also von einem ex-kommunizierten Konflikt ausgehen, kann die Eskalationsstruktur auch als Lösung gesehen werden (Lösung zweiter Ordnung), die dem Paar eine erheblich mehr ängstigende Konfrontation erspart. Wie das?

Gerade bei manifestem Streit ist Inhalt und Funktion auseinanderzuhalten: Dem *Inhalt* nach sind Differenzen, Meinungs- und Erlebnisunterschiede im Spiel, die *Funktion* des Streits ist aber oft eine bindende. Vorwürfe halten Partner zusammen. Auseinandersetzungen der Art, wie sie das Paar N. führt, sind von einem versteckten Harmonieideal getragen, das angesichts des Streits meist kaum noch erkennbar ist. Wenn der Partner nur einlenken würde – so die zwingende Hoffnung von beiden Seiten –, wäre alles gut oder jedenfalls auf dem Weg zu einem passablen Kompromiss. Streit – je lauter desto mehr – wird vom Ideal der Gemeinsamkeit, der Gegenseitigkeit, der Einigkeit getragen. Sonst würde er sich nicht lohnen. Würde man die Idee aufgeben, den Partner zur Änderung bewegen zu können, würde der wütende oder zu Bitterkeit erstarrte Affekt, der auf Änderung drängt, ins Leere laufen, überflüssig werden – und das kann Angst verursachen: Herr N. müsste sich mit den Begrenzungen seiner sexuellen Möglichkeiten auseinandersetzen und sich der damit verbundenen Kränkung stellen. Frau N. müsste sich möglicherweise damit konfrontieren, dass ihre Selbstverrätselung sie vor ihrer weiblichen Selbstunsicherheit schützt.

Das ist in der Therapie dann der Fall, wenn das Bewusstsein der Differenz spürbar wird, nicht der Differenz in Bezug auf die eine oder andere Nuance des sexuellen Lebens, sondern des Unterschiedenseins, des Getrenntseins als Mann und Frau. Der Prozess des Bewusstwerdens, nicht in erster Linie ein verbundenes Paar zu sein, sondern zwei existentiell getrennte Personen, ist der entscheidende therapeutische Schritt der Differenzierung. Er kann, wenn er vollzogen ist, auf einer neuen Ebene wieder Annäherung und Gemeinsamkeit möglich machen, die dann aber eine ganz neue Qualität haben. Fallillustrationen finden sich in Kapitel 6.

Wir kommen später noch darauf zu sprechen, dass für manche Paare die Schwelle zu einem Differenzierungsschritt derart angstbesetzt ist, dass die Partner lieber Kompromisse auf der Balance-Ebene eingehen, also einlenken und einander entgegenkommen, als sich mit ihrer sexuellen Differenz zu konfrontieren.

Hier noch ein paar Fragen, die auf der pragmatischen Ebene helfen sollen, eine sexuelle Konfliktdynamik zu beschreiben.

Balance-Achse

- Welcher Partner nimmt die sexuell progressive, welcher die sexuell regressive Position ein?
- Wie wird die progressive versus regressive Position inhaltlich ausgedrückt (Täter/Opfer; Patient/gesund; dominant/nachgebend; natürlich/unnatürlich usw.)?
- Welcher Vorteil, welcher Nachteil ergibt sich für die Partner aus ihrer Position?
- Wer reklamiert wie die Definitionshoheit über richtigen Sex?
- Welche Eskalationsstrategien, welche Deeskalationsstrategien verwenden die Partner?
- Wie wird Rücksicht, Einlenken und Versöhnung realisiert?
- Welche Rolle spielen bindende Gemeinsamkeiten (Kinder, Besitz)?

Entwicklungs-Achse

- Von welchem Konflikt lenkt der Streit ab?
- Welche biographischen Konzepte haben die Partner über die Entwicklung ihrer Männlichkeit/Weiblichkeit?
- Welcher Partner hat das größere Interesse an Veränderung bzw. Nichtveränderung?
- Wie wird das Nein, wie das Ja zum Sex intendiert?
- Welche Rolle spielen Dritte (Außenbeziehungen)?
- Was ist der Preis und das Risiko der Veränderung?

6 Wer will mit wem wohin? Therapieziele und Auftragsklärung

6.1 Therapieziele

Bei der Formulierung von Therapiezielen müssen wir uns einer Selbstverständlichkeit zuwenden, die viele Sexualtherapeuten zu teilen scheinen. Es ist die banale Überzeugung, dass die Zielformulierung eigentlich zu vernachlässigen, nicht so wichtig sei. In dem Übersichtswerk von Leiblum und Rosen (2000) werden in keinem der siebzehn Beiträge die Therapieziele thematisiert. Ausnahmen sind die kritischen Artikel von Kleinplatz (2001) und, implizit, von Tiefer (2001, 2004). Die wenigen kritischen Ansätze stellen immerhin die normativen Ideen in Frage, wie richtiger Sex zu gehen habe.

Meiner Ansicht nach gehen sie nicht weit genug in der Demontage kulturell vorgegebener sexueller Skripte und der individuellen und paarweisen Rekonstruktion dessen, was authentische und selbstbestimmte Sexualität sein kann. Etwas weniger groß ausgedrückt: Wenn der Therapeut in der Therapieziel-Erörterung mit den Klienten es nicht schafft, die mitgebrachten Erwartungen und Überzeugungen über normale, richtige, männliche, weibliche, neuerdings auch gesunde Sexualität wenigstens ansatzweise zu irritieren, wird das Paar keine nennenswerte Entwicklung machen. Der therapeutische Prozess wird im Rahmen des Konventionellen bleiben und über etwas Verständnis, freundliche Worte und ein wenig Entspannung beim Sex nicht hinauskommen. Dagegen wäre nichts einzuwenden (warum auch keine konventionellen Therapien?), wenn es nicht die therapeutischen Handlungs- und Interventionsoptionen erheblich einengen würde. Das kann sich ergeben, wenn die Auswirkung zweier spezifischer Eigenschaften sexualtherapeutischer Ziele nicht beachtet wird. Diese Eigenschaften sehen auf den ersten Blick harmlos aus, geben aber in ganz dominanter Weise den Rahmen vor, innerhalb dessen sich eine Sexualtherapie bewegt. Ich meine (A) die sexualfreundliche Haltung der Therapeuten und (B) die Ausrichtung auf eindeutige Ziele und der unproduktive Umgang mit Ambivalenz und Mehrdeutigkeit.

Sexualfreundliche Parteilichkeit?

Die erste Eigenschaft ist die sexualfreundliche Parteilichkeit der Therapeuten: Sexualtherapeuten sind meist nicht zielneutral, sondern treten für die Werte einer kommunikativen, lustfreundlichen, partnerbezogenen, liberalen, körperfreundlichen, weltlichen, selbstbestimmten und egalitären Sexualität ein. Sie soll persönlich (also nicht anonym), spontan (also nicht geplant), emotional (also nicht rational), ehrlich (also nicht verlogen), intim (also nicht öffentlich), liebevoll (also nicht lieblos), machtfrei (also nicht von Dominanzgedanken bestimmt) sein, und noch vieles andere mehr, was sich im Wörterbuch des guten Menschen nachlesen lässt. Die Ziele der Sexualtherapie sind in einer sympathisch lächelnden Weise normativ, die Interventionen freundliche, manchmal etwas bemühte, aber auf jeden Fall gut gemeinte Anstrengungen, um von einer beeinträchtigten zu einer mangelfreien Sexualität zu kommen. Die Sexualtherapie ist noch nicht in eine Meta-Perspektive zu sich selbst gekommen. Und das kann sie solange nicht, wie die Sexualtherapeuten ihre persönlichen und kulturellen Wertvorstellungen nicht von ihren therapeutischen Konzeptionen unterscheiden.

Wofür ist das bedeutsam? Die sexualfreundliche Position, wie sie seit Masters und Johnson alle Sexualtherapeuten mehr oder weniger explizit vertreten, kann nicht anders als psycho-edukativ vorgehen – selbst wenn psycho- und paardynamische Überlegungen mitgedacht werden –, weil sie nicht zielneutral ist. Die verständnisvolle »überich-entlastende« und ermutigende Haltung der Therapeuten führt fast zwangsläufig zu einem inhaltlich-konzeptionellen und einem behandlungstechnischen Problem.

Das inhaltliche Problem besteht darin, dass aus dem Erlebens-, Verhaltens- und Bedeutungsspektrum des Sexuellen alles »Böse« wie z. B. Unterwerfungswünsche, Rache- und Kontrollbedürfnisse konzeptionell ausgegrenzt werden, so dass im Ergebnis eine moralisch korrekte Restmenge von guter Sexualität übrig bleibt (siehe Kapitel 1). Das führt im Behandlungsprozess dazu, dass die Therapeuten unversehens parteilich für die Seite der Sexualität handeln, die sie – in einem unbewusst normativen Bündnis mit den Klienten – für gut, unterstützenswert und entwicklungswürdig halten. Sabotage, Gemeinheit, Rache, Machtkämpfe – und was sonst alles an nicht so guten Motiven in die sexuelle Interaktion eingeht – werden zum Anti-Ziel der Therapie, zum veränderungsfälligen Objekt der therapeutischen Interventionen. Damit ist nicht nur offensichtlich die Konzeptneutralität gefährdet, sondern auch die Personen- und Veränderungsneutralität.

Personenneutralität: Paartherapeuten allgegenwärtig ist die Tendenz, einem der beiden Partner etwas mehr recht zu geben als dem andern, sich einer der beiden Sichtweisen näher zu fühlen, einen der beiden Partner sympathischer zu finden als den andern. Um diese »normale« Reaktion nicht alltäglich umzusetzen, also parteinehmend für den einen und gegen den andern Partner, sondern sie in einer professionellen Weise so zu behandeln, dass die Klienten ihren Zielen näher kommen, ist es erforderlich, eine Haltung der Neutralität oder – positiv ausgedrückt – der Allparteilichkeit zu entwickeln, die beiden Partnern gleich zugewandt ist. Wenn Therapeuten sich zur sexualfreundlichen Eindeutigkeit entschlossen haben – aus persönlichen, kulturellen oder theoretischen Gründen – liegt es nahe, dass sie sich dem Partner verbundener fühlen, dessen sexuelle Selbstdarstellung dieser Einstellung näher ist.

Veränderungsneutralität: Dass die Veränderungsneutralität mit einer Festlegung der Therapeuten auf positive Ziele aufgegeben wird, ist offensichtlich. Gerade weil der kulturelle Konsens über die Wünschbarkeit einer persönlichen, liebevollen, gewaltfreien, kurz »guten« Sexualität so dominant ist, sind Therapeuten, die sich damit unreflektiert identifizieren, in der Gefahr, alle andern sexuellen Lebensäußerungen therapeutisch zu missionieren, indem sie als pathologisch, empörend, spießig, frauenfeindlich, typisch männlich usw. markiert und abgewertet werden. Unversehens übernehmen Therapeuten damit die Veränderungsverantwortung (statt sie bei den Klienten zu lassen bzw. den Therapieprozess so zu steuern, dass die Klienten sie übernehmen können) und bereiten den »Widerstand« des Partners vor, für den die »gute« Sexualität eher Problem als Lösung ist.

In einer Supervision stellt ein Therapeut ein Paar mit der Frage vor, wie er den männlichen Klienten zu einer besseren Kooperation in einer Sexualtherapie gewinnen kann. Jede »Sensate Focus«-Übung, die der Therapeut vorgeschlagen habe, habe die Frau interessiert und bereitwillig als Möglichkeit aufgenommen, neue Erfahrungen zu machen und diese auch einfühlsam und nachvollziehbar berichtet. Der Mann dagegen wolle bei jeder Übung wissen, ob die Frau sexuell erregt sei. Nach kurzem Streicheln fasse er an die Scheide, um zu prüfen, ob sie feucht sei. Schließlich sei sein Ziel, dass seine Frau mehr sexuelle Befriedigung haben solle.

Dieses Paar stellt die Neutralität des Therapeuten auf die Probe: Die Frau ist ihm nicht nur von vornherein sympathischer, sie entspricht auch seinen

Vorstellungen, wie mit der Therapie umzugehen sei und wie eine gute sexuelle Entwicklung aussehen solle. Die funktionale Auffassung des Mannes über die Sexualität seiner Frau sieht er als erklärungsbedürftig, mithin als nicht in Ordnung an, und hat sich dafür eine psychologische Erklärung zurechtgelegt.

Der Supervisionsfokus ist die problematische Triangulierung, zu der die Parteilichkeit des Therapeuten geführt hat. Er hat sich in ein Bündnis mit der Frau gegen den Mann begeben und arbeitet in diesem Bündnis für eine Veränderung der Sexualität des Mannes, die dieser überhaupt nicht verändern möchte. Dass der Mann mit dem Therapeuten schwer kooperiert, ist das Ergebnis des Therapeutenverhaltens. Erst als der Therapeut seine Sichtweise bewegt in dem Sinne, dass die Sexualität des Mannes nicht geringerwertig ist, kann er die Therapie produktiv weiterführen.

Mehrdeutigkeit: Die andere Seite der guten Ziele

Das Fallbeispiel macht eine Eigenheit der sexualfreundlichen Position deutlich, die sich im therapeutischen Prozess als problematisch herausstellen kann: sie ist pathetisch. Die Unterscheidung von pathetisch und ironisch stammt aus Aristoteles' Rhetorik. Danach soll das pathetische Sprechen beim Publikum affektive Beteiligung auslösen und zur Ernsthaftigkeit bei moralischen Entscheidungen führen. Es ist die Form des Sprechens, das auf emotionale und moralische Eindeutigkeit zielt. Im Gegensatz dazu schafft das ironische Sprechen Distanz zu Affekten, favorisiert Mehrdeutigkeit, relativiert das Selbstverständliche, also auch das moralisch Selbstverständliche.

In diesem Sinne sind diejenigen sexualtherapeutischen Konzepte pathetisch, die sich auf Eindeutigkeit, Ambivalenzfreiheit im Sinne der guten Sexualität und deren Erlebnisunmittelbarkeit festlegen. Der Empathie-Fehler, wenn man das so nennen will, des Therapeuten im Fallbeispiel lag darin, sich für eine richtige Sexualität (die der Frau) zu entscheiden und die falsche des Mannes zu pathologisieren und verändern zu wollen, ohne von dem Klienten dafür einen Auftrag zu haben.

Der Supervisionsfall ist keine Ausnahme. Die Haltung des Therapeuten kann sich sogar auf solide Fachliteratur stützen, die in ähnlicher Weise parteilich, veränderungsengagiert und eindeutig ist. Als Beispiel eines relativ differenzierten Konzepts einer Sexualtherapie der ersten Generation, das einen integrativen Sexual- und Paartherapieansatz vertritt und sich auf eine pathetisch positive Zieldefinition guter Sexualität festgelegt hat, lässt sich das Buch von Weeks und

Gambescia (2002) zitieren. In einem ungebrochen linearen Vorgehen nennen sie neun Ziele, auf die die »Sensate-Focus«-Übungen gerichtet sind. Tabelle 9 ist der Versuch, die pathetisch-engagierte Position der Eindeutigkeit zu kontrastieren mit dem »ironischen« Aspekt jedes Ziels, der eine Selbstdistanz und Mehrdeutigkeit durch einen möglichen Nachteil des Zieles in den Blick nimmt.

Tabelle 9: Pathos und Ironie sexualtherapeutischer Ziele

Zweck[38]: Die Übungen dienen dazu,	**Implizites pathetisches Ziel**	**Ironie des Ziels** (Nachteil der Zielerreichung)
»1. den Partnern zu helfen, ihre eigenen Empfindungen wahrzunehmen.«	Die Wahrnehmung eigener Empfindungen ist gut.	Wenn ich meine Empfindungen wahrnehme, könnte ich mich verpflichtet fühlen, sie meinem Partner mitzuteilen, obwohl ich sie für mich behalten möchte, etwa weil ich die Reaktion meines Partners befürchte.
»2. den Partnern zu helfen, mehr in Kontakt zu ihren eigenen Bedürfnissen zu kommen und sich weniger um die des Partners zu kümmern.«	Bei sich selbst sein ist besser als beim Partner zu sein.	Ich könnte die Kontrolle über meinen Partner verlieren, wenn ich ihn nicht ständig beobachte.
»3. sinnliche und sexuelle Bedürfnisse und Wünsche mitzuteilen.«	Mitteilen ist besser als Verschweigen.	Durch die Mitteilung setze ich mich meinem Partner mehr aus und muss mehr aus der Reserve gehen, als ich will.
»4. die Wahrnehmung der gegenseitigen sinnlichen und sexuellen Bedürfnisse zu erleichtern.«	Die Bedürfnisse des Partners zu kennen ist besser als sie nicht zu kennen.	Das Wissen könnte mich zum Handeln verpflichten.

[38] Die Ziele (purposes) sind zitiert nach Weeks und Gambescia (2002).

»5. das Repertoire intimer, sinnlicher und sexueller Verhaltensweisen zu erweitern.«	Ein breites Repertoire ist besser als ein enges.	Ich könnte dann mehr Handlungsdruck haben, diese Erweiterung auch zu realisieren.
»6. Vorspiel oder nicht-zielorientierten Sex mehr schätzen zu lernen.«	Genitalfixierte Sexualität ist weniger gut.	Ich könnte dann mehr Handlungsdruck haben, diese Erweiterung auch zu realisieren.
»7. positive Beziehungserfahrungen zu schaffen.«	Sex soll die Beziehung verbessern.	Ich muss auf meinen Partner mehr zugehen, als mir lieb ist.
»8. körperliches Vermeidungsverhalten zu reduzieren und sexuelle Lust zu erhöhen.«	Körperliches Vermeiden ist weniger gut als auf sich zuzugehen. Lust ist wünschenswert.	Die Möglichkeit, meinem Partner aus dem Weg zu gehen, wird mir genommen.
»9. das Gefühl für Zusammenhalt, Liebe, Fürsorge, Bindung, Kooperation und Intimität zu verbessern.«	Sex soll die Beziehung verbessern.	Ich muss meine Autonomiewünsche beschränken.

Wie sind Pathos und Ironie zueinander in Bezug zu setzen? Therapie braucht beides. Ironie steht nicht grinsend über dem Pathos, und Pathos nicht empört über der Ironie. Ironie ohne Pathos wäre kalter Zynismus und hätte in der Therapie nichts zu suchen. Pathos ohne Ironie – die sehr viel häufigere Form des sexualtherapeutischen Sprechens – dagegen stabilisiert einen nicht mehr reflektierbaren Erlebnisfundamentalismus, für den Humor, Probehandeln und Neugier unversehens zu Tabus werden können. Betrachtet man beide als gleichwertige und aufeinander bezogene Prinzipien bei der Zielformulierung und (vor allem) bei der therapeutischen Prozessgestaltung, ergibt sich so etwas wie empathischer Humor, der nicht nur erlaubt, unangestrengt Neutralität zu gewährleisten, sondern auch die Balance zwischen einfühlender Nähe und analysierender Distanz zu halten.

Neutralität und Ambivalenz

Ausgehend von der Ambivalenz und Mehrdeutigkeit des sexuellen Begehrens besteht die Kunst der therapeutischen Haltung darin, zu beiden Seiten der Ambivalenz ein gleichwertiges Verhältnis zu haben, also partnerschaftsaffirmative Wünsche ebenso gelten zu lassen wie zentrifugale Impulse, stationäre Bedürfnisse ebenso wie ambulante Regungen, höhere Beweggründe ebenso wie niedere. Wenn Therapeuten sich verführen lassen, sich für höher bewertetes Verhalten (z.B. partnerschaftliche Treue) einzusetzen, und versuchen, geringer bewertetes Verhalten (z.B. Hurerei, Fremdgehen) als symptomatisch und defizitär, zu verändern, tragen sie dazu bei, sexuelle Lustlosigkeit zu perpetuieren, und verschenken die Chance, Impulse zu nutzen, die nicht partnerschaftskonform sind. Wenn sie persönlich Pornographie ablehnen, etwa weil sie sie als frauenfeindlich einschätzen, oder wenn sie sich vor Dildos, Leder, Gummi, Genitalpiercing, Brustklammern, Gummipuppen etc. ekeln und die eigene Aversion irgendwie diagnostisch zu einem Symptom des Patienten umdefinieren, weil dieser an unpersönlichem Sex Interesse hat, dann vergeben sie die Möglichkeit, mit diesen Dingen experimentell umzugehen und einen Unterschied zur partnerschaftlichen Gegenseitigkeit einzuführen. Wenn ihnen die Faszination von Patienten für Sex an halböffentlichen Plätzen und der Reiz des Entdecktwerdens persönlich fremd sind oder wenn sie der Ansicht sind, Frauen sollten sich beim Sex lieber nicht fesseln lassen, oder meinen, Männer sollten zärtlich sein, dann verlieren sie ihre Neutralität und damit auch therapeutische Denk- und Handlungsmöglichkeiten. Kurzum: die hohe Schule der therapeutischen Neutralität besteht darin, nicht einseitig für die guten, treuen, anständigen, symmetrischen sexuellen Wünsche Partei zu ergreifen und alle schlechten, zentrifugalen, asymmetrischen Neigungen zu beargwöhnen. Sie darf aber auch nicht ins Gegenteil umschlagen, »perverse« Vorlieben als avantgardistisch zu bejubeln und den »einfachen« Geschlechtsakt als weniger unterhaltsam abzuwerten. Die Devise der therapeutischen Neutralität heißt: gleiches Recht für alle Phantasien.

Mehrdeutigkeit und Eindeutigkeit

Zielperspektiven werden mit der harmlosen Hoffnung verbunden, dass sie einen Ausweg aus einem Problem eröffnen. Das kann, muss aber nicht so sein. Ziele können auch Teil des Problems sein. Es kommt darauf an. Damit der Therapeut nicht unbeabsichtigt Verbündeter in der Harmlosigkeit einer linearen Zieldefinition wird und damit seinerseits Teil des Problems, muss er in der Lage sein, die »andere Seite« des Zieles – den verlorenen Symptomgewinn, den Verlust der durch das Problem geschützten Komfortzone, das Risiko und den Preis der Veränderung – zu sehen und in die therapeutische Kommunikation einzuführen. Dazu gehört die Kompetenz, sowohl von einer mehrdeutigen zu einer eindeutigen Zieldefinition als auch umgekehrt gehen zu können.

Von der Eindeutigkeit zur Mehrdeutigkeit: Positiv definierte Ziele gehören in eine Reihe von Wirklichkeitskonstruktionen, die Eindeutigkeit erzeugen, wo Mehrdeutigkeit angemessener sein könnte. Dazu zählen auch

- die Bemühungen um *diagnostisch-klassifikatorische Klarheit* durch Störungsdefinitionen, wie die ICD oder das DSM es realisieren: Sie alle individualisieren sexuelle Symptome und nehmen sie aus dem interaktionellen und kulturellen Kontext, in dem sie erst ihre Bedeutung als Symptome erhalten[39]. Die angemessene Mehrdeutigkeit bestünde darin, die sexuellen Symptome als ein Verhaltenselement (unter mehreren) in der sexuellen Beziehung zu sehen, das – in diesem Kontext gesehen – sowohl Aspekte von partnerschaftslabilisierendem, also gestörtem und störendem Verhalten als auch partnerschaftsstabilisierendem (und damit ungestörtem) Verhalten hat.
- Das Ziel der *»sexuellen Zufriedenheit«* im Sinne einer hohen Übereinstimmung zwischen erwarteter und erlebter individueller oder partnerschaftlicher Sexualität. Es gibt partnerschaftliche oder – im weiteren Rahmen – kulturelle Situationen, in denen das Gefühl der Unzufriedenheit weitaus adäquater sein kann, soweit es sich aus einer Wahrnehmung für ungelöste oder gar unlösbare Widersprüche ergibt. Die Mehrdeutigkeit besteht darin, dass sexuelle Zufriedenheit eine geringere Priorität nach anderen Werten haben kann.
- Ähnliches gilt für das Ziel des *sexuellen Funktionierens* im Sinne des »Human Sexual Response Cycle«.

Die allgemeine Perspektive des Vorzugs der Mehrdeutigkeit vor der Eindeutigkeit lautet: »Es könnte auch anders sein.« Diese Sicht hat eher die Haltung der Ambiguitätstoleranz vor Augen als die der Zufriedenheit und Widerspruchsfreiheit.

Von der Mehrdeutigkeit zur Eindeutigkeit: Auf der anderen Seite finden wir im sexuellen Verhalten und in sexuellen Einstellungen mehrdeutige Positionen,

---

[39] Damit ist keine Aussage über die Ätiologie sexueller Symptome gemacht. Auch die Symptome, die körperliche Ursachen haben, beziehen ihre Bedeutung aus Kommunikation.

die besser eindeutig wären. Das gilt besonders für ambivalente Haltungen, die sowohl Befriedigung wie Handlung verunmöglichen und zudem mit einem gewissen Leidensdruck verbunden sind. Beispiele dazu sind:

- *Selbstverrätselung:* Die Haltung »Ich weiß nicht, was ich sexuell will!«, die in therapeutischen Erstgesprächen deutlich häufiger von Frauen als von Männern gezeigt wird, kann bei einer unaufmerksamen Auftragsklärung zu einer unproduktiv offenen Therapieabsprache nach dem Motto »Schauen wir mal!« führen und zu einer therapeutischen Beziehungskonstellation, in der der Therapeut zum Kollaborateuer der Unklarheit wird.
- *Ambivalente Therapiemotivation*: Speziell wenn einer der beiden Partner in Bezug auf die Therapie in Reserve bleibt und »dem Partner zuliebe« mitkommt oder die Verantwortung für den Beweis, dass die Therapie nützt, dem Therapeuten zuspielt, ist das Akzeptieren dieser Mehrdeutigkeit unproduktiv. In einem solchen Fall ist der Schritt zur Eindeutigkeit in dem Sinne einer Verbindlichkeit (»Farbe bekennen«) unerlässlich.

Mehrdeutigkeit und Eindeutigkeit sind nicht per se besser oder schlechter. Mehrdeutigkeit kann Handlungsoptionen erweitern, kann sie aber auch reduzieren. Wenn man sich am systemischen Imperativ Heinz von Foersters orientiert (»Handle so, dass du die Zahl deiner Handlungsmöglichkeiten erweiterst!«), können sowohl eindeutige wie mehrdeutige Positionen diesem Imperativ gerecht werden, wie dies Tabelle 10 zeigt:

Tabelle 10: Handlungsmöglichkeiten in Abhängigkeit von Eindeutigkeit versus Mehrdeutigkeit

	Eindeutig	**Mehrdeutig**
Erweitert Handlungsmöglichkeit	Positiv entscheiden	Abwarten
Reduziert Handlungsmöglichkeit	Negativ entscheiden	Zweifeln, nicht Position beziehen

Der Umgang mit eindeutigen und mehrdeutigen Sichtweisen und Handlungen ist ein entscheidendes Moment der therapeutischen Prozess-Steuerung auch in fortgeschrittenen Therapiephasen. Bei der Zieldefinition wird aber bereits ein erster Akzent gesetzt. Relevant ist dabei nicht, was die Klienten als Zielvorstellungen mitbringen. Relevant ist in erster Linie, dass der Therapeut in beide

Richtungen gehen kann. Dann gehört das, was auf den ersten Blick unvereinbar scheint, nämlich die Bewegung zur Mehrdeutigkeit (»Es könnte auch anders sein!«) und zur Eindeutigkeit (»Lege dich fest!«) in der Prozess-Steuerung ebenso zusammen wie einatmen und ausatmen.

Eine praktische Bemerkung zur Zielentwicklung: DeShazer (1991) hat spezifische Eigenschaften gefordert, die eine Zielformulierung braucht, um als »well-formed« zu gelten. Therapieziele sollen demnach

- *konkret* und verhaltensbezogen sein. Es muss vorstellbar und illustrativ sein, wer was wie anders macht als vorher;
- *positiv formuliert* sein. Sie sollen also nicht »das Ende von etwas«, sondern den »Beginn von etwas« beschreiben, also die positiv definierte, sichtbare Anwesenheit einer Lösung eines, nicht die Abwesenheit des Problems;
- so formuliert sein, dass es *im Einflussbereich* der Klienten liegt, das Ziel zu erreichen.

Diese Definition einer guten Zielformulierung favorisiert die Seite der Eindeutigkeit. Ich verwende sie deshalb vor allem, um die therapeutische Verbindlichkeit und die Veränderungsverantwortung der Klienten zu prüfen. Ob diese Ziele dann konsequent angestrebt werden, interessiert mich erst in zweiter Linie. Die Arbeit an der Zieldefinition ist aber als Katalysator für die therapeutische Allianz und die Perspektive einer Lösungstäterschaft nicht zu unterschätzen.

6.2 Probleme bei der Auftragsklärung

Nur selten sind sich Partner darüber einig, was sie von einer Therapie erwarten. In der Regel beschreiben die Partner ihren Konflikt so, dass sie die Lösung durch eine Verhaltensänderung des Andern erhoffen. Beide konstellieren die Auftragssituation dann so, dass jeder Partner vom Therapeuten erwartet, dieser solle dazu beitragen, das kritische Verhalten des jeweils anderen zu verändern und selbst unverändert zu bleiben. Würde der Therapeut diese Aufträge jeweils direkt übernehmen, käme er in eine unauflösbare Situation. Vielmehr müssen diese Aufträge in einem Klärungsprozess so transformiert werden, dass beide Partner mit der Therapie eine Gewinnerwartung verbinden.

Beispiel Paar Y.: Frau Y. hat erfahren, dass ihr Mann eine Nacht mit einer anderen Frau verbracht hat. Sie sieht dadurch die Ehe prinzipiell in Frage gestellt. Herr Y. gesteht die Geschichte ein, beteuert aber, dass sie keine große Bedeutung habe. Frau Y. hat den Kontakt zum Therapeuten hergestellt. Herr Y. kommt zu dem Termin in erster Linie auf ihr Betreiben, eher aus dem Gefühl heraus, ihr die Gespräche schuldig zu sein als aus eigenem Antrieb.

Die Anliegen stellen sich so dar:

- *Frau Y. möchte die Paartherapie nutzen, um mit ihrem Mann die Gründe für sein Fremdgehen zu analysieren und um nach möglichen tieferen Problemen in der Beziehung zu fahnden. Sie möchte eine »gründliche« Therapie. Ihr Auftrag an den Therapeuten läuft auf ein Durcharbeiten hinaus.*
- *Herr Y. möchte seinen Seitensprung als wenig bedeutsamen Ausrutscher gewertet wissen, der eigentlich keine nähere Analyse wert sei. Er möchte nur wenige Gespräche, die dazu dienen sollen, seiner Frau klar zu machen, dass es ihm leid tue, dass er sie weiter liebe und beide ihre Beziehung wie bisher weiterführen sollten. Sein Auftrag an den Therapeuten ist eine Mithilfe zum Ungeschehenmachen.*

Für den Therapeuten stellt sich die Ausgangslage folgendermaßen dar:

Würde er sich auf die Seite der Frau begeben, indem er die Ansicht äußert, das Verhalten des Mannes müsste genau besprochen und bewertet werden, dann könnte der Mann diese Parteinahme als gegen sich gerichtet erleben. In dem Maße, wie dieser den Therapeuten auf der Seite seiner Frau sieht, müsste er sich gegen ihn wehren oder ihn angreifen. Umgekehrt würde sich Frau Y. angegriffen fühlen, wenn der Therapeut großes Verständnis für den Wunsch des Mannes äußern und ihren Wunsch zum Durcharbeiten nicht angemessen berücksichtigen würde.

Unter dem Aspekt der Beziehungssteuerung des therapeutischen Dreiecks von Paar und Therapeut geht es um Neutralität und den Umgang der Gleichwertigkeit beider Partneranliegen.

Der widersprüchliche Auftrag bleibt aber auch eine inhaltliche Frage, sowohl in logischer wie psychologischer Hinsicht. Logisch befinden wir uns in der Dilemma-Situation einer Entweder-oder-Frage: Entweder der Mann bekommt recht oder die Frau. Und implizit bekommt der jeweils andere Partner unrecht: Ein Nullsummenspiel, bei dem die Zustimmung zur Sicht des einen Partners die Ablehnung der Sicht des andern Partners bedeuten würde; der Gewinn des einen Partners würde zum Verlust des andern werden.

Der logische Ausweg aus der Falle ist nur dadurch zu erreichen, dass mehr als die zwei dilemmatischen Alternativen in den Blick kommen. In der formalen Struktur des Tetralemmas (Sparrer und Varga von Kibed 2000) weitet sich der enge Blick aus dem Entweder-oder-Dilemma für die Sowohl-als-auch- und für die Weder-noch-Alternative, wie sie Tabelle 11 zeigt.

Tabelle 11: Tetralemma bei widersprüchlicher Auftragsklärung

	Durcharbeiten (Position der Frau)	**Nicht durcharbeiten**
Ungeschehenmachen (Position des Mannes)	Sowohl als auch: Beide Positionen	Entweder: Position des Mannes
Nicht ungeschehen-machen	Oder: Position der Frau	Weder – noch: Keine dieser Positionen

Wie kann die Sowohl-als-auch-Position inhaltlich gefüllt werden? Anders gefragt: Was ist gemeinsam an beiden Positionen, an den Anliegen beider Partner? Im Fall des Paares Y. lässt sich etwa an Folgendes denken:

- beide wollen die Beziehung fortsetzen;
- beide wollen zu einem gemeinsamen Verständnis der Affäre des Mannes kommen;
- beide haben noch keine Antwort gefunden.

Ich brachte die Sowohl-als-auch-Position folgendermaßen ins Spiel:

UC: »Wenn wir uns jetzt auf das beziehen, was Sie beide zu Beginn als Ihr Anliegen genannt haben, ist schnell absehbar, dass einer von beiden den Eindruck hat, seine eigenen Interessen könnten zu kurz kommen. Würden wir die Geschichte mehr am Rande besprechen, hätten (zur Frau) Sie das Gefühl, dass Ihr Anliegen zu kurz kommt, würden wir es ganz in den Mittelpunkt stellen, hätten Sie (zum Mann) das Gefühl, Sie stehen vor Gericht und hoffen mehr darauf, dass die Sitzung zuende ist, als dass sie stattfindet.«

(Beide Partner schweigen aufmerksam.)

UC: »Schwierige Lage.« (wartet)

Herr Y.: »Ja und? Was machen wir jetzt?«

UC (zeigt sich zögernd): »Wir müssen uns überlegen, was wir verabreden, damit Sie beide in einer Veranstaltung sind, in der Sie etwas gewinnen können.« (wartet).

(Beide Partner sehen erwartungsvoll auf den Therapeuten.)

UC: »Aus meiner Sicht kommen wir aus dieser Klemme nur dann heraus, wenn wir die Frage etwas weiter fassen. Wenn ich Sie recht verstehe, geht es darum, dass

Sie jetzt sehen wollen, wo Sie miteinander stehen. Ob es so weitergehen kann wie bisher oder ob Sie sich neu verabreden und aufeinander beziehen wollen. Ihnen, Herr Y., wäre es ja am liebsten, wenn Sie sagen könnten: kleiner Ausrutscher, tut mir leid, forget it – und weiter geht's wie gehabt. Trifft es das?«

(Herr Y. zögert, will sich offenbar nicht zu schnell festlegen.)

UC (zur Frau): »Sie dagegen bezweifeln, ob es so weitergehen kann und fragen, ob die Karten neu gemischt werden müssen.«

Frau Y. (schnell): Ja, genau. Und es stimmt auch, dass du am liebsten tust, als sei nichts gewesen.«

UC (mit Blick auf den weiter zögernden Mann): »Es ist ja Ihr gutes Recht, das so zu sehen.«

Herr Y.: »Das sieht meine Frau aber anders.«

UC: »Ja klar sieht sie das anders. Sonst wären Sie ja auch nicht hier. Ich gehe davon aus: dass Sie beide in Bezug auf den kritischen Punkt unterschiedlicher Meinung sind. Und zunächst einmal hat keiner mehr oder weniger recht als der andere. Meine Frage ist: Lohnt es sich für Sie beide, sich die Zeit zu nehmen, um miteinander zu klären: Können wir so weitermachen oder eben nicht? Dass Sie sich also sagen: Wir machen eine Standortbestimmung, eine Bilanz, wo wir miteinander stehen und wie wir in die nächste Phase unserer Partnerschaft gehen wollen.«

(Herr Y. hört jetzt offener zu. Frau Y. nickt.)

UC: »Wie viele Gespräche Sie sich dafür nehmen wollen, ist aus meiner Sicht offen. Ich kann mir gut vorstellen, dass wir erst einmal drei Gespräche verabreden, sehen, wie weit wir kommen, und dann entscheiden, ob es noch weitere Gespräche geben soll oder nicht.«

Herr Y.: »Ja.«

UC: »Wir sollten das aber nicht sofort entscheiden. Mein Vorschlag ist, dass jeder für sich überlegt, ob das eine gute Verabredung ist und dass Sie mich dann wegen des nächsten Termins anrufen.«

In dieser Passage begegnen wir der Verknüpfung von drei zentralen Problemen bei der Auftragsklärung:

- Die Partner haben *widersprüchliche* Aufträge.
- Ein Partner besetzt die *Veränderungsposition*, der andere die *Nicht-Veränderungsposition*.
- Die Veränderungswünsche sind *projektiv verschränkt*, d.h. jeder Partner will eine eigene Position halten und will, dass der andere sich bewegt.

Wie der Therapeut nicht nur das kognitiv-logische, sondern auch das affektive Widerspruchsmanagement gleich zu Beginn gestaltet und damit sich selbst positioniert, ist eine entscheidende Weichenstellung für den weiteren Verlauf.

Widersprüchliche Aufträge

In die Form einer Gebrauchsanweisung gebracht, lassen sich widersprüchliche Aufträge folgendermaßen lösen:

(A) Identifiziere die *Gegensätze*, die aus der Sicht der Partner unvereinbar scheinen.

(B) Identifiziere die beiden *Ja-Positionen*, die intendiert werden, wenn die Position des Andern verneint wird.

(C) Formuliere den Auftrag so, dass beide Ja-Positionen berücksichtigt sind und damit beide Partner mit der Therapie eine *Gewinnerwartung* und nicht nur eine Schadensbegrenzung verbinden.

Auf das Paar Y. bezogen heißt das:

(A) Gegensätze: Frau Y. gibt der Affäre ihres Mannes eine hohe Bedeutung, die sie mit ihm ausführlich besprechen und durcharbeiten möchte, Herr Y. gibt ihr eine geringe Bedeutung und möchte sie »ungeschehen machen«.

(B) Ja-Positionen: Beide möchten die Beziehung erhalten.

(C) Gewinnerwartung: Therapie wird als Standortbestimmung definiert, die beiden die Chance eröffnet, aus dem Dissens über die Bedeutung des Vergangenen in eine positiv definierte Zukunft zu gelangen. Bei dieser Definition verlieren beide nicht.

Veränderungs- und Nicht-Veränderungsposition

Die Veränderungsmotivation der beiden Partner kann sehr unterschiedlich sein. Da beide eine Problemvorgeschichte miteinander haben, sind die individuellen Veränderungsmotivationen voneinander abhängig, mehr noch: sie erzeugen und stabilisieren sich gegenseitig. Das kann dazu führen, dass das, was für den einen Partner einen Ausweg, eine Lösungsperspektive darstellt, für den anderen Partner gerade Teil des Problem ist. *Die Lösung des einen ist das Problem des andern.* Beim Paar Y. stellt die Lösungsidee von Herrn Y. (durch Verzeihen ungeschehen machen) für Frau Y. einen Teil des Problems dar: Er spielt etwas herunter, was ihr hochbedeutsam erscheint. Umgekehrt ist ihre Lösungsidee (die tiefere Bedeutung der Affäre analysieren und verstehen) für Herrn Y. Teil seines

Problems: Sie plagt ihn mit dem Bedürfnis, die Bedeutung eines Ereignisses zu analysieren, dessen Bedeutung er herunterspielt.

In der Auftragsklärung stellt sich die Veränderungs-Nichtveränderungs-Konstellation fast unvermeidlich her. Die Partner unterscheiden sich maßgeblich dadurch, dass sie das Symptom (hier: die Affäre von Herrn Y.) gegensätzlich bewerten. Die Veränderungs-Position *maximiert* die Bedeutung des Symptoms, die Nichtveränderungs-Position *minimiert* die Bedeutung. Frau Y. – in der Veränderungs-Position – maximiert die Bedeutung der Affäre und sieht die Grundlage der Ehe dadurch in Frage gestellt. Herr Y. – in der Nichtveränderungsposition – minimiert die Bedeutung und hat daher auch keinen Anlass, die Ehe in Frage zu stellen.

Die therapeutische Kunst besteht darin, beide Positionen als gleichwertig gelten zu lassen. Das kann sich als schwierig herausstellen, weil Therapeuten sich als Interpretations-Experten verstehen und dazu neigen, Bedeutungen eher zu betonen als zu verleugnen und sich eher mit Veränderungsabsichten als mit Beharrungsabsichten identifizieren. Mit andern Worten: Therapeuten müssen vor allem darauf achten, sich nicht mit dem Partner in der Veränderungsposition zu verbünden und gemeinsam den bedeutungsminimierenden Nichtveränderungs-Partner zu missionieren und zur Veränderung zu bewegen, die doch für ihn auch gut ist (er weiß es nur noch nicht). Im Fall des Paares Y. liegt die therapeutische Verführung darin, sich auf die Seite von Frau Y. zu stellen und mit ihr zusammen die Problemverleugnung ihres Mannes in Angriff zu nehmen. Erst wenn Herr Y. spürt, dass seine Sichtweise beim Therapeuten als gleichwertig gilt, wird er kooperieren.

Im Fallbeispiel dürfte hilfreich gewesen sein, dass ich zunächst eine kurze Zeitperspektive angeboten hatte (»erst einmal drei Gespräche«), wodurch sich Herr Y. noch nicht auf ein langes »Durcharbeiten«, also die Position seiner Frau, festgelegt sah. Auf der andern Seite hatte ich längere Gespräche nicht ausgeschlossen, so dass Frau Y. gleichfalls zustimmen konnte.

Projektive Verschränkung

Dass jeder Partner den ersten Schritt vom Andern erwartet und dabei selbst in der komfortablen rezeptiven Position bleiben kann ist die übliche Ausgangsposition. (Ich warte – du zuerst!). Sie führt dem Therapeuten gegenüber zu der Anfrage, wieweit er den Andern dazu bewegen kann, sich auf die eigene Position zu begeben, auf der man abwartend den dann veränderten Partner in Empfang nehmen kann. Diese Blockade kann auf hohem affektiven Niveau stagnieren, besonders dann, wenn jeder Partner die Befürchtung hat, das Gesicht zu verlieren, wenn er zuerst einlenkt. Die kampfstrategische Blockade liegt darin, dass dem Partner soviel vorzuwerfen ist, dass einlenken bedeuten würde, ihm in genau dem Punkt nachzugeben, der ihm doch am meisten vorzuwerfen ist und bei dem er am eindeutigsten unrecht hat, gestört[40] oder böse ist.

Die projektive Verschränkung ist technisch dann nicht so schwer zu handhaben, wenn sich der Therapeut klar ist, dass der Faktor Zeit auf seiner Seite ist. Im Zweifelsfall kann er warten. Das setzt freilich voraus, dass er Unentschiedenheit, Ambivalenz und die verdeckte oder offene Wut der Klienten besser als diese ertragen kann. Außerdem muss er sich über seine Selbstaufträge im Klaren sein, darf also beispielsweise nicht eigenen Helferimpulsen folgen und den vermeintlich schwächeren Partner stützen. Und – gerade bei sexuellen Konflikten – er sollte sich hüten, aus einer geschlechterpolitischen Überzeugung heraus den einen vor dem andern Partner in Schutz nehmen (etwa den Mann davor schützen, sich von seiner Frau »kastrieren«, also entwerten zu lassen oder die Frau davor, sich von ihrem Mann gängeln und dominieren zu lassen).

Prüfung und Positionierung des Therapeuten

Gerade in affektiv aufgeladenen Konflikten ist die Containing-Kompetenz des Therapeuten für den Therapieerfolg entscheidend, die Fähigkeit also, standzuhalten und nicht in die Parteilichkeit auszuweichen, und dem Paar einen emotional sicheren Rahmen zu gewährleisten, in dem auch destruktive Gefühle geäußert werden können, ohne die Therapie zu gefährden. Das gilt für den gesamten Therapieverlauf. Es werden aber bereits in der Auftragssituation entscheidende Weichen gestellt. Paare prüfen – weniger bewusst als intuitiv – oft schon früh das »Kampfgewicht« ihres Therapeuten, also dessen Fähigkeit, mit intensiven Affekten umzugehen und auch ein hohes affektives Spannungsniveau zu halten. Sie prüfen, ob der Therapeut dem Ernst der Lage gewachsen ist oder davon ebenso erdrückt wird wie das Paar selbst. Kurz: Das Paar prüft (mindestens) drei

---

40 Partner diagnostizieren einander. Je heftiger der Konflikt, desto diagnosefreudiger der Dialog und desto pathologisierender die Diagnosen. Nur im Konfliktfall muten sich Partner Diagnosen zu. In guten Zeiten gibt es keinen Grund, den Partner mit Persönlichkeitsdiagnosen, typischen Verhaltensweisen und, wenn möglich, biographischen Erklärungen dafür zu attackieren.

Fragen, die für die Konstellation des therapeutischen Dreiecks und damit den Verlauf der Therapie entscheidend sind:

1. *Empathie:* Kann sich der Therapeut in den Ernst der Lage einfühlen? Kann er mit unseren Gefühlen etwas anfangen?
2. *Übersicht:* Kann der Therapeut die Lage einschätzen ? Hat er andere Beschreibungs-, Erklärungs- und Bewertungsmöglichkeiten als die, die wir selbst mitbringen?
3. *Souveränität:* Beherrscht der Therapeut die Lage und ist er uns gewachsen? Trauen wir ihm das nötige Kampfgewicht zu, unsere Konflikte, unsere Affekte zu ertragen und zu steuern?

Therapeuten müssen sich darauf einstellen, dass sie nicht aus unbefragter Position heraus explorieren und intervenieren, sondern dass ihre Einflussmöglichkeiten immer von den Klienten verliehene und jederzeit kündbare Positionen sind. Nicht zustande kommende Therapien, schwierige Verläufe, Abbrüche haben immer auch damit zu tun, dass die Empathie-, Übersichts- und Souveränitätszuschreibung von den Klienten in Frage gestellt worden ist.

Diese Ernsthaftigkeitsprüfung findet in jeder Therapie statt. Im Fall einer Paar- und Sexualtherapie hat sie noch einmal spezifische Akzente. Paare fragen es selten explizit, prüfen aber immer auch, ob der Therapeut partnerschaftserfahren ist und sexuell sicher ist[41].

Zurück zum Faktor Zeit: Vorausgesetzt, der Therapeut kann die affektive Situation halten und einigermaßen steuern, dann lässt sich die projektive Verschränkung dadurch bewegen, dass die Verantwortung für Zeitpunkt und Geschwindigkeit von Veränderung – speziell: der Therapie – an die Klienten zurückverhandelt wird. Mögliche Fragen sind hier:

- Was wäre ein guter Zeitpunkt, die Therapie zu beginnen?
- Wann sollte mit der Veränderung frühestens begonnen werden?
- Wer von Ihnen beiden hält es schlechter, wer besser aus, wenn keine Therapie zustande kommt?
- Wieviel Zeit geben Sie der Therapie?
- Wer von Ihnen würde am ehesten aufhören, wenn die Therapie zu keinem gewünschten Resultat führt?

---

[41] Die Frage »Sind Sie verheiratet?« »Haben Sie Kinder?« wird gelegentlich gestellt, weil sie in dieser Form noch im Rahmen konventioneller Konversation bleibt. Gemeint ist damit immer, wieweit der/die Therapeut/in krisenerfahren und konfliktfest ist und als Mann/Frau in Erscheinung tritt.

Angebots- und Nachfrageseite des Auftrags

Eine Auftragsklärung beschränkt sich nicht darauf, dass der Therapeut sich vergewissert, ob er die Anliegen der Klienten richtig verstanden hat. Vielmehr hat der Therapeut eine sehr aktiv gestaltende Funktion in diesem Geschehen, das bereits eine Transformation von Klientenanliegen ist. Dafür ist es sinnvoll, bei der Auftragsklärung die Nachfrageseite (der Klienten) und die Angebotsseite (des Therapeuten) zu unterscheiden. Der Therapeut hat die Aufgabe, die Anliegen der Klienten – so unklar, widersprüchlich, unerfüllbar sie sein mögen – so zu übersetzen, dass er sie im Rahmen seiner professionellen Kompetenz bedienen kann. Bei dem Umgang mit widersprüchlichen Anliegen der Klienten hatten wir uns bislang mit der Nachfrageseite beschäftigt, also damit, aus den disparaten Anliegen zweier Partner ein für beide plausibles, gegebenenfalls neues Anliegen herauszuarbeiten, das sich für beide Partner in Form einer Therapie zu verfolgen lohnt.

Damit ist noch nichts über die Angebotsseite gesagt, also darüber, ob der Therapeut erstens in der Lage und zweitens willens ist, dieses Anliegen anzunehmen. Deshalb kann ein Therapiekontrakt erst dann geschlossen werden, wenn der Therapeut das Klientenanliegen so übersetzt hat, dass er seinerseits ein Angebot machen kann, das zu erfüllen er bereit und in der Lage ist. *Erst wenn sich Klienten und Therapeut darüber verständigt haben, dass der Kontrakt sich auf das transformierte Therapeutenangebot bezieht (und nicht auf das ursprüngliche Klientenanliegen), kann die Therapie beginnen.* Das ist weit weniger trivial, als es klingt: Motivationsprobleme, etwa Abbruchtendenzen bei Klienten, Resignation beim Therapeuten, sind nicht selten die Reaktion auf schlecht geklärte Aufträge.

Dienstvertrag und Werkvertrag

Das Begriffspaar Dienstvertrag und Werkvertrag bezieht sich auf zwei Typen von Arbeitsverträgen. Ein *Werkvertrag* ist ergebnisorientiert, wobei es dem Beauftragten freigestellt ist, wie er zu seinem Ergebnis kommt. Handwerkeraufträge, Forschungsprojekte, sind üblicherweise Werkverträge: Der Vertrag ist erfüllt, wenn der tropfende Wasserhahn repariert oder der Projektbericht abgegeben ist. Ein *Dienstvertrag* ist vorgehensorientiert, der Beauftragte muss also in erster Linie seine Kompetenz zur Verfügung stellen. Der Vertrag ist erfüllt, wenn der Beauftragte seine Kompetenz regelgerecht geliefert hat, unabhängig vom Ergebnis. Lehrer, Richter, Polizisten haben üblicherweise Dienstverträge. Die Bezahlung ihrer Tätigkeit ist nicht ergebnisabhängig.

Klienten legen ihr Beziehungsangebot häufig so an, dass sie vom Therapeuten einen Werkvertrag erwarten (Therapeut soll ein Ergebnis liefern, z. B. Symptomfreiheit), während sie selbst einen Dienstvertrag eingehen möchten (sie liefern ihre Problembeschreibung, beantworten die Fragen des Therapeuten). Ein Therapeut, der diese Auftrags-Konstellation akzeptiert, würde die Verantwortung für die Veränderung übernehmen und wäre dann auch verantwortlich dafür, wenn die Therapie erfolglos bliebe. Deshalb besteht ein entscheidender Schritt zu Beginn der Therapie darin, dass der Therapeut einen Dienstvertrag anbietet (also seine Prozesskompetenz zur Verfügung stellt) und den Klienten die Verbindlichkeit eines Werkvertrags zumutet, die darin besteht, dass die Klienten für ihre veränderungsrelevanten Handlungen oder Unterlassungen verantwortlich sind.

Nachhaltigkeit, Reuptake und Auftrags-Nachklärung

In lebenden Prozessen ist auf Kontinuität kein Verlass. Das gilt auch für Therapieaufträge. Selbst wenn der Therapieauftrag klar scheint, kann es im Verlauf einer Therapie zu asymmetrischen Entwicklungen der beiden Partner kommen, dass überlegt werden muss, ob womöglich nur einer der Partner ernsthaft kooperiert oder die Therapie an einem der beiden vorbeiläuft. Die Therapie hinkt, geht auf einem Bein, und das andere wird nachgezogen. Zwar müssen nicht beide Partner gleich stark motiviert sein, es kann sich aber herausstellen, dass die anfängliche Therapiemotivation bei beiden Partnern unterschiedliche Ausdauer hat. Beispiele für solche Motivationslagen sind:

- die Therapie »absitzen«: ein Partner hat sich zu Beginn halbmotiviert zur Therapie breitschlagen lassen, dann im Verlauf der Therapie innerlich gekündigt;
- die Therapie »abbüßen«: ein Partner hat sich aufgrund von Schuldgefühlen auf die Therapie eingelassen. Für ihn ist bereits die Teilnahme sein Beitrag in einem (inneren oder sogar explizit verabredeten) Schuldausgleichsverfahren (dir zuliebe mache ich die Therapie mit);
- die letzte Chance, die eigentlich keine letzte Chance mehr ist: In einer existentiellen Auseinandersetzung um den Fortbestand der Ehe wird die Therapie von der Frau als letzte Chance gesehen, die Beziehung zu retten. Der Mann will sich nicht vorwerfen lassen, nicht alles versucht zu haben, und willigt in

die Therapie ein, eigentlich um zu beweisen, dass er seinen Beitrag geleistet hat, die Ehe zu retten, obwohl er sie schon aufgegeben hat.

Bei solchen hinkenden Aufträgen stellt sich im Verlauf meist heraus, dass die Ausgangsbedingungen bereits zum Zeitpunkt der Auftragsklärung asymmetrisch waren, diese Asymmetrie aber nicht gleich erkennbar war. Etwas anderes ist es, wenn sich im Lauf der Therapie Fokusverschiebungen ergeben, die die Aufmerksamkeit auf ganz andere Themen lenken. Solche nicht vorhersehbaren Fokusverschiebungen müssen nicht unbedingt zu einer Auftrags-Nachklärung führen (weil möglicherweise etwas anderes vereinbart war), gleichwohl kann die Wiederaufnahme der Auftragsfrage (»Ist das für Sie beide ein relevantes Thema?«) eine gute Strukturierungs- und Orientierungshilfe für die laufende Therapie sein. Die Auftrags-Nachfrage dient dabei vor allem der Vergewisserung, dass beide Partner bei einem Fokuswechsel nach wie vor »im Boot« sind.

7 Parameter der therapeutischen Prozess-Steuerung

Wenn wir uns jetzt der weiteren Therapie zuwenden, müssen wir zunächst einige Parameter näher beleuchten, die für die Steuerung des Veränderungsprozesses wichtige Rollen spielen und die der Therapeut handhaben muss. Dabei handelt es sich nicht um einzelne Interventions-Techniken, sondern um Parameter, die dem Therapeuten eine »übersichtliche Partie« ermöglichen. Neben dem Umgang mit Eindeutigkeit versus Mehrdeutigkeit, der Schnittstelle zwischen dem Diskurs des sexuellen Könnens versus Wollens, der Anwendung von Gottmans Unterscheidung lösbarer und ewiger Probleme geht es um den Übergang von Spiel und Ernst.

7.1 Vom Problem zur Lösung

Wie steuert der Therapeut den therapeutischen Veränderungsprozess? Lassen sich Strukturen von Veränderungsprozessen identifizieren? In Anlehnung an ein Meta-Modell therapeutischer Veränderungen (Retzer 2002 a) lässt sich eine systemische Therapie auch als Übergangsritual interpretieren. Wenn man sich dieser Überlegung anschließt, lässt sich die Ablaufstruktur einer Therapie in drei Phasen unterscheiden:

1. *Struktur I (Problem):* Die Therapie beginnt in einer Struktur, die von den Klienten als Problem definiert ist. Dieser Zustand ist durch eine negative Form der Eindeutigkeit gekennzeichnet: das Fehlen von Handlungsalternativen, die Partner fühlen sich in einer Sackgasse, festgefahren usw. Über ein Ablösungsritual[42] (das Alte wird in Frage gestellt) wird diese Eindeutigkeit aufgelöst, und die Therapie tritt in eine

[42] Retzer beschreibt hier unter der Überschrift »Erzeugung von Unterschieden« das ganze Spektrum systemischer Fragetechniken, die alte, beeinträchtigende Wirklichkeitskonstruktionen in Frage stellen. Der Begriff Ritual darf also nicht punktuell verstanden werden, sondern kann einen längeren Prozess beinhalten.

2. *Schwellenphase:* In dieser Phase werden die zuvor erzeugten Unterschiede, die in Auflösung befindlichen alten Sicherheiten abgewogen, balanciert. Diese Phase ist durch Mehrdeutigkeit gekennzeichnet.
3. *Struktur II (Lösung):* In dieser Struktur wird nun durch Handlungsentscheidungen eine neue positive Eindeutigkeit erzeugt.

Auf sexuelle und Paarkonflikte bezogen, lassen sich viele Symptome als Verhaltensweisen interpretieren, mit denen negative Eindeutigkeit hergestellt wird, bestimmte Sichtweisen von Verursachung, Vorwürfe, Schuld. Die Metaphern der »Sackgasse« und des »Festgefahrenseins« illustrieren diese belastende Form der Eindeutigkeit. Von diesem Zustand möchten die Partner in einen Zustand II kommen, der als Lösung definiert ist und der ebenfalls eindeutig ist, aber in einer positiven Form (Bejahung, Zufriedenheit).

Die paradoxe Eindeutigkeit des Problemzustandes ist dadurch verschärft, dass Klienten nicht in dem Bewusstsein leben, sie würden eine Sichtweise wählen, sondern dass sie den Partner so sehen, wie er wirklich ist: Der Partner ist wirklich missachtend und respektlos, es bleibt einem selbst wirklich nichts anderes übrig als gekränkt zu sein.

Aus der Sicht der Klienten stellt sich die formale Veränderungsperspektive, die von einer negativen Eindeutigkeit (Problem) in eine positive Eindeutigkeit (Lösung) kommen will, wie in Abbildung 7 dar.

	Problem	**Lösung**
Nachteil	A	B
Vorteil	C	D

Abbildung 7: Ambivalenz der Problemlösung

Aus einem Zustand A, nämlich einem (nur!) als nachteilig empfundenen Problem, wird ein anderer Zustand D angestrebt, der (nur!) als vorteilhaft antizipiert wird. Beide Perspektiven, die Problemperspektive A wie die Lösungsperspektive D, werden ambivalenzfrei empfunden, der eine als nur schlecht, der andere als nur gut. Mögliche Vorteile des Problems (Perspektive C) ebenso wie mögliche Nachteile der Lösung (Perspektive B) haben die Klienten zunächst nicht im Blick.

Ein Beispiel: Frau R. leidet unter dem sexuellen Rückzug ihres Mannes. Seine gelegentlichen Erektionsstörungen, die er als Grund für seinen Rückzug nennt, stellen für sie keine starke Beeinträchtigung dar, und sie akzeptiert sie auch nicht als Begründung. Als kränkend erlebt sie freilich das Gefühl, von ihm als Frau abgelehnt und nicht beachtet zu sein. Ihr Veränderungswunsch besteht darin, von ihm mehr erotische Aufmerksamkeit zu bekommen. Da ihr nicht einsichtig ist, was ihn daran hindert, klagt sie die Zuwendung ein, zunächst und mit abnehmender Frequenz auf werbende Weise, dann zunehmend mit Verbitterung. Herr R. empfindet seinerseits die Erwartung seiner Frau als Belastung, die ihm die Initiative erschwert. Zugleich gibt er ihr recht, es sei in der Tat besser, wenn er endlich einen Weg in die Aktivität finden könnte. Aus beider Sicht ist das Problem klar: der Mann ist in der »schuldigen« Position, die Lösung erscheint ebenso klar: Er muss aktiv werden.

7.2 Übergänge als Balance von Mehrdeutigkeit

Lösungsideen, die in dieser linear-eindeutigen Perspektive bleiben, führen zu keiner relevanten Veränderung. Sie bleiben im Muster des »Mehr desselben« hängen: der Mann muss sich anstrengen, muss Initiative üben, vielleicht auch seine Lebensgeschichte ergründen, warum er sich so schwer tut, und die Frau kann ihn dabei unterstützen und ermutigen usw., insgesamt also Ansätze, denen implizit ein Defizitmodell des sexuellen Symptoms (im Fallbeispiel also des Rückzugs von Herrn R.) zugrunde liegt. Mit einem solchen Vorgehen kann der Mann den Beweis antreten, dass er sich bemüht hat, und die Frau kann sich angesichts des von vornherein zur Erfolgsarmut verdammten Unternehmens langsam auf die nächste Stufe ihrer Enttäuschung vorbereiten, die sie dann aber angesichts seines Bemühens nicht mehr klagend äußern darf.

Betrachten wir die Facetten der Mehr-desselben-Konstellation, wie sie sich in der linearen Problem-Lösung-Verbindung (der Achse A–D in Abbildung 7) bei dem Paar R. zeigt. Die Konstellation ist ein Lösungsversuch erster Ordnung, bei der eine ganze Reihe von scheinbar eindeutigen Voraussetzungen gelten, etwa: (A) Herr R. habe keinen (guten) Grund, sich zurückzuziehen, (B) Frau R. habe das Recht, von ihm Initiative zu erwarten, (C) Frau R. fühle sich weniger gekränkt und bestätigt, wenn Herr R. die Initiative ergreife, (D) Herr R. wolle eigentlich auf sie zugehen, könne es aber nicht, (E) beide verstünden unter sexueller Begegnung dasselbe, (F) es sei für beide befriedigend, sich sexuell zu begegnen.

All diese Annahmen lassen sich hinterfragen! Sie werden aber vorausgesetzt, um das Verschmelzungsideal des Paares zu sichern, das beide daran hindert, sich zu entwickeln und Differenzierungsschritte zu gehen, die für beide schmerzlich sein können. Ein wirksamer therapeutischer Prozess kommt im Fall von Paar R. erst dadurch zustande, dass jede dieser Annahmen hinterfragt wird und mit ihnen auch die bislang stabilisierende Idee einer »eigentlich« möglichen sexuellen Gegenseitigkeit. Sämtliche Annahmen sind keine Sachverhalte, sondern Sichtweisen. Sie durch fragende Interventionen auf der Basis einer neutralen therapeutischen Haltung in Bewegung zu bringen, gehört zum Ablösungsritual von der Problem-Eindeutigkeit.

Einige Beispiele für Hypothesen (so könnte man es auch sehen), die auf fragende Weise Bewegung in die Problemstarre bringen könnten:

Ad (A): Herr R. habe keinen (guten) Grund, sich zurückzuziehen. Aber: *Herr R. könnte gute Gründe haben, sich zurückzuziehen. Es könnte etwa sein, dass er seinen Hass auf Frau R. schwerer unter Kontrolle hat, wenn er sich mehr auf sie einlässt.*

Ad (B): Frau R. habe das Recht, von ihm Initiative zu erwarten. Aber: *Frau R. hat natürlich das Recht, alles mögliche von Ihrem Mann zu erwarten. Indem sie aber damit die Position derjenigen reklamiert, die die Standards setzt und sich mit den kulturell üblichen Standards im Einklang weiß, beansprucht sie die Definitionsmacht und lädt ihn damit zum Widerstand ein.*

Ad (C): Frau R. fühle sich weniger gekränkt und bestätigt, wenn Herr R. die Initiative ergreife. Aber: *Wenn Herr R. die Initiative so ergreift, wie sie ihm entspricht (und nicht ihr), könnte die Kränkung für Frau R. heftiger sein als durch seine aktuelle passive Verweigerung. Angenommen, seine Form der Initiative bestünde nicht darin, sie zärtlich zu umwerben, sondern sie sich ohne viel Rücksicht zu nehmen, könnte es sein, dass sich Frau R. als Frau noch weniger bestätigt fühlt als jetzt.*

Ad (D): Herr R. wolle eigentlich auf sie zugehen, könne es aber nicht. Aber: *Selbstverständlich kann Herr R. auf seine Frau zugehen. Die konkreten verbalen oder Handlungsschritte sind sämtlich innerhalb seines Kompetenzspektrums: er ist in der Lage, sie anzufassen, er kann auf seine Weise über Sex sprechen usw. Dass er es nicht tut, liegt ausschließlich daran, dass er es nicht will bzw. dass er es auf eine Weise will, die für beide bedrohlich sein könnte. Er versteckt (wenn auch nicht unbedingt strategisch kalkuliert und bewusst) sein Nicht-Wollen hinter einer Legitimation des Nicht-Könnens.*

Ad (E): Beide verstünden unter sexueller Begegnung dasselbe. Aber: *Die Kon-*

stellation der auf den Mann wartenden Frau legt nahe, dass beide sich einig wären, wenn er denn auf sie zukäme. Es ist aber durchaus fraglich, ob er so auf sie zukäme, wie sie es gern hätte (siehe C).

Ad (F): Es sei für beide befriedigend, sich sexuell zu begegnen. Aber: *Die Krönung der Gemeinsamkeitshoffnung ist die große Erfüllungsidee vom gegenseitigen, den jeweiligen Bedürfnissen harmonisch entsprechenden Sex. Sie kann immerhin solange aufrechterhalten werden, wie sie ungeprüft ist. Insofern ist das Scheitern der Verwirklichung eine wichtige Voraussetzung dafür, dass die Idee weiterleben kann.*

Diese Hypothesen illustrieren mögliche Vorteile des Problems und Nachteile der Lösung, also Inhalte der Quadranten B und C in der Gegendiagonalen von Abbildung 7. Wenn sie berücksichtigt werden, wird aus der eindeutigen Problem-Lösungs-Achse eine mehrdeutige Konstellation: das Aufgeben des Problems in der Zukunft könnte zu Schwierigkeiten führen, die größer sind als die, die mit dem gegenwärtigen Problem verbunden sind (Hypothesen A, B, C, D, E, F). Der veränderungsrelevante Prozess der Therapie besteht (unter anderem) in der Navigation durch die jetzt entstehende Mehrdeutigkeit der Veränderungen. Sie gefährdet die momentane Balance, welche das Paar aufrechterhält und dafür den Preis eines Symptoms bezahlt.

Wenn wir von der Mehrdeutigkeit der Übergangssituation zwischen (eindeutigem) Problem und (eindeutiger) Lösung sprechen, so ist damit lediglich der kognitive Aspekt des Übergangs benannt: Die Partner wissen nicht, ob die alten Bedeutungen noch gelten, beargwöhnen aber die neuen Bedeutungen, wissen nicht, ob das, was sie stabil halten möchten, stabil bleiben kann, und wissen schon gar nicht, was das Therapieergebnis sein wird. Das kann Angst machen. Ohne Angst aber, zumindest ohne dramatische Irritation dessen, was bislang gegolten hat, gelingen in Therapien keine relevanten Veränderungen.

Im Fall des Ehepaars R. ist der Verlust des Problems mit möglichen anderen Verlusten verbunden:

- *(Verlust von Macht): Frau R. kann sich nicht mehr sicher sein, dass sie die überlegene Position halten kann.*
- *(Verlust von Gutartigkeit): Herr R. könnte die Position des zwar gehemmten, aber durch sein Bemühen doch Gutartigkeit beweisenden Mannes verlieren.*
- *(Verlust von Gemeinsamkeit): Beide könnten die Gewissheit verlieren, dass an der gemeinsamen Sexualität außer seiner Initiative eigentlich nichts fehlt.*

Der letzte Punkt verdient eine Erläuterung, weil er nicht ohne weiteres plausibel ist, wo doch die Gemeinsamkeit des Paares angesichts des sexuellen Rückzugs von Herrn R. eben nicht gewährleistet scheint. Unter der Oberfläche der sichtbaren Auseinandersetzung des Paares (sein Rückzug, ihre Enttäuschung) liegt die harmonische Hoffnung bereit, die beiden sexuellen Bedürfnisse der Partner würden einander ergänzen, wenn sein Mangel an Initiative erst überwunden sei. Diese Hoffnung macht die sexuelle Auseinandersetzung überhaupt nur lohnend. Und sie ist auch der Grund dafür, dass das Paar sich auf die unbestrittene Definitionsmacht der Frau und das Defizit des Mannes geeinigt hat. Und zum Verlust dieser vertrauten Gewissheiten kämen Risiken hinzu, die der antizipierten Lösung (nämlich dass beide Sex miteinander haben) auch bedrohliche Züge gibt:

Wenn für Herrn R. mit seinem sexuellen Begehren auch Affekte von Hass oder Dominanzwünsche verbunden sind, stellt sich für ihn die Frage, ob er diese realisieren möchte. Frau R. muss sich fragen, ob ihre Hingabewünsche angesichts seiner Affektlage nicht mit zuviel Risiko der emotionalen oder auch physischen Verletzbarkeit verbunden sind.

Paaren sind zu Beginn einer Therapie, wenn sie ihr Anliegen formulieren, solche Risiken in der Regel nicht klar. Mulmige Gefühle und ein gewisses Unbehagen oder die Frage, ob Therapie überhaupt vernünftig sei, mögen geläufige Begleitkommentare bei der Auftragsklärung sein. Und solange Defizitvorstellungen die Symptombeschreibung dominieren, ist das Angstlevel der Paare gering. Je mehr aber die Differenz des Wollens ins Spiel kommt, desto ernster werden die Perspektiven, die eine Therapie eröffnen könnte. Es gehört zu den professionellen Pflichten, Paare auf das Risiko hinzuweisen, das sie mit einer so angelegten Therapie eingehen. Damit sind auch die Verantwortungsunterschiede berührt, die im »Werkvertrag« der Klienten und im »Dienstvertrag« des Therapeuten liegen (s. S. 143 f.).

Ich weise daher zu Beginn einer Therapie die Partner darauf hin, indem ich etwa Folgendes deklariere:

»Sie haben mir Ihr Anliegen und Ihre unbefriedigende Sexualität beschrieben. Ehe Sie sich für eine Therapie entscheiden, sollten Sie folgendes überlegen: Therapeutische Prozesse sind nicht so einfach zu steuern und vorherzusagen. Man weiß vorher nicht, was herauskommt. Damit will ich nicht nur auf die Möglichkeit hinweisen, dass die Therapie zu keinem Ergebnis kommt, sondern – was mir ebenso wichtig ist – auf Folgendes: Es kann sein, dass dabei Gefühle auftauchen, die sehr ungemütlich und bedrohlich sind. Zum Beispiel kann sich herausstellen, dass sexuelle Wünsche auftauchen, die einem vorher gar nicht so klar gewesen sind, dass

wir über Erfahrungen sprechen, die Sie einander bislang vorenthalten haben, oder über Abneigungen, die Sie sich vielleicht nicht eingestanden haben. Solche Themen können beide Partner beunruhigen. Sowohl den, der sie bei sich entdeckt, als auch den, der sie beim Partner wahrnimmt und den Eindruck bekommt, beim Partner bestimmte Neigungen, Entwicklungen, unbekannte Seiten zu sehen, die ihm gar nicht so lieb sind.

Mit einer Sexualtherapie gehen Sie also ein Risiko ein. Es kann unangenehm werden, und es kann anders ausgehen, als Sie sich das erhoffen. Sie sollten sich gut überlegen, ob es Ihnen das wert ist. Deshalb sollten Sie sich auch nicht zu schnell für eine Therapie entscheiden. Wenn Sie sich aber dafür entscheiden, bin ich gern dazu bereit.«

7.3 Können/Nicht-Können oder Wollen/Nicht-Wollen

Eine kritische Schnittstelle der Prozess-Steuerung ist der Diskurs, die Erzählung, die in die Symptombeschreibungen eingewoben ist. Bereits in die Erzählform fließen ätiologische Annahmen, Schuld- oder Opfer-Zuschreibungen, Bewertungen und therapeutische Perspektiven ein. In der Selbstbeschreibung sexueller Probleme, in der Art, wie sich Paare über ihre sexuellen Bedürfnisse auseinandersetzen, wie sie sich selbst Erklärungen und Lösungen suchen, lassen sich zwei Diskursformen unterscheiden, die sich im konkreten Fall vermengen, die aber gleichwohl klar unterscheidbar sind: Die diskursive Figur des Nicht-Könnens und die des Nicht-Wollens.

Diskurs des Nicht-Könnens/Könnens: In Kapitel 1.4 hatten wir das therapeutische Defizitmodell, wonach sexuelle Symptome auf Mängel zurückzuführen sind, kritisch diskutiert. Dieses Modell kann nicht nur bei den Therapeuten, sondern auch bei den Klienten wirksam sein und nicht nur ihre Problemsicht, sondern auch die Änderungs- und Lösungsperspektiven beeinflussen. In diesem Modell sind sich die Partner darin einig, dass ihr sexuelles Problem seine Ursache in einem Mangel hat. Der Mangel kann in ganz unterschiedlichen Feldern geortet werden, in genetischen, endokrinologischen, psychodynamischen oder paardynamischen Ursachen. Die Partner können sich darüber im Einzelnen völlig uneins sein. Solange sie auf der Suche nach dem Mangel sind, bewegen sie sich im Diskurs des Nicht-Könnens. Dieser Diskurs wird oft auf die wirksamste Weise von den professionellen Experten gestützt, die ihren Beitrag zur empirisch, klinisch und theoretisch begründeten Mängelanalyse leisten. Wenn ich von Diskurs spreche, könnte sich das Problem sehr kognitiv-theoretisch anhören. Die praktische Gefahr liegt in dem emotionalen Ton, in dem das Nicht-Können sich in der Therapeut-Klienten-Beziehung äußert. Insuffizienzgefühle, depressive Stimmungen können eine Problem-Trance beim Therapeuten induzieren, die den Therapeuten aus der beobachtenden Distanz in die unabgegrenzte empathische Nähe verführen, in der er sich so ratlos fühlt wie die Klienten selbst und aus dieser Beziehung nicht mehr professionell handeln kann.

Im *Diskurs des Nicht-Wollens/Wollens* dagegen setzen sich die Partner darüber auseinander, wieweit sie Unterschiedliches wollen und was ihr sexuelles Problem damit zu tun hat. In diesem Diskurs spielen Ursachenfragen keine Rolle. Relevant ist hier in erster Linie die Frage, ob das jeweilige Wollen bzw. Nicht-Wollen der Partner soweit zueinander passt, dass beide zu einer befriedigenden sexuellen Begegnung kommen. Dabei sind Details peripher: Warum ein Partner Reizwäsche stimulierend findet oder der andere Partner Oralverkehr abstoßend, ist von nachgeordneter Bedeutung.

Frau V. betont, dass sie es unangenehm findet, wenn ihr Mann ihr in einer frühen Phase der sexuellen Interaktion zwischen die Schamlippen fasst, um sich zu vergewissern, dass sie »soweit« sei.

Frau V.: »Ich finde das absolut abtörnend, wenn er mir beim Vorspiel, kaum dass wir angefangen haben, zwischen die Beine fasst, um nachzuprüfen, ob ich schon soweit bin.«

Herr V.: »Das gehört für mich dazu. Außerdem fasse ich dich überall an.«

Frau V:. »Ich habe ja auch im Prinzip nichts dagegen, aber du machst das wie ein Mechaniker, der guckt, ob der Motor schon läuft.«

Herr V.: »Ich mach's, weil ich scharf bin, zum Kuckuck! (entnervt). Aber ich kann es ja lassen.«

Frau V.: »Du brauchst es nicht zu lassen, sag ich doch grade.«

UC (zur Frau): »Was ist für Sie denn gutes Vorspiel?«

Frau V.: »Ja, dass er auf mich eingeht, dass er mehr Respekt für meine Gefühle hat, für mein Empfinden.«

UC: »Möchten Sie denn etwas anders tun?«

Frau V.: »Ich möchte mich schon mehr einlassen … (Pause) … Aber wie soll das gehen? Ich bin ja von ihm abhängig.«

Frau V. macht die Grenzen ihres Wollens ex negativo deutlich, markiert also, was sie nicht will. Damit hat sie noch nicht ausgedrückt, was sie – positiv definiert – will. Sie macht, zu diesem Zeitpunkt jedenfalls, ihr Wollen von seinem

Verhalten abhängig, versucht also, dem Mann die Urheberschaft für ihre Unzufriedenheit zuzuspielen.

Der Diskurs des Wollens findet hier auf der Stufe des So-Nicht statt. Strategisch sind diese So-Nicht-Auseinandersetzungen eine Konkurrenz um die progressive Position. Frau V., also der Partner in der So-Nicht-Position, reklamiert eine Seite der Definitionsmacht, indem sie den Partner über Abgrenzung in die inkompetente Position zu bringen versucht. Herr V., seinerseits in der Defensive, hält noch seine Definition, ist aber nah daran, diese regressive Position verärgert anzunehmen.

Vor allem sind die beiden Partner aufeinander bezogen. Im So-Nicht wird stets der andere mitgedacht und miterlebt. In dieser Form des Nicht-Wollens ist noch keine Differenzierung, kein eigenes Profil, erreicht. Nein zum Partner zu sagen heißt noch nicht, Ja zu sich selbst zu sagen.

Wenn der Kern der Differenzierung sich auf das »Ja« bezieht, zeigen sich beide Partner im Sinne der Selbstvalidierung. Nicht der ablehnende Kontrast zum Partner definiert die eigene Position. Vielmehr wird das eigene Wollen selbstbezogen definiert und bejaht.

Diese Differenzierungsstufe kommt zu Beginn einer Therapie selten in dieser klaren Form vor. Partner, die so konfrontationsbereit sind und die sich so weit entwickelt haben, sind auch in der Lage, notwendige Schritte ohne therapeutische Unterstützung selbst zu gehen.

7.4 Hoffnung und Resignation als Momente der Zeitsteuerung

Schwer erträgliche Lebenssituationen wie konfliktbeladene Paarbeziehungen sind oft nur dadurch durchzustehen, dass man die Hoffnung hat, es werde eines Tages besser werden. Hoffnung kann die Perspektive eröffnen, dass das Leiden endlich sei, und sie kann damit Geduld lohnend erscheinen lassen. Hoffnung ist in unserer Kultur als Tugend derart fest etabliert, dass leicht aus dem Blick gerät, dass sie zu einem festen Bestandteil des Problems werden kann. Hoffnung ist ein entscheidender Operator für Zeit, Tempo, Stagnation und Veränderung der Paarsituation.

Zeit, Geduld und Umgang mit Ambivalenzen

Therapeutische Veränderungen brauchen Zeit. Manchmal auch nicht. Wie lange die Verhaltens- und Einstellungsänderungen, wie lange die persönlichen Entwicklungsschritte dauern, die Klienten gehen, lässt sich am Beginn einer Therapie nur schwer sagen. Die Faustregel, nach der schwere Probleme lange dauern, ist aber so wenig zwingend wie das Credo der Kurzzeittherapeuten, die umstandslos lösungsorientiert vorgehen, ohne sich näher um die Not und die Verzweiflung der Klienten zu kümmern. Langsames oder zügiges Vorgehen sind deshalb für sich noch keine günstigen oder ungünstigen Parameter. Entscheidend für die Zeit- und Temposteuerung ist der therapeutische Umgang mit dem ambivalenten Verhältnis zwischen Veränderungs- und Beharrungstendenzen der Klienten. Wenn wir uns auf die Leitunterscheidung Wollen versus Nicht-Wollen beziehen, können wir davon ausgehen, dass die Tendenz, ein sexuelles Symptom aufzugeben, immer ambivalent ist.

Die Ambivalenz entspricht in der Regel nicht dem Selbstverständnis der Klienten, ist also nicht bewusst und deshalb auch nicht direkt abfragbar. Ganz im Gegenteil: Meist leben die Klienten in dem Bewusstsein, dass sie eindeutig und ambivalenzfrei ihr Symptom loswerden wollen, dies aber ebenso eindeutig nicht können. Diese Konfliktbeschreibung, »wollen, aber nicht können«, bleibt im Rahmen eines Defizitmodells und damit einer Vorstellung, die es den Klienten leichter macht, sich als Problemopfer zu sehen, das nur einen kleinen Teil der Verantwortung für das sexuelle Geschehen hat. Dies ist die eine, die individuelle Ebene der Ambivalenz-Konfliktorganisation. Die andere ist die interindividuelle Ebene, wie sie das Kollusionsmodell beschreibt: Hier entlasten sich die beiden Partner von der jeweils individuellen Ambivalenz, indem sie eine Konfliktseite an den Partner delegieren und dort abwehren.

Kern der Ambivalenz im therapeutischen Geschehen ist der Widerspruch zwischen Veränderung und Nichtveränderung. Die Attraktivität der Veränderung ist der erhoffte geringere Problemdruck und die durch die gewonnene Symptomfreiheit größere Handlungsfreiheit. Die Attraktivität der Nichtveränderung liegt darin, dass sie in der Komfortzone des Bekannten bleibt. »Komfort« ist nicht ironisch gemeint: Der Hader mit dem Partner und dessen Unzulänglichkeiten und Zumutungen oder auch mit der eigenen Biographie und den eigenen Schwächen bewegt sich in einem Interpretationsraum, in dem man sich auskennt und in dem keine Überraschungen lauern. Der Komfort liegt in der Bekanntheit.

Das Ambivalenzkonzept dient zunächst lediglich der Hypothesenbildung und Prozess-Steuerung des Therapeuten. Es geht also nicht darum, die Klienten mit Deutungs-Interventionen zur Einsicht in ihre Ambivalenz zu bewegen. Vielmehr hilft es dem Therapeuten, neutral zu bleiben und der Verführung zu widerstehen, sich auf eine vermeintlich bessere Seite der Ambivalenz zu begeben und damit den Widerstand des Klienten zu provozieren.

Die Kunst im therapeutischen Dialog besteht nun darin, mit der Ambivalenz so umzugehen, dass sich für die Klienten Entwicklungsmöglichkeiten eröffnen. Dabei kann der Therapeut sich eine eher »lose« oder eher »feste« Haltung zur Ambivalenz zulegen. Mit der »losen« Haltung ist eine empathische, nicht auf Vereindeutigung drängende Einstellung gemeint. Der Therapeut fühlt sich ein und schwingt mit, verhält sich ambivalenztolerant. Mit einer »festen« Haltung bewertet er die Ambivalenz als Entscheidung, sich nicht zu entscheiden und der Konsequenz dieser Entscheidung nachzugehen. Hieraus ergibt sich ein anderer therapeutischer Dialog, bei dem der Faktor Zeit eine wichtige Rolle spielt. Abhängig davon, ob man sie aktiv oder passiv versteht, ob als objektiv und von selbst verstreichende Substanz oder ob man Zeit als Ressource sieht, die bereitliegt und die man nutzen oder auch verschenken kann, stellen sich Geduld, Abwarten, Handeln unterschiedlich dar[43]. Wenn die Frage lautet: »Wollen Sie sich jetzt schon entscheiden, was Sie tun, wenn das Problem sich als ewig herausstellt, oder wollen Sie eher noch warten und sich erst später entscheiden?«, ist der Klient als aktiver Gestalter seiner Zeit angesprochen.

Beispiel: Frau R. bringt in ihrer Beschreibung der Kränkung darüber, dass sie sich von ihrem Mann als Frau missachtet fühlt, eine spezielle Zeitwahrnehmung ins Spiel. Nachdem sie schon viele Jahre am Rückzug ihres Mannes gelitten hat, geht sie davon aus, dass angesichts der Problemdauer mit einer schnellen Veränderung ohnehin nicht zu rechnen sei.

UC: »Ich habe den Eindruck, Sie haben sich mit der Zeit auch auf das Problem eingestellt und können damit leben.«

Frau R.: »Das Erste stimmt, das Zweite nicht. Ich will eben nicht mehr damit leben.«

---

[43] Lakoff und Johnson (1998) beschreiben, dass es in der englischen wie deutschen Sprache zwei widersprüchliche metaphorische Organisationen von Zeit gibt. In der ersten Organisation ist die Zukunft vor dem Sprecher (»in den vor uns liegenden Wochen«). Der Sprecher geht also den Wochen entgegen. In der zweiten Organisation liegt die Zukunft hinter dem Sprecher (»in den folgenden Wochen«). Die Zeit folgt also dem Sprecher. Diese Beobachtung aufgreifend, lässt sich in dieser Metapher weiterdenken, dass die erste Organisation für den Sprecher eher Aktivität nahe legt, die zweite eher eine abwartende Haltung.

UC: »Was heißt das, nicht mehr damit leben?«

Frau R.: »Es reicht mir. Ich will nicht als unberührte Frau alt werden. Er muss sich rühren.«

UC: »Ich habe den Eindruck, das ist nichts Neues. Er muss sich ja schon lange rühren, aus Ihrer Sicht – und tut es nicht.«

(Herr R. folgt dieser Passage des Gespräches mit Unbehagen. Ich spreche ihn aber absichtlich nicht an, nachdem die Veränderungserwartung seiner Frau an ihn lange Thema war.)

Frau R.: »Mir ist ja klar, dass das nicht von heute auf morgen gehen kann.«

UC: »Sondern?«

Frau R.: »Ich will ihm die Zeit geben, die er braucht.«

UC: »Und wie viel Zeit braucht er Ihrer Ansicht nach?«

Frau R. (zu ihm): »Ja, wie viel Zeit brauchst du?«

Herr R.: »Ich will mich ja bemühen.«

Obwohl das Wort Hoffnung hier nicht ausgesprochen wird, ist sie nicht nur der implizite Zeitorganisator, sondern auch der Stabilisator der Nichtveränderung. Das zeigt die Zeitperspektive, auf die die beiden Partner sich einstellen. Frau R. hat mit ihrer Überlegung, dass lange Problemzeiten auch lange Lösungzeiten beinhalten, die Veränderungsperspektive weit in die Zukunft hinausgeschoben. Herr R., der in einer vorausgehenden Passage Verständnis für ihre Enttäuschung ausgedrückt hat, hat ihr damit Grund gegeben, weiter zu hoffen. Sie tauschen sein Veränderungsversprechen gegen ihre Geduld und erzeugen damit eine lebendige Stagnation, die von der Illusion lebt, sie bereite eine spätere Veränderung vor.

Dieser Fall ist verallgemeinerbar: Hoffnung ist in einer chronifizierten Konfliktdynamik eines Paares in aller Regel Teil des Problems, nicht Teil der Lösung. Die – ebenfalls zunächst kontraintuitiv und paradox wirkende – Fortsetzung dieses Gedankens heißt: Resignation eröffnet Veränderungsperspektiven. Wie das?

Resignation heißt: Hoffnung aufgeben. Auf Paarkonflikte bezogen müssen wir genauer formulieren: Resignation heißt die Hoffnung aufgeben, dass mein Partner (oder sonst jemand) zur Lösung beiträgt. Mit dem Schritt in die Resignation gebe ich meine Position als Lösungsopfer auf, also die Position, in der ich darauf warte, dass die Lösung auf mich zukommt. Das kann unterschiedlich weit gehende Konsequenzen haben. Abhängig von der Art der Resignation ließe sich von spezifischer oder genereller Resignation sprechen:

Spezifische Resignation: Ich gebe die Hoffnung auf, dass die Lösung, der Veränderungsschritt vom Partner kommt. Konsequenz dieser spezifischen Resignation ist, dass ich entweder die Lösung selbst in die Hand nehme oder die Veränderungsidee relativiere und ohne Veränderung weiterlebe.

Generelle Resignation: Ich gebe die Hoffnung auf, dass mit diesem Partner wichtige Entwicklungsschritte möglich sind. Konsequenz dieser generellen Resignation ist, dass ich dem Partner entweder innerlich oder offen kündige, die Beziehung also beende.

Interessant als Veränderungsparameter ist nun die generelle Resignation, die mehr ist als eine passagere kognitive Ratlosigkeit, sondern die ein ganzes Lebenskonzept in Frage stellen kann: Kann es mit diesem Partner überhaupt noch weitergehen? Das Veränderungspotential entfaltet sich gerade angesichts dieser existentiellen Frage.

Beispiel: Frau T. (45) ist eine vitale, direkte und extravertierte Geschäftsfrau, Herr J.(29) ein stiller attraktiver hintergründiger Mitarbeiter eines Architekturbüros. Sie beschreiben ihr Anliegen als »ungelebte Intensität«, eine Formulierung, die von ihr stammt, der er sich aber angeschlossen hat. Beide kennen sich seit fünf Jahren flüchtig, hatten vor drei Jahren einmal miteinander geschlafen (»ganz spontan und unverbindlich«). Aus der Bekanntschaft hatte sich eine Partnerschaft »mit schleichendem Beginn« entwickelt. Beide sind seit knapp zwei Jahren zusammen Von Beginn an war Frau T. immer etwas mehr die initiative Partnerin gewesen, in der Gestaltung des Alltags wie beim Sex. Auch das Gespräch war auf ihr Betreiben hin zustande gekommen. Sie hatte ein Interview mit mir gelesen, in dem ich mich über die Entwicklung der Erotik in festen Partnerschaften geäußert hatte, was für sie der Grund war, zu den Gesprächen mehrstündige Anfahrten in Kauf zu nehmen. »Sie haben in dem Interview gesprochen, als würden Sie uns kennen!«

Von Beginn des Gespräches an führt sie. Erklärt, bezieht ein, ist präsent. Sie tut das zwar auf sehr einnehmende Weise, aber derart charmant, dass man sich dem kaum entziehen kann. Ihre dahinter verborgene Not ist nicht sofort zu erkennen. Herr J. ist von leiser Aufmerksamkeit, kommentiert gelegentlich ihren Bericht, gibt sich aber zunächst weniger zu erkennen. Ich habe den Eindruck, dass er nicht alles sagt, was zu sagen wäre.

Sie hatte ihm gegenüber früh den Altersunterschieds angesprochen. »Es war mir klar, dass ich ihm bei dem Alters- und auch Erfahrungsunterschied seine Freiheiten lassen musste.« Sie hatte, ohne dass es dafür zunächst einen Anlass gab, ihm sexuelle Beziehungen mit anderen Frauen zugestanden, »solange klar ist, dass ich die Nummer eins bin«.

Wenige Wochen zuvor hatte sich Herr J. mit einer ihm gleichaltrigen Frau getrof-

fen, war mit ihr auch ein Wochenende weggefahren, als Frau T. wegen eines Messebesuchs nicht zuhause war. »Das war's dann auch.«

Das Paar hatte sich im Anschluss an dieses Wochenende gründlich auseinandergesetzt. Frau T. war sofort konkurrierend in die Offensive gegangen, hatte sich für ihn ein erotisches Fest mit Strapsen, Lack und allerlei Raffinessen ausgedacht: »Dieses Huhn vögele ich doch an die Wand.« Über die sexuellen Angebote hinaus wollte sie mit ihm viel sprechen, befragte ihn nach seinen Phantasien, seinen Wünschen. »Ich sagte zu ihm: Das ist unsere Chance! Lass uns die Auseinandersetzung nutzen. Mit dir möchte ich die Intensität entwickeln, an die niemand heranreicht.«

Offenbar hatte sie ihn mit ihrer erotischen Wucht aber nicht erreicht, ihn eher in seiner Reserve bestärkt, er blieb zurückhaltend. »Ich fand das toll, wie ich überhaupt ihre Kreativität toll finde. Aber wegen der Frau wäre das gar nicht nötig gewesen.« Er hatte, nach dem Wochenende wie zuvor auch, sich immer wieder gern zurückgezogen, Musik gehört oder sich mit einem Freund getroffen. Ihre Wünsche nach nächtelangen Gesprächen und nach einer wilden Erotik nahm er freundlich, aber nicht enthusiastisch auf. Für ihn ist die Lage klar: Er ist mit ihr zusammen. Warum so viel Aufwand für etwas, das ohnehin der Fall ist?

Erst im zweiten Gespräch wurde die Not erkennbar, die bei Frau T. hinter ihrer Offensive stand. Sie ist bei ihrem Bericht den Tränen nah. Nach zwei längeren Beziehungen war sie mehrere Jahre allein gewesen und hatte darunter gelitten, hatte gelegentliche Affären mit verheirateten Männern gehabt. »Die guten Männer sind schwul oder verheiratet!« Mit diesem Hintergrund war Herr J. für sie die Beziehungs-Chance, die unbedingt verwirklicht werden musste. Die Angst, dass gerade er, der alle Eigenschaften des für sie so anziehenden sanften Mannes besaß, ihr verloren gehen konnte, war der Motor ihrer Aktivität und Initiative. Intensiver Sex und nächtelange Gespräche – das war für sie die Vision, wie sie die Beziehung so einzigartig gestalten könnten, dass »wir unschlagbar werden«.

Der Auftrag von Frau T. lief darauf hinaus, therapeutische Hilfestellung bei diesem Wunsch zu bekommen. Angesichts der ängstigenden Beziehungsungewissheit, die ich hinter dem euphorisierten Therapieziel sah, bot ich Frau T. eine erheblich nüchternere Auftrags-Formulierung an: zu klären, wie sie mehr Sicherheit bekommen kann, dass er auch bei ihr bleibt. Herr J. äußerte seinen Auftrag mit deutlich schwächerem Impetus. Er möchte sie nicht enttäuschen, möchte aber auch nicht so sehr unter dem Druck stehen, Liebe und Einzigartigkeit zu beweisen. »Ich sage schon ja zu ihr. Aber ihr ist es nicht genug Ja.«

Herr J. hat in dieser Paar-Konstellation die stärkere Position. Er ist der Umworbene, er kann es sich leisten abzuwarten. Er ist nicht in Beweisnot, nimmt die Nicht-

Veränderungs-Position ein. Ebenso wie er den therapeutischen Prozess abwartet, ist er auch in seiner Lebensgestaltung in einer Haltung des entspannten Nichtfestgelegtseins. Dass die Beziehung mit Frau T. die große Liebe ist, lässt er sie aussprechen, um dann zuzustimmen. Aus seiner Sicht gibt es keinen Grund, die Intensität der Beziehung mehr zu forcieren.

In den zwei Sitzungen, die dem ersten Gespräch folgten, war ein Fokus das gegensätzliche Verhältnis zur Zeit in der Beziehung. Frau T. mit ihrer Vision der »großen Chance« erlebte Zeit als etwas zu Gestaltendes, auf das man zugeht, immer mit der unruhigen Befürchtung, die Chance könne auch verstreichen, wenn sie ungenutzt bleibt. Für Herrn J. ist die Zeit etwas, das ohnehin kommt und auf das er gelassen warten kann. Er erlebte die Beziehung mehr in der Gegenwart. Die Zukunft ist für ihn ein freundliches Etwas, das sich einstellen wird, für Frau T. ein ungewisses und dadurch ängstigendes Etwas, auf das man sich vorbereiten muss.

Es finden drei Sitzungen in jeweils mehrwöchigem Abstand statt. Ich hatte mich dabei auf die Konsequenzen der Nichtveränderung konzentriert, die Frage also: Was passiert, wenn der jeweils andere sein Verhalten nicht ändert? Diese Konsequenz war für ihn erheblich leichter auszudenken. Er brachte sich in die Lage des privilegierten Umworbenen, der von einem reichen Angebot auswählen kann, und die Rückzugsoption hat, wenn ihm das Angebot zuviel wird.

Mit sehr viel heftigerer emotionaler Reaktion beantwortete Frau T. diese Möglichkeitsfrage: Sie könne sich seiner dann nie sicher sein, weder in seinem Verhalten noch in seiner inneren Einstellung zu ihr. Sicherheit sei aber eine Voraussetzung für Liebe. Sehr bewegt fragt sie ihn, ob es denn so wenig sei, was sie ihm biete, dass er sich gar nicht bewegen wolle.

In dieser Zeit erlebt Frau T. Gefühle tiefer Enttäuschung, die sich auf den Partner, aber auch auf mich richten (weil ich den Partner auch nicht verändere) und die immer wieder unterbrochen werden von aufbegehrenden Impulsen. Es muss doch zu schaffen sein. Sie fühlt sich verlassen und kommt schließlich in der letzten von insgesamt vier Sitzungen zum Ergebnis: Es nützt nichts, ich kann es lassen, von ihm die Form von Intensität zu bekommen, die ich mir vorstelle. Sie wirkt in dieser letzten Sitzung nachdenklicher, spricht weniger und ist mehr bei sich. Zu mir sagt sie: »Mir ist das etwas peinlich Ihnen gegenüber, ich bin hier als Tiger gestartet und als Bettvorleger gelandet. Der Schwung ist weg, aber irgendwie habe ich es wohl gebraucht, so auf die Schnauze zu fallen.« Herr J. berichtet, dass er sich nach wie vor öfter mit andern Freunden treffe. Als ich bemerke, dass sich für ihn ja kaum etwas verändert habe, verneint er das nachdrücklich. Er könne es nicht so recht ausdrücken, aber er sei froh, die Sitzungen gemacht zu haben.

Das ein halbes Jahr später verabredete Gespräch sagt das Paar per E-Mail ab: »Hallo Herr C. …, wir wollten ja unbedingt noch mal zu Ihnen kommen, weil es soviel zu berichten gibt. Wir haben uns doch entschieden, den Termin abzusagen, weil wir es auch so schaffen. Wir hatten stürmische Zeiten. K. (Herr J.) hat mir kurz nach der Therapie eröffnet, dass er sich in eine Kollegin verliebt hatte. Verrückterweise hatten wir gerade in der Zeit den besten Sex, den wir je hatten. Ich habe ihn freigegeben, obwohl es mich fast zerrissen hätte … Vor ein paar Wochen hat er die Geschichte beendet und er ist zu mir zurückgekommen. Aber es war kein Zurückkommen, es war ein neuer Anfang, ich habe jetzt einen ganz neuen Mann … als hätte ich ihn erst verlieren müssen, um ihn wieder zu bekommen. Natürlich wage ich kaum, der neuen Situation zu trauen, aber es ist gut so, dass es keine Sicherheit gibt … die Erkenntnis habe ich nun wirklich gefressen … und nun noch was von J.: Ich glaube, das Wichtigste in der Therapie war Ihre Bemerkung, dass mir mein Egoismus gut tue[44]. Über den Egoismus habe ich sie erst richtig entdeckt … danke.«

Frau T. hat das Problem gelöst, indem sie es aufgegeben hat, es zu lösen. Erst dadurch konnte ihr Partner sich bewegen, der im überversorgten Schlaraffenland ihrer Beziehungsangebote keine Kontur seines Wollens entwickeln konnte. Die Paradoxie ihrer Resignation war dadurch wirksam, dass Frau T. – ungewollt – die progressive Initiativposition freigab, die Herr J. erst dann einnehmen konnte.

7.5 Lösbare und ewige Probleme

Der Paartherapeut John Gottman (2000) hat die interessante Unterscheidung zwischen lösbaren und ewigen Paar-Problemen eingeführt. Er vertritt die Auffassung, dass die beiden Problemtypen unterschiedliche Lösungen erfordern. Vor allem aber erspare eine angemessene Identifikation des Problemtyps allen Beteiligten, also Paaren wie Paartherapeuten, nutzlosen Energieaufwand, der vor allem dann getrieben werde, wenn unlösbare Probleme für lösbar gehalten würden.

Lösbare Probleme sind demnach solche, bei denen der Konflikt nicht auf

[44] Ich bin mir ziemlich sicher, eine solche Bemerkung nicht gemacht zu haben. Das ist aber nicht von Belang. Offenbar können auch Interventionen, die im Bewusstsein des Therapeuten gar nicht stattfanden, hilfreich sein.

andere Lebensbereiche übergreift. Ihm wird keine »typische« Bedeutung gegeben. Bei ewigen Problemen dagegen wird der aktuelle Konflikt als »typisch« angesehen und als Teil eines chronischen Verhaltensmusters bewertet. Ihm wird damit eine größere Bedeutung gegeben.

Gottman gibt folgendes Beispiel, wie derselbe Anlass unterschiedliche Bedeutungen zugeschrieben bekommen kann:

Sowohl Paar A. als auch Paar B. streiten sich darüber, dass der Mann nach dem Empfinden der Frau zu schnell Auto fährt.

Paar A.: Er wirft ihr vor, dass sie überreagiere und ihm nicht vertraue. Sie wirft ihm vor, dass er egoistisch sei und nicht auf sie eingehe.

Paar B.: Er wirft ihr vor, dass sie trödelt und er ihr Getrödel durch schnelles Fahren wettmachen muss. Sie wirft ihm vor, dass er zuhause alles liegen lassen hat, was sie erst aufräumen musste, ehe sie losfahren konnten.

Bei Paar B. handelt es sich um ein lösbares Problem, weil es als bedeutungsarm gesehen wird und nicht mit anderen Lebensbereichen verbunden wird. Der Konflikt dreht sich tatsächlich nur um ein begrenztes Verhalten. Bei Paar A. handelt es sich danach um ein »ewiges« Problem, weil es Bedeutungsträger für ein generelles Paarproblem ist: Fehlendes Vertrauen, Egoismus, fehlendes Verständnis – alles partnerschaftliche Großthemen.

Gottmans therapeutische Folgerung aus dieser Unterscheidung ist denkbar einfach: Lösbare Probleme soll man lösen. Mit ewigen Problemen muss man leben lernen. Er zitiert den Autor eines Partnerschafts-Buches, Dan Wile: »Wenn Sie sich einen Partner fürs Leben wählen …, dann werden Sie zwangsläufig auch eine bestimmte Anzahl unlösbarer Probleme wählen, mit denen Sie dann die nächsten zehn, zwanzig oder fünfzig Jahre zu kämpfen haben werden.«

Im Kern hat Gottman bei den ewigen Problemen Charaktereigenschaften im Sinn, biographisch tief verwurzelte Ängste, chronische Verhaltensmuster, die in allen Lebensbereichen vorkommen, spezifische Abneigungen und Vorlieben.

Ich will Gottmans Unterscheidung aufnehmen und in einer systemischen Interventionslogik fortdenken: Es lassen sich für die zwei Problemtypen zwei prinzipielle Lösungswege einschlagen. Entscheidende Weichenstellung ist die Unterscheidung zwischen Teil und Ganzem: Man kann das *Problem als Ganzes* sehen und seine Teile untersuchen. Das ist der Weg bei lösbaren Problemen. Oder man sieht das *Problem als Teil* eines größeren Ganzen, in dessen Kontext es erst seine Bedeutung gewinnt. Das ist die Perspektive bei ewigen Problemen.

Bei einem lösbaren Problem (Problem als Ganzes) geht man *abwärtskausal* vor zu einer Detailuntersuchung der »bedingenden« Faktoren. Das Problem wird seziert und die Teile herausgearbeitet, die es konstituieren. Hier ergeben sich Fragen wie: Seit wann besteht das Problemverhalten? Wie genau zeigt es sich? Wann tritt es stärker auf, wann schwächer usw. Diese abwärtskausale Analyserichtung ist von der Hoffnung geleitet, irgendwann zu einem verursachenden Faktor oder einer Reihe von Faktoren zu kommen. Bei Paarkonflikten wären solche Faktoren (»Teile«) etwa chronifizierte Verhaltensmuster. Aus systemischer Sicht ist die Identifikation des symptomaufrechterhaltenden Interaktionszirkels der Königsweg dieser Analyserichtung. Bei Paar X. wäre er etwa so zu beschreiben: Je mehr sich Herr X. zurückzieht, desto mehr fühlt sich Frau X. gekränkt. Je mehr sie ihre Kränkung zeigt, desto mehr zieht er sich zurück. Konsequenz dieser Analyse wäre, den Einfluss dieses Zirkels zu reduzieren. Hier wären therapeutisch vor allem Musterunterbrechungen indiziert. Sie würden die Paar-Struktur, zu der die Überzeugung gehört, ein Paar müsse ein gemeinsames befriedigendes Sexualleben haben, dadurch sichern, dass die beiden Partner individuelle Verhaltensänderungen verhandeln. Die Paar-Struktur stünde nicht zur Debatte, Verhandlungsthema wären die individuellen Verhaltensweisen der beiden Partner. Dass diese Verhandlungen ihrerseits strittig verlaufen können (wer von beiden was ändern solle, wer mit der Änderungen beginnen soll etc.) ist eine nachgeordnete Frage. Der Meta-Konsens oberhalb der Detail-Strittigkeiten liegt darin, dass nur auf diesem Weg des individuellen Partnerverhaltens Veränderungen möglich sind.

Würden die Partner dagegen das sexuelle Problem als unlösbar betrachten (Problem als Teil), läge eine *aufwärtskausale* Analyse nahe, in der das Problem als Teil des größeren Kontexts und seine Bedeutung in einem größeren Zusammenhang gesehen würde, etwa als Hinweis, dass die Partner nicht zusammenpassen. Analysefokus ist hier nicht die »Ursache« des Problems, sondern die Konsequenz und Bedeutung des Problems. Beim Umgang mit den Folgen des unlösbaren Problems kommt zwangsläufig die Struktur der Partnerschaft als Verhandlungsthema auf den Tisch. Im Kern geht es dann um die Frage, ob die Partner mit dem ewigen Problem bereit sind zu leben, ob sie die Partnerschaft beenden oder die partnerschaftlichen Voraussetzungen und Regeln ändern.

Ein sexuelles Problem als ewig zu betrachten, radikalisiert die Frage, wie Partnerschaft und Sexualität zu koppeln sind. Wenn wir von Bozons These ausgehen, dass partnerschaftliche Sexualität ein Bestätigungsritual für die Gültigkeit und die Kontinuität der Beziehung ist (Bozon 2000), dann stellt ein sexuelles Problem, das dem Vollzug des Rituals im Wege steht, potentiell die Gültigkeit der Beziehung in Frage. Damit sind prinzipielle Fragen auf dem Tisch, die nicht lösbar (im Sinn von auf-lösbar) sind, die aber gleichwohl entschieden werden müssen: Bleiben wir dann noch zusammen? Suche ich mir einen andern Partner? Verzichte ich dem Partner zuliebe auf Sexualität? Und wenn, welche Gegenleistungen erwarte ich für meinen Verzicht?

Tabelle 12 stellt in einer formalisierten Weise die möglichen Kopplungen von Sex und Partnerschaft dar. Die Zeilen unterscheiden danach, ob die Paar-Struktur unverändert bleibt oder nicht. Die obere Zeile definiert die verabredete Paar-Struktur (z. B. sexuell exklusiv, lebenslang usw.) als »hart« und nicht verhandelbar. Die untere Zeile beinhaltet die Alternative zwischen Transformation der Struktur (Entwicklung und Neuverabredung). Die Spalten definieren die sexuellen Alternativen. Die linke Spalte definiert gelebte Sexualität als für mindestens einen Partner unverzichtbar, die rechte Spalte als mit dem festen Partner nicht möglich.

Tabelle 12: Kopplung von Sex und Partnerschaft

	Sex unverzichtbar	**Sex mit festem Partner nicht möglich**
Paar-Struktur unverändert	**A:** *Gemeinsamer Sex* ist möglich	**B:** *Enthaltsamkeit* Gemeinsamkeit ohne Sex
Paar-Struktur verändert oder aufgelöst	**C:** *Entkopplung* Sex ist auch mit andern möglich	**D:** *Trennung* Weder Sex noch andere Gemeinsamkeit ist möglich

Die Perspektive, die Paare in der Regel avisieren, ist die Alternative A, die darin besteht, dass die Paarbeziehung der unstrittige Ort ist, in dem Sex stattfindet. Ebenso unstrittig ist, dass Sex »dazugehört«. Die Therapieperspektive besteht in Suchbewegungen, welche Form der sexuelle Verhaltensalternativen entwickelbar ist. Im Rahmen dieser Alternative suchen Paare in aller Regel zuerst die Lösung. Diese Lösungen sind am konservativsten in dem Sinne, dass die üblichen Voraussetzungen nicht in Frage gestellt werden, also weder der Bestand und die Regeln der Beziehung noch die Bedeutung eines befriedigenden und aktiven Sexuallebens. Bewegt man sich therapeutisch in diesem Quadranten, geht man im Gottmanschen Sinne von lösbaren Problemen aus.

Die drei anderen Quadranten sind Lösungen 2. Ordnung insofern, als sie mindestens eine (Alternative B und C) oder gar beide Voraussetzungen (Paar-Struktur und Unverzichtbarkeit von Sex) aufheben. Die kühle Tabelle darf nicht darüber hinwegtäuschen, dass wir es hier keineswegs mit spielerischen Optionen zu tun haben, sondern mit heißen existentiellen Fragen von Einsamkeit, Bindung, Männlichkeit und Weiblichkeit:

Alternative B (Enthaltsamkeit): Wenn die Verbindlichkeit und sexuelle Treue des Paares unverhandelbar ist (»harte« Wirklichkeit), wenn also unverbrüchlich ist, dass sie durch ein sexuelles Problem nicht in Frage gestellt ist, liegt die Option einer Beziehung nahe, die die Bejahung gemeinsamer Sexualität kündigt und die entweder asexuell gelebt wird oder in der das sexuelle Problem als Schicksal, als eine Form der Behinderung akzeptiert wird.

Alternative C (Entkopplung): Wenn die gelebte Sexualität eines oder beider Partner nicht verzichtbar ist, wohl aber ihre monogame Ausschließlichkeit, ist theoretisch die Option bereit, die Paar-Grenze zu öffnen und Sex mit anderen Partnern zu haben, mit denen das Problem nicht auftaucht oder zu weniger Leidensdruck führt.

Alternative D (Trennung): Wenn schließlich alle anderen Optionen ausgeschlossen werden, es also weder zu einer Verhaltensänderung kommt (A) noch ein Leben ohne Sex akzeptabel erscheint (B) noch die Monogamie verhandelbar ist (C), bleibt als vierte Alternative die Trennung der beiden Partner[45].

In allen Sexualtherapien, die nicht nur symptomorientiert vorgehen, liegen alle vier Optionen auf dem therapeutischen Verhandlungstisch. Für die therapeutische Prozess-Steuerung ist es entscheidend, wie weit sie explizit einbezogen werden. Die bedrohlichen Alternativen B, C und D werden spätestens dann auf dem Suchprozess berührt, wenn der Therapieprozess stagniert, wenn Resignation und Enttäuschung, Wut und Ärger das Geschehen bestimmen. Therapeuten, die sich auf die Alternative A als die beste Option eingestellt haben, die ihre Ergebnisneutralität zugunsten der Vision eines monogamen sexuell befriedigten Paares suspendiert haben, können dann schnell in die Defensive geraten, wenn sie die drei Alternativen als Scheitern bewerten.

Tatsächlich kann die therapeutische Prozess-Steuerung, die diese drei Alternativen gleich von Anfang an offensiv miteinbezieht, zu mehr Bewegung innerhalb der Alternative A führen. Die Konfrontation mit der Konsequenz der Nichtveränderung ist die Interventionslinie, die in 8.5 im Detail beschrieben wird.

---

45 Eine fünfte Alternative, wie sie in den Tetralemma-Analysen von Kibed/Sparrer formuliert wird: »all das nicht und noch nicht einmal das«, würde hier inhaltlich bedeuten, dass das Paar sich so verhält, als sei das Problem nicht existent oder wenigstens bedeutungslos. Damit würde sich die Frage nach einer Lösung auch gar nicht stellen.

7.6 Vom Ernst zum Spiel und zurück

Die Lösungsperspektiven, die zu den beiden Konfliktachsen (Balance und Entwicklung) gehören, unterscheiden sich nicht nur inhaltlich, sondern auch modal, also in der Form, im Ton, der die »Musik« der Prozess-Steuerung macht. Therapien sind nicht nur ergebnisorientierte Veranstaltungen zur Lösung von persönlichen Problemen. Sie bewegen sich in einer Ästhetik, in der Tempo, Energielevel, Farbigkeit, Geschmack, dramaturgische Spannung in Szene gesetzt werden, die den inhaltlichen Konflikt- und Entscheidungslinien erst ihre sinnliche Qualität geben. Zur Kennzeichnung dieser modalen Unterschiede will ich auf die oben eingeführten Modi von Pathos und Ironie zurückgreifen und zeigen, warum die Nutzung beider Modi, des pathetischen Ernstes *und* des ironischen Spiels, therapeutisch fruchtbar sein kann.

Das Votum, sowohl mit Pathos wie mit Ironie zu arbeiten, sowohl Ernst wie Spiel einzusetzen, vom einen zum andern und wieder zurück zu gehen, ist ein Votum für die Nutzung des binokularen Blicks, der erst den Zugang zur Tiefendimension von Lebensentscheidungen möglich macht. Therapien, die einem rein pathetischen Muster folgen, die also nur ernst sind, die auf Wahrhaftigkeit und Authentizität bauen, legen sich zugleich aber auf den Zustand der Schwere fest und bleiben ohne Not unbeweglich. Sie verschenken die Möglichkeit, die der ironische Spiel-Modus nutzt, nämlich im Erproben und in der Leichtigkeit Denk- und Handlungsoptionen ins Auge zu fassen, ohne sich gleich darauf festzulegen. Umgekehrt bleiben Therapien flach und unbefriedigend, die den Modus des Spiels nicht verlassen können, die ausschließlich im Experimentierenden bleiben, in paradoxen Techniken, im Jonglieren mit Als-ob-Perspektiven, wie sie die systemische Tool-Box in reichem Umfang anbietet, weil sie lediglich die Optionen öffnende, nicht die Optionen schließende, also Entscheidungen treffende Perspektive in den Blick nehmen. Das ist die Gegenseite des systemischen ethischen Axioms, wie es Heinz von Foerster formuliert hat: »Handle so, dass die Zahl deiner Handlungsmöglichkeiten zunimmt.« Das ist eben nur ein Typ von Entscheidungen. In vielen relevanten Übergangssituationen geht es um Entscheidungen, die Handlungsmöglichkeiten reduzieren. Sämtliche Bindungsentscheidungen gehören dazu. Freiheit ist nicht durch das ständige Offenhalten aller Möglichkeiten gekennzeichnet, sondern durch die Wahlmöglichkeit zwischen Offenheit und Festlegung.

Eine therapeutische Prozess-Steuerungskompetenz liegt darin, situationsabhängig beide Klaviaturen spielen und sich im Betriebsmodus Ernst wie im

Betriebsmodus Spiel gleich gut bewegen zu können. Genauer noch: Der Therapeut muss sowohl in der Lage sein, auf Ernst ernst einzugehen wie auf Spiel spielerisch, als auch die Möglichkeit haben, den angebotenen Ernst (der Klage, des Leidensdrucks) spielerisch in Frage zu stellen und das angebotene Spiel (Herumprobieren, stagnierende Ambivalenzen, repetetive Streitmuster) dem Ernst von Entscheidungen zuzuführen.

Vom Ernst zum Spiel: Prozess-Steuerung auf der Balance-Achse

Ein wesentliches Moment von Leidensdruck ist das Fehlen von Handlungsalternativen. Paare suchen Behandlung dann auf, wenn ihre Handlungsoptionen erschöpft sind, wenn Spaß und Mut, es miteinander hinzubekommen, an ihre Grenze geraten sind. Die initialen, noch nicht von therapeutischen Umdeutungen beeinflussten Problembeschreibungen beider Partner (die voneinander abweichen können) sind schon in dem Sinne ernst, dass die Partner keinen Spaß verstehen. Symptombeschreibungen über Erektionsschwierigkeiten oder sexuelles Desinteresse werden tragisch erlebt und berichtet, verbunden mit Leidensdruck, Gefühlen des Versagens und der Enttäuschung, oft auch der Wut und Empörung über den Partner. Die Sichtweisen, die das Verhalten der Partner zu Problemen machen, sind feste Wirklichkeitskonstruktionen, die Täter- und Opfer-Positionen festlegen, die Verhaltensalternativen eng begrenzen oder ausschließen und die mehr regel- als ausnahmefokussiert sind. Sie führen auch zu den analogen Gefühlsresonanzen: Wo die Lage eindeutig ist, gibt es nichts zu lachen. Dies gilt noch verschärft, wenn die beiden Partner sich in ihrer Problembeschreibung uneins sind und ihre konkurrierende Sichtweise darstellen. Dabei ist der Therapeut nicht nur Triangulierungs-Angeboten der beiden Partner ausgesetzt (nimm meine Sichtweise gegen die meines Partners ein), er wird auch geprüft, wie weit er den Ernst der Lage verstanden hat.

Zu frühe und zu aktive Umdeutungsversuche des Therapeuten werden daher von den Partnern als Verständnislosigkeit und fehlende Einfühlung erlebt und entsprechend beantwortet. In der ersten Phase, in der der therapeutische Auftrag noch nicht geklärt ist, prüfen die Partner vor allem, ob ihre Sichtweise beim Therapeuten angekommen und gut aufgehoben ist.

Die positive Beantwortung dieser Prüfung[46] ist die notwendige Voraussetzung dafür, dass die Therapie greifen kann. Ohne die damit gewährleistete Verbindlichkeit kann der Übergang vom Ernst zum Spiel nicht gelingen. Erst auf dem Boden einer ernsthaften Beziehung können spielerische Interventionen ihre Kraft entfalten. Interventionen, die die Beweglichkeit von belastenden Wirklichkeitskonstruktionen fokussieren, brauchen als Kontextmarkierung also den Ernst der therapeutischen Beziehung[47]. Sie bleiben sonst flach oder werden geradezu albern.

Nehmen wir als Beispiel die Verschlimmerungsfrage, die zur Gattung der paradoxen spielerischen Fragen gehört, in denen mit einer Als-ob-Voraussetzung eine alternative Wirklichkeit erdacht wird. Die Verschlimmerungsfrage fragt experimentierend nach den Konsequenzen einer möglichen Problem-Mittäterschaft, ohne dass diese »im Ernst« vorausgesetzt wird. Sie ist insofern paradox, als sie nach dem Gegenteil des vom Klienten intendierten Ergebnisses fragt, also explizit zum Spiel, zum Gedankenexperiment, einlädt.

In einer Sexualtherapie könnten man sie etwa so stellen: »Angenommen, Sie wollten das Problem noch schlimmer machen, als es ohnehin schon ist, und wollten Ihren Mann dazu bringen, dass er überhaupt kein sexuelles Interesse an Ihnen als Frau mehr zeigt: Was müssten Sie tun?« Die Frage weicht inhaltlich in zwei Punkten von der ernsten und festen Wirklichkeitskonstruktion der Klienten ab, nämlich einmal der Intention der Klientin, ihr Mann solle mehr (und eben nicht weniger) sexuelles Interesse an ihr zeigen, und zum anderen, sie sei Opfer (nicht etwa Mit-Täterin) seines Desinteresses. Die Antwort und Auswertung dieser Frage bringt nur dann therapeutischen Gewinn, wenn vorher klar ist, dass Therapeut und Klienten in einem Prozess der Ernsthaftigkeit miteinander sind, wenn also die »emotionale Rahmung« (Welter-Enderlin und Hildenbrand 1996) die Intervention trägt.

Auf dieser Basis lässt sich spielen. Die Spieloption ist nun dadurch gekennzeichnet, dass die Spieler den Möglichkeitsraum unverbindlich betreten. Die Hintertür ist weit offen. Wir sind hier bei reversiblen Prozessen, also bei Entscheidungen und Möglichkeiten, die ohne Schaden umkehrbar sind. Deshalb gilt im Spiel auch die therapeutische Übersetzung des Foersterschen Impera-

[46] Es ist für Therapeuten zunächst schwer zuzugestehen, dass sie als Geprüfte auch in einer One-down-Position gegenüber den Klienten sind. Tatsächlich stärkt das Bewusstsein um diese Position die therapeutischen Handlungsmöglichkeiten mehr als es sie schwächt. Dafür muss der Therapeut aber die Prüfung als Prozess mit offenem Ausgang sehen, in der auch die Klienten ihre eigene Einstiegs- oder/und Rückzugsbereitschaft prüfen.

[47] Die Vertreter des Meilener Begegnungsmodells (Welter-Enderlin und Hildenbrand 1996, Welter-Enderlin und Jellouschek 2001) sprechen hier von einer »Metastabilisierung durch emotionale Rahmung« und verstehen hier ebenfalls eine vom Therapeuten zu gewährleistende emotionale holding function, die für das relativ instabilere Klientensystem Veränderung ermöglicht.

tivs: Therapiere so, dass die Zahl der Handlungsmöglichkeiten und alternativen Sichtweisen deiner Klienten zunimmt.

Wenn wir den therapeutischen Übergang vom Ernst des sexuellen Problems zum Spiel alternativer sexueller Denk- und Handlungsmöglichkeiten nutzen, stehen all die Interventionsmöglichkeiten zur Verfügung, die in der systemischen Therapie entwickelt worden sind. Sie alle können nahtlos auf das sexuelle Konfliktfeld übertragen werden. Dazu gehören Verflüssigungsfragen, Verschlimmerungs- und Verbesserungsfragen, hypothetische und zirkuläre Fragen, die in Kapitel 8 näher ausgeführt sind.

Als Suchstrategie hat der Weg vom Ernst zum Spiel (genauer: vom Ernst des Problems zum Spiel mit einem Leben ohne Problem) zwei Komponenten, die wir auch für Übergangskrisen identifiziert hatten, das Nicht-Mehr und das Noch-Nicht. Die Nicht-Mehr-Komponente wird aktiviert, indem ein kritisches Element der noch geltenden Wirklichkeit gedanklich suspendiert, entweder ganz außer Kraft gesetzt oder relativiert wird. Die Noch-Nicht-Komponente kann dann als Folge in Kraft treten. Dabei geht es um die Erzeugung von Möglichkeiten, die Ausreizung des Möglichkeitssinnes, wie Robert Musil diese Fähigkeit genannt hat. Die Intention all der Möglichkeitsfragen zielt auf die Erweiterung, die Erprobung von Wirklichkeiten, die auch sein könnten.

Die Steuerung des spielerischen Suchprozesses ist kein Spaziergang im Schlaraffenland der exzessiven Wünsche nach dem Motto: Was hätten Sie denn gern? Das wäre eine zu simple lineare und undynamische Konzeption der Kräfte, die im Möglichkeitsraum wirksam sind.

Gerade wenn Sexualität und ihr Stellenwert, ihre Entwicklung in der Partnerschaft der therapeutische Schwerpunkt sind, müssen wir ein paar Punkte beachten:

1. Sexuelle Phantasien sind nicht unbedingt sexuelle Wünsche. Wünsche tendieren zur Verwirklichung, sie sind vorweggenommene, im Rahmen des realisierbaren sich bewegende Entwürfe befriedigender Alternativen zur weniger befriedigenden Gegenwart. Phantasien können darüber hinausgehen, sie können innere Inszenierungen sein, die ihren Wert in sich haben, also nicht in die Tat umgesetzt werden müssen. So sind beispielsweise sexuelle Gewaltphantasien, einem Mann oder mehreren Männern ausgeliefert zu sein, die – als Phantasien – von Frauen als sehr erregend empfunden werden können (Hariton und Singer 1974, Price und Miller 1984, Davidson und Hoffman 1986), nicht als Wünsche zu verstehen, Gewalt zu erleben. Der dramaturgische »Witz« solcher – intentional erzeugbaren – Phantasien liegt darin, dass die phantasierende Frau die Autorenschaft und damit die Kontrolle über das behält, was sie sich vorstellt. Das wäre im Fall eines realen Erlebnisses sexuellen Ausgeliefertseins nicht mehr der Fall[48].

Dazu eine kurze interventionstechnische Anmerkung: Unerfahrenen Therapeuten kann es passieren, dass sie das produktive Potential dieser Möglichkeitsfragen unternutzen, weil sie es nicht mit genügend hypnotischem Nachdruck und entsprechender Nachhaltigkeit in der Erkundung des eben geöffneten Möglichkeitsraums anbieten und verfolgen. So führt beispielsweise die Wunderfrage oft zunächst zu nutzlosen Antworten, etwa der Art: »Ja, dann wäre alles gut.« »Das wäre schön, dann hätten wir ein befriedigendes Sexualleben.« Diese ersten Antworten sind erst der Beginn, an dem der Suchprozess interessant und illustrativ werden kann. Problemdeterminierte Wirklichkeitskonstruktionen sind starke Attraktoren, die den Gesprächsablauf schnell an sich ziehen. Bei der Wunderfrage etwa in der Art: »Schön wär's. Aber es ist eben nur ein Wunsch.« In der Steuerung dieses Dialogs ist es die Aufgabe des Therapeuten (nicht des Klienten), bei der Möglichkeitskreation am Ball zu bleiben. Die Bitte um Illustration ist oft eine gesprächstechnische Hilfe: »Ich habe das noch nicht genau vor Augen, wie Sie sich Ihre Partnerschaft ohne Problem vorstellen. Könnten Sie mich noch etwas in der neuen und besseren Situation herumführen?«

2. Der Möglichkeitsraum ist voll von Ambivalenzen. Der Möglichkeitsraum ist nicht einfach ein »guter Ort«, in dem sich Sex freundlich, liebevoll und partnerbezogen zeigt. Es gehört zu den schwierigsten Schritten der Sexualtherapie, diejenigen Optionen zur Sprache, ja überhaupt ins Bewusstsein zu bringen, die nicht »sozial erwünscht« sind, die also nicht sauber, nicht partnerbezogen, sondern egoistisch, unromantisch sein können und die mit »guten« sexuellen Wünschen koexistieren.

3. Im kommunizierten Möglichkeitsraum lauert Zensur. Aufgrund der Ambivalenzen ist die Eröffnung des Möglichkeitsraumes nicht einfach ein befreiender Schritt – endlich darf ich! Wenn der Möglichkeitsraum in Gegenwart des Partners eröffnet wird, haben die ausgesprochenen Optionen für den zuhörenden Partner nicht nur den Charakter von Einfach-so-Ideen, die der Andere vor sich hinsagt. Da nicht nur gedacht, sondern ausgesprochen und damit kommuniziert wird, läuft immer die Frage mit, welche Bedeutung der zuhörende

---

48 Um nicht in übereilte Vereinfachungen zu geraten: Auch das sexuelle Ausgeliefertsein kann von der Phantasie zum Wunsch werden, zur Verwirklichung locken und in sorgfältig inszenierten Ritualen umgesetzt werden. Man ist nie sicher.

Partner dem Beschriebenen gibt. Das Wissen oder die Vermutung über diese Bedeutungsgebung kann sich als Nichtaussprechen, als rücksichtsvolle Form der Zensur auswirken, in der die Empfindlichkeiten und Kränkbarkeiten des Partners berücksichtigt werden.

Auch wenn das Spiel »nach oben offen« ist, es also im Prinzip unbeschränkt fortsetzbar ist, ist doch irgendwann ein Optimum therapeutischen Nutzens erreicht. Das ist dann der Fall, wenn die Möglichkeitskonstruktionen sich wiederholen und keine neue Qualität mehr haben. Dann muss die therapeutische Steuerung in eine andere Phase übergehen, in der Entscheidungen getroffen werden müssen – oder bewusst unterlassen werden.

Vom Spiel zum Ernst: Prozess-Steuerung auf der Entwicklungsachse

Das spielerische Durchprobieren von Denk- und Handlungsoptionen ist von sicherem Terrain aus erfolgt: Die Balance, innerhalb derer das Problem auch eine Stabilisierungsfunktion hat, ist geschaukelt worden und in Bewegung gekommen, aber noch nicht ernsthaft in Frage gestellt worden.

Bei der Prozess-Steuerung im Spiel-Modus sind Ambivalenzen die Garanten der Balance: Ich will und ich will nicht. Ich weiß nicht, ob ich mich auf eine neue Erfahrung einlassen soll. Ich überlege, ob ich mit der Zurückhaltung meines Partners weiter leben möchte. Jeder Impuls ist vom gegenteiligen Impuls in der Waage der Nichtentscheidung gehalten. Gerade die weit offene Hintertür, die Sicherheit, nicht entscheiden zu müssen, sondern sich unverbindlich Alternativen betrachten zu können, macht es möglich, Verhaltensweisen in den Blick zu nehmen oder auch zu erproben, die im Ernstfall vermieden würden, weil sie durch die Gegenseite der Ambivalenz gebremst würden.

Nun können Ambivalenzen unterschiedliche Gesichter haben. Sie sind ihrerseits lebendige Prozesse, die sich entwickeln können, die ein unterschiedliches Alter haben und durch unterschiedliche Phasen gehen, wachsen und in unterschiedliche Reifungszustände gelangen können und schließlich sich überleben können. Abhängig von ihrer Beweglichkeit können sie persönliche und partnerschaftliche Entwicklungsprozesse behindern oder ermöglichen. Diese Wirkung ist wiederum rückgekoppelt mit der Qualität der Ambivalenz. Sie können damit selbstverstärkende Entscheidungszirkel oder richtiger: Nichtentscheidungszirkel begründen und sich damit keineswegs lebendig, sondern starr, Stagnation stabilisierend zeigen.

Damit sind wir bei einer zentralen Eigenschaft von Ambivalenzen. Sie wirken konservativ, stärken also in Entscheidungssituationen tendenziell die Seite der Nichtveränderung oder der Rückwärtsgewandtheit . Es lassen sich zwei Situationen unterscheiden, die ich Alpha- und Beta-Ambivalenz[49] nennen möchte:

Alpha-Ambivalenz: Ich habe mich für etwas entschieden, für das ich mich besser nicht entschieden hätte. Hier hat die getroffene Entscheidung eine Seite des Wunsches nicht berücksichtigt, die sich in verstärkten rückwärtsgerichteten Phantasien meldet.

Beta-Ambivalenz: Ich habe mich gegen etwas entschieden, für das ich mich besser doch entschieden hätte. Hier ist die Realisierung des Wunsches zwar noch möglich, emotional dominant ist aber das Gefühl des ungelebten Lebens und der verpassten Gelegenheit, das ebenfalls stark vergangenheitsbezogen ist.

Beide Ambivalenz-Typen haben damit eine konservative Wirkung. In beiden Fällen kommt die ambivalierende Person nicht in der Gegenwart an, bleibt hadernd rückgebunden an eine unabgeschlossene Vergangenheit. Damit kommen wir zur entscheidenden Schwelle, die das Übergangsgeschehen auf der Entwicklungsachse ausmacht: die Irreversibilität von Entwicklungen. Entscheidungen, wenn es denn Entscheidungen sind, beenden Ambivalenzen und damit den gedanklichen Rückweg in die Vergangenheit.

Sexuelle Entwicklungen als Entscheidungen? Ja! Ohne Entscheidung keine Entwicklung[50]. Leitlinie ist nicht der Spaß, die Lust, die Funktion, die Befriedigung, die Normalität oder die Gesundheit, all diese Kriterien sind Epi-Phänomene der sexuellen Selbstverantwortung, und diese drückt sich durch Entscheidungen aus. Entscheidung ist ein Differenzierungsschritt. Indem ich mich entscheide, schließe ich andere Möglichkeiten aus, lege mich fest, profiliere mich, mache mich angreifbar. Entscheidungen im Kontext sexueller Entwicklungen heißt, das eigene Begehren zu zeigen, oder – pathetisch gesagt – sich zum eigenen Begehren zu bekennen. Wer bin ich als Frau/Mann? Was will ich, was

---

[49] Ich lehne mich an die Unterscheidung von Alpha- und Beta-Fehlern aus der Inferenzstatistik an: der Alpha-Fehler behauptet das Bestehen eines statistischen Zusammenhangs, obwohl er tatsächlich nicht besteht (falsch-positiv); der Beta-Fehler behauptet das Nichtbestehen eines Zusammenhangs, obwohl er tatsächlich doch besteht (falsch-negativ).

[50] Natürlich gibt es sexuelle Entwicklungen, die nicht durch Entscheidungen zustande kamen, durch Krankheiten etwa, Unfälle, Schicksalsschläge. Aber auch solche Ereignisse, die ungewollt und unbeeinflusst passieren, werden erst durch Entscheidungen zu Entwicklungen.

nicht? Mit wem will ich es? Erst in der Verbindung mit diesen Fragen bekommen sexuelle Wünsche, sexuelles Verhalten und sexuelle Störungen ihre Bedeutung.

Das Ehepaar B., beide etwa 50 Jahre alt, eine jugendliche Tochter, kommen zur Sexualtherapie, zunächst auf Betreiben des Mannes, Frau B. ist aber ebenfalls sehr motiviert. Er klagt über das völlige sexuelle Desinteresse seiner Frau, wobei er ihr Verhalten in sehr normativer Weise als gestört und »möglicherweise dauerhaft behindert« beschreibt. Er legt dabei einen sexualphysiologischen Maßstab an: Wenn er sie berühre und stimuliere, werde sie nicht feucht und ihre Brustwarzen würden sich nicht erregt aufrichten. Frau B. bestätigt ihr Desinteresse, führt es aber auch auf seine Maßstäbe und die unromantische Gestaltung der sexuellen Begegnungen zurück, die sie als hygienisch sauber, aber phantasielos beschreibt. Zur Illustration beschreibt sie den Moment, wenn ihr Mann abends vor dem Zubettgehen dusche. Sie wisse, dass er dann vorhabe, mit ihr zu verkehren, und »wenn ich ihn in der Dusche höre, ist es schon aus, bevor es angefangen hat«. Den nur selten stattfindenden Geschlechtsverkehr empfinden beide Partner als höchst unbefriedigend. Seiner wiederholt gestellten Frage, wie sie sich ein befriedigendes Sexualleben vorstelle, blieb sie die Antwort schuldig. Das wisse sie auch nicht, so jedenfalls, wie er sich das denke, gehe es für sie nicht. Nachdem er sich zunächst als symptomfreier Partner dargestellt und sich in der fordernden, Maßstäbe setzenden Position gezeigt hatte, stellte sich erst später heraus, dass er an einer dialysepflichtigen Niereninsuffizienz litt, die zu Erektionsschwierigkeiten geführt hatte. Diese waren durch medikamentöse Behandlung (Viagra) aber symptomatisch gut zu behandeln, so dass er sich in der Position dessen sah, der »seinen Teil zur Problemlösung beigetragen« hatte und daher wohlbegründet auf Veränderungen bei der Partnerin warten konnte.

Das Paar hatte sich in eine stagnierende Situation hineinmanövriert: Er reklamierte zwar die Definitionsmacht darüber, was gesunder Sex sei, was ihm aber insofern nichts nützte, als er seine Vorstellung nicht realisieren konnte. Sie umgekehrt kontrollierte zwar über ihre Abneigung die Häufigkeit bzw. Seltenheit der sexuellen Begegnungen, blieb aber ratlos und unbefriedigt in Bezug auf ihre eigenen Vorstellungen, wie sie ihr Begehren entwickeln wollte. Da in diesem Gleichgewicht im Unglück beide etwas zu verlieren hatten, hatten zunächst auch beide gute Gründe, sich nicht zu bewegen .

Die Auftragsklärung führte zu einer äußerst asymmetrischen Ausgangslage: Frau B. konzipierte die Therapie als »Erkundungsreise« mit dem Ziel, ihre Sexualität, die sie als ihr selbst verschlossen erlebte, zu entdecken. Herr B. wollte definitiv keine Veränderung seines Verhaltens, er verstand sich ausschließlich als derjenige, der auf die Veränderung seiner Frau warten wollte. In diesem Zusammenhang hatte er vorgeschlagen, er könne sich auch eine Einzeltherapie seiner Frau vorstellen, was er aber zurücknahm, nachdem ich mit ihm die Möglichkeit erörtert hatte, dass seine Frau bei ihrer Reise ja Entdeckungen machen könnte, die auch für ihn von Interesse sein könnten. Frau B. knüpfte ihrerseits keine ausgeprägten Veränderungserwartungen an ihren Mann, so dass für sie diese asymmetrische Ausgangslage kein Problem darstellte.

Bei der Erstellung des Idealen Sexuellen Szenarios (siehe Kapitel 8.4) ergab sich bei Herrn B. lediglich die Wiederholung dessen, was er schon als Therapieziel formuliert hatte, nämlich dass seine Frau auf seine Berührungen erregt reagierte. Frau B. entwickelte ein sehr detailliertes Szenario, das von »Fließen«, Langsamkeit und der Musik eines bestimmten Komponisten bestimmt war. Während sie im Atmosphärischen und Szenischen sehr detailgenau war, ließ sie konkrete Handlungen ganz unscharf, sehr zur Unzufriedenheit ihres Mannes. Er relativierte ihr Szenario, wertete es als unreif und vorläufig (»wenn es zum Erfolg führt«).

In den folgenden Sitzungen war die Labilisierung der alten Balance (normativer Mann – ratlose Frau) die bestimmende Dynamik: Frau B. machte vorsichtige Suchbewegungen, die zunächst in der Sackgasse ihrer erotischen Unsicherheit (»ich weiß nicht«) mündeten, wo er sie mal mit definierender Überlegenheit, mal mit Ungeduld empfing. Zunehmend nahm sie ihre eigenen erotischen Parameter – Zeit, Ungerichtetheit sexueller Interaktionen, ihre Musik – ernster und beschäftigte sich damit unabhängig von seinen Kommentaren. Auch die ausgiebige Lektüre von Romanen und Biographien, die sie schon immer geschätzt hatte, nutzte sie jetzt als Zugang zu erotischem Erleben und dessen lebensgeschichtlichem Kontext. Gerade die Literatur war in gewisser Weise ihr Gegenprogramm zu seiner normativen und Variationen einengenden Vorstellung von Sexualität. Die Einzigartigkeit jeder Biographie wurde für sie ein starker Orientierungspunkt. Nachdem sie anfangs schnell empört auf seine herablassenden Bemerkungen reagiert hatte, nahm sie diese zunehmend mit Achselzucken zur Kenntnis, betonte, dass das nun eben ihre Sexualität sei und nicht seine. Die Botschaft von Herrn B. war eindeutig: Ändere dich, aber zu meinen Konditionen. Änderst du dich, beweist du mir, dass meine Kriterien richtig waren. Änderst du dich nicht, beweist du mir das auch. Deshalb wurde sie nicht durch seine Zustimmung und Wertschätzung sicherer, eher im Gegenteil: Sie konturierte sich über die Abgrenzung gegen seine dezenten Abschätzigkeiten. Nicht Wertschätzung und Anerkennung, sondern Verschärfung des Unterschiedes zwischen den beiden erotischen Profilen waren hier Prozesstreiber. Auch wenn Herr B. hinter dem Schutz seiner fordernden Position die Entwicklung seiner Frau sehr aufmerksam und nicht ganz angstfrei beobachtete, blieb er bei seiner anfänglichen Einstellung. Herr B. war in den letzten Sitzungen stiller geworden, hatte einen geringeren Gesprächsanteil als zu Beginn. In dem Maße, wie Frau B. ihre Wünsche und Phantasien deutlich machte, sie nicht nur über die Abgrenzung gegen seine Maßstäbe erkennen ließ, relativierte er diesen Maßstab. Für ihn vollzog sich dabei ein doppelter Prozess. Einerseits schwand die Macht seines Definitionsmonopols nicht dadurch, dass sie sich aktiv dagegen gewehrt hätte (das war in der Anfangsphase der Therapie die Fall), sondern dadurch, dass sie es einfach unbeantwortet ließ. Zum andern beobachtete er hinter seiner herablassenden Fassade äußerst aufmerksam die Entwicklung seiner Frau. Er blieb äußerlich bis zum Schluß seiner Linie treu, dass nicht er, sondern seine Frau diejenige sei, für die Veränderungsschritte fällig seien. Die erotische Entwicklung von Frau B. war im Kern ein asymmetrischer Prozess, keine gemeinsame Entwicklung des Paares.

Die Therapie hatte im Ergebnis auch nicht die Spannung zwischen den Partnern verringert, sondern ihr eine neue Qualität gebracht: Aus der komplementären Oben-Unten-Konstellation (Mann oben, definierend, recht habend, Normalität reklamierend; Frau unten, ratlos, unrecht habend, defizitär) war eine symmetrisch gleichwertige Konstellation zwischen zwei Partnern geworden, die sich ihre sexuelle Differenz jetzt anders bewusst machten. Gleichwohl führte diese asymmetrische Verhaltenskonstellation der Partner zum Sprung in eine neue interaktionelle Qualität, die sich primär und ausgeprägt auf sexuellem Gebiet zeigte, aber auch auf das allgemeine Beziehungsgleichgewicht ausstrahlte. Frau B. entwickelte ihrem Mann gegenüber eine Form freundlicher Ironie, die er mit etwas verlegener Beiläufigkeit abtat.

Das Paar hatte gegen Ende der Therapie kaum häufiger sexuellen Verkehr als vorher, erlebte ihn aber mit ganz anderer Aufmerksamkeit, unritualisierter, weniger vorhersehbar, vor allem aber weniger kompromissorientiert und mit einer neuen Offenheit. Die Auswirkungen der sexuellen Entwicklung auf das Paar waren weniger an objektiven Verhaltens-Kriterien sichtbar, die beiden unternahmen nicht mehr oder weniger gemeinsam, ihr Alltag blieb derselbe. Entscheidend anders war aber der Ton, die »Musik« des Umgangs der beiden geworden, die sich auch in dem Kommentar der vorletzten Sitzung zeigte:

Frau B.: »Ich habe nicht das Gefühl, dass wir fertig wären …«

Herr B. (unterbricht sie): »Na dann blüht mir ja noch einiges.«

Frau B.: » … aber jetzt weiß ich, dass es weitergeht.«

Herr B.: »Das ist ja schön für dich.«

Frau B.: »Ja, es ist auch schön für mich. Und es könnte auch schön für dich sein. Du müsstest ja nur nehmen, was da ist.«

Herr B.: »Ich beschwere mich ja gar nicht mehr.«

Das Paar blieb also im asymmetrischen Dialog aufeinander bezogen, zugleich differenziert und abgegrenzt. Seine Kommentare könnten in einem anderen interaktionellen Kontext als defensiv interpretiert werden. Tatsächlich transformierte das Paar im Lauf der Therapie die Bedeutung seiner ursprünglich sehr rigide wirkenden sexuellen Normalitäts- und Funktionalitätsforderungen so, dass sie in einer Doppelbedeutung zwischen Ernst und Ironie oszillierten konnten. Im Wissen darum, dass Frau B. sich von diesen Maßstäben zunehmend freier machte, hielt er sie im »offiziellen« Sprachspiel aufrecht, gab aber zu verstehen, dass er ihre Relativierungen und ihren gelegentlichen zarten Spott »inoffiziell« verstand. So entstand eine humornahe Auseinandersetzung über Maßstäbe befriedigender Sexualität, bei der er seine Position halten und sie gleichzeitig in Frage stellen konnte, ohne dass er sich einem Druck zur Eindeutigkeit beugen musste.

Die Therapie des Paares B. zeigt einige Verlaufs- und Ergebnismerkmale, die verallgemeinerbar sind:

- *Von der Fremdvalidierung zur Selbstvalidierung.* Die ursprüngliche Definitionshoheit über »richtige« (gesunde, normale, natürliche) Sexualität, die Herr B. für das Paar (!) übernommen hatte, wurde neu verteilt: Frau B. entwickelte aus der Unzufriedenheit und über eine So-Nicht-Position eigene, nun positiv definierte Maßstäbe, was ihre Sexualität und ihre weibliche Erotik ausmacht. Herr B. blieb bei seinen Maßstäben, gewann aber einen Zugang zu deren Relativität.
- *Asymmetrische Entwicklung.* Die sexuelle Entwicklung des Paares wurde durch die progressiven Schritte von Frau B. getrieben. Hätte sie bei jedem Schritt gewartet, bis Herr B. ihn mitgehen würde, hätte dies die Stagnation stabilisiert. Selbstvalidierung von Frau B. war Voraussetzung und Ergebnis dieser asymmetrischen Entwicklung.
- *Ressourcen- statt Defizitperspektive.* Das Paar bot eine gemeinsame Defizitversion ihrer sexuellen Unzufriedenheit an, in der sie sich auf Frau B. als Indexpatientin geeinigt hatten. Die Ressourcenperspektive musste als neue, die alte kollusive Struktur unterbrechende Perspektive von außen, also vom Therapeuten, eingeführt werden. Metaphorisch geschah dies durch die »Entdeckungsreise«-Metapher, unter der die Therapie für sie lief, interventionstechnisch über die Auswertung und Stärkung des ISS.
- *Entwicklungsschritte sind irreversibel.* Die ungleichzeitigen und asymmetrischen Schritte, die Frau B. gemacht hatte, hatten in der frühen und mittleren

Therapiephase experimentierenden und durchaus vorsichtigen Charakter, der immer der Vereinnahmung durch die Doppelbindungs-Botschaft von Herrn B. ausgesetzt war. Indem sie diese Schritte aber riskierte, stabilisierte sie ihre Entwicklung einer neuen Erlebnisqualität und eines selbstbewußteren Verständnisses ihres sexuellen Erlebens.

8 Spiel-Interventionen und Ernst-Interventionen

Das Konzept einer systemischen Paartherapie des Begehrens konzipiert Interventionen, speziell Übungen und Verhaltens-Verschreibungen, die dem Paar aus der Therapie mitgegeben werden, anders als die lern- und entspannungsorientierte Sexualtherapie der ersten Generation. Der leitende Gedanke lautet: Hauptfunktion von Aufgaben ist es, das sexuelle Begehren zu entwickeln, zu profilieren und zu strukturieren[51]. Die Therapie besteht nicht darin, Defizite übend (nachholend) zu kompensieren. Indem der Schwerpunkt beim Wollen, nicht beim Können liegt, zielen die Übungen nicht auf das Fehlende, sondern auf einen bewussteren Zugang zum bereits Vorhandenen und dessen Entwicklung.

In Fortsetzung der Unterscheidung von Spiel und Ernst lassen sich auch die Interventionen danach unterscheiden, ob sie dem Paar nahe legen zu spielen, also Optionen zu erweitern und zu erproben, sich experimentierend alternativen Verhaltensweisen zu nähern und sich im Zweifelsfall wieder auf das bekannte Muster zurückzuziehen. Spiel-Interventionen sind also die Interventionen, die probatorisch sind, unverbindlichen Rückzug möglich machen, kurz: Interventionen, die auf reversibles Verhalten zielen. Ernst-Interventionen dagegen konzentrieren sich auf Entscheidungen, damit auf die Reduzierung von Optionen und die Beendigung des offenen Probierens und Abwägens. Sie zielen auf irreversibles Verhalten.

---

[51] Das ist eine ähnliche Idee wie im Hamburger Modell (Arentewicz und Schmidt 1993), wonach die Übungen psychodynamisches und paardynamisches »Material« produzieren, das therapeutisch genutzt werden kann.

Tabelle 13: Spiel-Interventionen und Ernst-Interventionen

	Spiel	**Ernst**
Reversibilität	Reversibel. Man kann mal probieren.	Irreversibel. Einmal getan, gibt es keinen Schritt zurück.
Denken und Handeln	Trial and error. Erst handeln, dann nachdenken.	Entscheidung. Erst nachdenken, dann handeln.
Tempo	Schnell	Langsam
Intention und Legitimation	Ich bin so, weil du … Ich bin so, damit du …	Ich bin so.
Konzept	Symptomstabilisierende Verhaltenszirkel	Differenzierung
Interventionsrichtung	Optionen erweitern und offenlassen	Optionen konzentrieren

8.1 Spiel-Interventionen

Bei der folgenden Aufzählung ist zu beachten, dass die einzelnen Techniken für sich genommen sinn-frei sind. Sie bekommen ihre therapeutische Perspektive erst im Zusammenhang einer kohärenten therapeutischen Prozess-Steuerung. Thema, Ton und interaktioneller Kontext, vor allem aber der richtige Zeitpunkt, machen die Interventionen erst produktiv. In diesem Sinne sind die folgenden Einzel-Interventionen zu verstehen.

Symptomverschreibungen

Paradoxe Techniken und hier besonders Symptomverschreibungen können sehr effektive Interventionen sein, erfordern aber Sorgfalt und Übung, damit sie nicht als zynisch oder abwertend erlebt werden und dann mehr das therapeutische Bündnis gefährden als etwas Sinnvolles bewirken. Dies vorausgesetzt, lässt sich etwa mit folgenden Aufgaben arbeiten:

Sexuelles Desinteresse vorspielen

Diese Übung eignet sich dann, wenn sich Partner in eine Sei-spontan-Paradoxie hineinmanövriert haben. Das kann leicht geschehen, wenn ein Partner dem andern zuliebe sich auf Sex einlässt, der ihm eigentlich nicht entspricht. »Du sollst es aber wirklich wollen« ist dann der verzweifelte, aber paradoxe Ausruf des sexuell interessierten Partners, der nicht nur auf seine Kosten kommen möchte, sondern auch von der Asymmetrie befreit sein will, dass er mehr nimmt als gibt.

> *Herr Z. beklagt sich darüber, dass Frau Z. sich gelegentlich auf den Geschlechtsverkehr einlässt, um ihn nicht zu frustrieren, aber dabei nicht wirklich Lust habe. Sie bestätigt das. Es sei für sie aber keine größere Überwindung, in aller Regel lasse sie es über sich ergehen.*

Die Aufgabe für das Paar lautet: Frau Z. soll sich bei der nächsten sexuellen Initiative ihres Mannes als des progressiven Partners etwas desinteressierter zeigen, als sie eigentlich ist. Nach dem Verkehr hat Herr Z. die Aufgabe zu erraten, was an ihrem Verhalten wirklich desinteressiert war und was vorgespielt.

Diese Übung hat vor allem die Intention, den bitteren Ernst seiner Klage zu entschärfen und sie in eine symmetrische Mitspielerinnen-Position zu bringen. Während Frau Z. in der symptomatischen Konstellation in der gewährenden one-up-Position ist und Herr Z. entsprechend in der one-down-Position des sexuellen Almosenempfängers, kann die Spiel-Kooperation beide in eine gleichwertige Position bringen. Als Symptomverschreibung unterbricht sie das Muster des misstrauischen Verdachts, der Partner empfinde nicht wirklich, was er sagt.

»Eheliche Pflicht«[52]

Das Paar bekommt die Aufgabe, unabhängig von Lust oder Unlust ein begrenztes sexuelles Pflichtprogramm zu absolvieren, das auch so genannt wird. Sie sollen sexuell normal und unkreativ miteinander umgehen, so dass sich beide auf den Pflichtcharakter der Übung konzentrieren können. Das Programm wird auf den Stand des Paares zugeschnitten. Sinn dieser paradoxen Verschreibung ist es *nicht*, auf ihre Umgehung zu setzen und darauf, dass das Paar sozusagen »heimlich« lustvoll interagiert. Vielmehr kann damit der Zugang zur »Täterschaft« für unerotische Interaktionen ermöglicht werden. Wenn ein Klient weiß,

---

[52] Retzer und Simon (1998).

wie er beim Partner Lust verhindern kann, hat er damit die Möglichkeit zur Verfügung, dieses Verhalten auch zu unterlassen.

Richtig schlechten Sex machen
Diese Verschreibung ist strukturell ähnlich wie die »eheliche Pflicht«-Verschreibung, spitzt sie aber insofern zu, als sie mehr Kreativität verlangt. Die Partner sollen sich besonders unerotisch zeigen und sich dem Partner so anbieten, dass dieser mit Sicherheit unerregt bleibt, auf jeden Fall noch weniger Lust hat als ohnehin. Diese Übung wird von den Paaren oft verdutzt aufgenommen, dann aber mit großem Hallo durchgeführt. Nicht selten halten die Paare den auf diese Weise noch größer werdenden Kontrast zu ihren Wünschen schlecht aus und sind danach sexuell besonders aufmerksam miteinander.

Ein interventionstechnischer Hinweis zu diesen drei paradoxen Übungen: Die Übungen sollen nicht witzig angekündigt werden, sondern als sinnvolle Aufgabe, sich im negativen, unzufriedenen Erlebens- und Verhaltensbereich kundig zu machen. Es tut der paradoxen Wirkung keinen Abbruch, wenn die Paradoxie transparent ist. Entgegen anderslautenden Annahmen ist eine Symptomverschreibung kein »Trick«, mit dem Klienten überlistet werden. Vielmehr wird ihre Kooperationsbereitschaft für ein solches Experiment erhöht, wenn es entsprechend plausibel gemacht wird. Die Instruktion für die von mir besonders favorisierte Aufgabe, »richtig schlechten Sex« zu machen, geht etwa folgendermaßen:

»Ich möchte Ihnen zum nächsten Mal eine Aufgabe mitgeben. Auch wenn Sie mit Ihrer gegenwärtigen Sexualität sehr unzufrieden sind, sollten wir uns nicht zu schnell auf die Veränderung stürzen. Ich habe den Eindruck, dass Sie beide sich noch nicht darüber einig sind, was eigentlich genau das schlechte an Ihrer Sexualität, am Verhalten des Partners und am eigenen Verhalten ist. Aus meiner Sicht lohnt es sich, sich noch mal genau im Bereich der schlechten Sexualität ortskundig zu machen. Dann wissen Sie besser darüber Bescheid, wie schlechter Sex funktioniert. Deshalb mein Vorschlag: Verabreden Sie sich einmal, um richtig schlechten Sex miteinander zu machen. Aber spielen Sie dabei nicht einfach Theater als jemand, der Sie nicht sind. Sondern zeigen Sie einfach Ihre Seite besonders stark, wo Sie ein unaufmerksamer Liebhaber, wo Sie eine langweilige Geliebte sind. Können Sie sich das vorstellen?«

Als-Ob-Aufgaben
Während der Fokus der Symptomverschreibungen auf die Übernahme der Problemtäterschaft zielt, die durch ihre Übertreibung bewusst wird, geht es bei den Als-Ob-Aufgaben vor allem um die experimentierende Eröffnung des Möglichkeitsraumes. Das Prinzip dieser Aufgaben ist es, durch eine beabsichtigt künstliche Vorgabe einen entscheidenden Parameter so zu akzentuieren, wie er in der üblichen Alltagsinteraktion niemals zum Tragen käme.

Asymmetrie betonende Aufgaben
Die Partner bekommen die Aufgabe, sich auf zwei separate erotische Situationen einzulassen. In der einen soll ausschließlich gemacht werden, was die Frau möchte. Sie soll bestimmen, was sie genau tun möchte und was sie von ihrem Mann möchte. Der Mann ist ausschließlich in der Position des »Liebesdieners«. In der anderen Situation soll umgekehrt nur gemacht werden, was der Mann möchte, wobei die Frau in der dienenden Position ist. Diese Übung kann zunächst als heikel erlebt werden, weil sie die Befürchtung nahelegt, dass ein Partner die Absprache »ausnutzen« könnte. Sehr viel häufiger stellt sich aber heraus, dass die bestimmende Position zu definieren schwieriger ist, weil sie Farbe bekennen muss, während die andere Position in Reserve bleiben kann. Bereits die Vorbereitung und Absprachedynamik für die Übung ist bedeutsam. Diese Aufgabe eignet sich eher für mittlere oder spätere Therapiephasen und fordert bereits eine gewisse Angsttoleranz und Differenzierungsbereitschaft des Paares. Bei dieser Aufgabe ist zu beachten, dass sie leicht zu einer Ernst-Intervention werden kann, wenn ein Partner wirklich sein Szenario zeigen und realisieren möchte. Ihren Spiel-Charakter behält sie dadurch, dass die Positionen wie Rollen verabredet werden und sie als unverbindliches »Probeabonnement« definiert ist, das bei Nichtgefallen leicht wieder gekündigt werden kann.

Der kleinste vorstellbare Übergriff und die kleinste mögliche Hingabe
Dem Partner in der progressiven Position wird vorgeschlagen, sich bis zur nächsten Sitzung eine sexuelle Handlung auszudenken, die er selbst reizvoll findet und von der er nicht weiß, ob der Partner sie akzeptieren würde. Ich nenne die Übung den »kleinsten vorstellbaren Übergriff«. Dem Partner in der regressiven Position wird vorgeschlagen, sich »die kleinste mögliche Hingabe« auszudenken, also die sexuelle Handlung, die begrenzt und »klein« genug ist, dass er sich darauf einlassen könnte. Beide werden gebeten, diese Handlung lediglich aufzuschreiben, sie nicht umzusetzen, sie dem Partner nicht mitzuteilen und

den Zettel zur nächsten Sitzung mitzubringen. Es wird dann ausgehandelt, ob diese Handlungen realisiert werden oder nicht (eine Fallbeschreibung mit dieser Übung findet sich bei Paar A., Seite 83).

Verfremdungen und Rollenspiele
In den Berichten von Klienten tauchen gelegentlich Erinnerungen oder andere narrative Figuren auf, die sich in einem Rollenspiel darstellen lassen. (Beispiel: als ich noch in meiner Studentenbude lebte, wenn ich jemand in einer Kneipe kennenlernte, in der Zeit, als ich mich besonders cool gab usw.). Die abgesprochene Inszenierung solcher Szenen kann auf sehr erfrischende Weise festgefahrene Interaktionsmuster spielerisch auflockern.

Frau R. (siehe auch S. 149 ff., S. 157 f.), die sich über den Rückzug ihres Mannes beklagte, erinnerte ihn in einer Sitzung an ihre erste sexuelle Begegnung. Damals wohnte er in einer improvisierten Bude mit einem schmalen klapprigen Bett, einer umgedrehten Apfelsinenkiste als Beistell-Tischchen und einem übervollen Bücherregal. Er hatte sich mit einer Flasche Rotwein (»es war Amselfelder«) darauf vorbereitet, sie zu sich zu bringen, nachdem er mit ihr in einer Kneipe verabredet war. Auch er bekommt bei dieser Erinnerung Glanz in die Augen. Ich frage nach, ob sie diese Situation noch einmal wiederholen möchten. In dem sich kurz darauf anschließenden Urlaub, in dem sie an eine unattraktive Ferienwohnung geraten (»fast so eine Bude wie damals«), verabreden sie eine leicht variierte Wiederholung der über 30 Jahre zurückliegenden Szene derart, dass sie ihre erste sexuelle Begegnung gleich mit ihrem Kennenlernen (das in Wirklichkeit einige Tage früher lag) zusammenbringen: Er bereitet die Wohnung mit einer nackten Glühbirne, einer Holzkiste, auf der eine Kerze steht, und einer Flasche billigen Rotwein vor. Frau R. wartet solange in einer Kneipe auf ihn (»aber nicht zu lange, damit mich kein anderer anspricht«). Er spricht sie an und »verführt« sie dann später, mit zu ihm zu kommen.

In der Nachbesprechung beschreibt das Paar die Szene scherzend, als mit Lampenfieber verbunden aufregend, vor allem aber als ganz romantisch. »Du bist ja noch mal mitgekommen«, sagt er lächelnd, »ich war mir gar nicht sicher.«

Im weiteren therapeutischen Verlauf von Paar R. lässt sich die Rollenspiel-Inszenierung trotz des sehr berührenden Erlebens der Partner nicht als »Durchbruch« beschreiben, eher als Aufleuchten, das dann wieder in der gegenwärtigen Musterwiederholung von Rückzug und Enttäuschung unterging. Abgesehen davon, dass »Durchbrüche« in Therapien ohnehin selten vorkommen, ist der wichtige Punkt hier, dass das Paar für eine kurze Phase wieder Anschluss an seine Ressourcen gefunden und eine Erinnerungsspur wiederbelebt hatte, die bis zum Ende der Sitzung gelegentlich reaktiviert wurde.

8.2 Systemische Fragetechniken

In der systemischen Praxis hat sich eine Reihe spezifischer Fragetechniken bewährt (Simon et al. 2004, von Schlippe und Schweitzer 1996). Ich möchte kurz auf einige dieser Techniken eingehen und einige Hinweise auf ihre spezielle Anwendung in der Sexualtherapie geben.

Verflüssigungsfragen
Gerade in festgebissenen Vorwurfs-Interaktionen haben sich die Partner oft auf rigide Sichtweisen des andern festgelegt: Er ist wirklich rücksichtslos, sie ist wirklich unnahbar. Je stärker Wut und Bitterkeit über den andern, desto geringer ist die Bereitschaft, die eigene Sichtweise zu relativieren. Mit Verflüssigungsfragen werden feste, regelhafte Problembeschreibungen dadurch dynamisiert, dass der Fragefokus auf Ausnahmen und Variationen geht.

> *Beispiel: Er wirft ihr vor, sie sei unnahbar. Sie hält dagegen, er sei rücksichtslos. Verflüssigungsfragen (an sie): »Gab es schon einmal Situationen, in denen Ihr Partner auf Sie Rücksicht genommen hat?«*
> *(an ihn): »Wann hat Ihre Frau denn zuletzt eine Annäherung zugelassen?«*

Ziel der Verflüssigung ist es, interaktionelle Bedingungen herauszuarbeiten, bei denen das kritisierte Verhalten nicht auftritt. Die Übung ermuntert zu genauem Hinsehen. Damit wird nicht nur die Möglichkeit von Verhaltensalternativen erkennbar, sondern darüber hinaus auch die Möglichkeit der Einflussnahme darauf. Es ist nicht Ziel, durch eine suggestive Form der Fragestellung die Sichtweise eines Klienten zu korrigieren und ihm eine bessere, angemessenere oder freundlichere Wahrnehmung nahezulegen.

Zirkuläre Fragen[53]
Mit ihnen wird die Vernetzung von Verhaltensweisen und von Sichtwei-

---

[53] Handwerkliche und konzeptionelle Details zum zirkulären Fragen finden sich bei Simon und Rech-Simon (1998).

sen dadurch exploriert, dass der befragte Klient die Sichtweise des Partners beschreibt.

> *(Zum Mann): »Angenommen, Sie würden einen Wunsch äußern, mit dem Ihre Frau überhaupt nichts anfangen kann und den sie vielleicht abstoßend fände: Wie würde sie reagieren? Womit müssten Sie rechnen?«*

Im Beispiel handelt es sich um die Vermutung des Mannes darüber, was die Frau denken könnte. Diese hypothetischen zirkulären Fragen sind in der Sexualtherapie meist produktiver als diejenigen, die reale Interaktionen beschreiben[54]. Der besondere Reiz liegt nämlich darin, dass der Partner, über dessen Denken der andere Vermutungen anstellt, sich dazu äußern kann oder auch nicht. Der Therapeut muss hier die Spannung ertragen – oder besser: interessant finden –, dass es möglicherweise keine »Auflösung« der Vermutung gibt. Der Spielcharakter besteht hier darin, dass probeweise Terrain betreten werden kann, und der Preis der Offenheit genannt werden kann, ohne gleich bezahlt werden zu müssen.

Wunderfrage

Mit dieser Frage wird das Problem weggedacht und eine Situation entworfen, wie sie sich ohne das Problem darstellen würde.

> *»Stellen Sie sich vor, es gäbe ein Medikament, das zuverlässig dazu führen würde, dass Ihre sexuellen Hemmungen ganz verschwinden würden und dass Sie Ihre Wünsche so äußern können, wie Sie wollen? Wie und woran würde Ihr Partner das zuerst bemerken? Wie würde er reagieren?«*

Dazu eine kurze interventionstechnische Anmerkung: Das produktive Potential von Möglichkeitsfragen kann leicht unternutzt werden, wenn es nicht mit genügend suggestivem Nachdruck und entsprechender Nachhaltigkeit in der Erkundung des eben geöffneten Möglichkeitsraums angeboten und verfolgt wird. So führt gerade die Wunderfrage oft zunächst zu nutzlosen Antworten, etwa der Art: »Ja, dann wäre alles gut.« »Das wäre schön, dann hätten wir ein

---

[54] Nach meinem Eindruck sind die zirkulären Fragen im Indikativ, die auf reale Interaktionen zielen, bei Mehrpersonen-Systemen weitaus produktiver als im Zweier-System des Paares. Ich verwende deshalb die zirkulären Fragen fast nur in der hypothetischen Form.

befriedigendes Sexualleben.« Diese ersten Antworten sind aber erst der Beginn, an dem der Suchprozess interessant und illustrativ werden kann. Bei der Steuerung dieses Dialogs ist es die Aufgabe des Therapeuten (nicht des Klienten), bei der Möglichkeitskreation am Ball zu bleiben. Die Bitte um Illustration ist oft eine gesprächstechnische Hilfe: »Ich habe das noch nicht genau vor Augen, wie Sie sich Ihre Partnerschaft ohne das Problem vorstellen. Was macht dann Ihr Partner? Könnten Sie mich noch etwas in der neuen und besseren Situation herumführen?«

Die Wunderfrage hat eine verdeckte Funktion, die leicht übersehen wird. Sie kann nämlich dazu führen, dass ein Problem überhaupt erst erkennbar wird, das sich nicht gezeigt hat, solange das Symptom bestand. In erster Linie ist dabei an den symptomatisch ungestörten Partner zu denken. Nicht selten profitiert der Partner in der progressiven Position von der Defensive des regressiven Partners:

Das Paar H. war wegen Erregungsstörungen und einer leichten Dyspareunie der Frau zur Paartherapie gekommen. Frau H. profitierte im ersten Teil der Therapie deutlich mehr als ihr Mann, entdeckte Varianten der Selbstbefriedigung und wurde zunehmend sexuell interessierter. Nach einigen Wochen zeigten sich bei Herrn H. erstmalig Erektionsstörungen. Die progressiv-regressiv Konstellation kippte kurzfristig ins Gegenteil: Offenbar »brauchte« er ihr sexuelles Problem als Voraussetzung dafür, sich selbst als potent zu erleben.

Bei der Wunderfrage ist also gerade darauf zu fokussieren, wie der Partner in der progressiven Position sich angesichts der jetzt wegfallenden Behinderung durch den regressiven Partner verhalten würde und wie er den gewonnenen Freiraum nutzen wollte. Die Unsicherheit, die dann leicht beim progressiven Partner entstehen kann, erleichtert den regressiven Partner und kann ihm aus der Defensive helfen.

Fragen nach Ressourcen

Ressourcenfragen fokussieren entgegen der Defizitbeschreibung des Klienten auf die Möglichkeiten, die ihm zur Verfügung stehen.

»Abgesehen von den Beeinträchtigungen und Unzulänglichkeiten, die Sie beschrieben haben. Was würden Sie sagen, können Sie als Liebhaber/Geliebte besonders gut?«

Angesichts des Leidensdrucks und der erlebten Enttäuschungen bleiben die Möglichkeiten und Kompetenzen, die die Partner gleichwohl noch haben oder aktivieren können, leicht unterschätzt. Problemdeterminierte Wirklichkeitskonstruktionen sind starke Attraktoren, die den Gesprächsablauf schnell an sich ziehen. Die Frage nach Ressourcen ist keine reine Spiel-Intervention, da sie auf Eindeutigkeit und »Farbe bekennen« zielt. Diese Frage lässt sich auch zirkulär stellen und würde dann etwa lauten: »*Abgesehen von dem, was Ihr Partner an Ihnen auszusetzen hat, was vermuten Sie denn, schätzt er/sie denn als Ihre besonderen erotischen Qualitäten als Liebhaber/Geliebte?*«

Verschlimmerungsfragen
Sie fragen nach der Mit-Täterschaft zu einer Intensivierung des Problems und bewegen sich damit in der Logik der Symptomverschreibungen.

> »*Wenn Sie der Teufel reiten würde und Sie wollten Ihre Frau dazu bringen, dass sie Sie noch mehr zurückweist als ohnehin schon – was müssten Sie dann tun?*«

Auch diese Frage entfaltet ihre Kraft erst, wenn sie nachhaltig gestellt wird. Mit anderen Worten, man muss dran bleiben. »Das will ich ja gerade nicht«, ist die erwartbare erste Reaktion. Wie bei den Symptomverschreibungen gilt auch hier, dass die paradoxe Intention für die Klienten transparent sein kann. Dies lässt sich durch den Zusatz-Hinweis unterstreichen: »*Wenn Sie wissen, wie Sie die Zurückweisung stärker machen, haben Sie schon einmal einen Hinweis darauf, was Sie bleiben lassen sollten.*«

8.3 Das ideale sexuelle Szenario (ISS)

Das sexuelle Profil einer Person – ihre sexuellen Wünsche und Abneigungen, ihre ungelebten Phantasien und ihre gelebten Erfahrungen, ihre Vorlieben und höchstpersönlichen Orientierungen – ist nicht einfach zugänglich. Es liegt nicht abrufbar bereit und kann deshalb auch nicht mit einfachen Interviewfragen abgefragt werden. Die sexualanamnestischen Standardfragen (»Was haben Sie gern?« »Welche Praktiken bevorzugen Sie?« »Worauf kommt es Ihnen beim Sex besonders an?« usw.) führen in aller Regel zu eher kargen Antworten, die wenig ergiebig sind (»Ich möchte, dass er mehr auf mich eingeht.« »Ich möchte, dass sie auch mal etwas Neues ausprobiert.« u. ä.). Das liegt daran, dass das eigene sexuelle Profil nur teilweise fest, klar und bewusstseinsnah ist und damit unmittelbar verbalisierbar zur Verfügung steht.

Die Abbildung 4 (S. 66) markiert die Grenze zwischen der kommunizierten und nichtkommunizierten Seite des sexuellen Profils der beiden Partner. Der Übergang vom Nichtkommunizierten zum Kommunizierten findet nicht einfach derart statt, dass ein Partner einfach »offen sagt«, was er/sie möchte, einen Blick in seinen »secret garden« ermöglicht mit der Erwartung, dass der andere dies interessiert zur Kenntnis nimmt. Die Kommunikation über die sexuellen Profile der beiden Partner, und damit auch über ihre sexuelle Differenz, umfasst drei Schritte, die allesamt äußerst konfrontierend sein können (Abb. 8):

1. die *Selbstreflexion* und »Selbstkommunikation«: Was macht mein sexuelles Profil, mein sexuelles Begehren als Mann/Frau aus?
2. die *Mitteilung* an den Partner: So bin ich. Das macht meinen Sex als Frau/Mann aus.
3. die *Reaktion* des Partners/der Partnerin und die gemeinsame Kommunikation über die Bedeutung des Mitgeteilten.

Die drei Schritte sind klar unterscheidbar, allerdings aufeinander bezogen und rückgekoppelt: Die Selbstreflexion ist begleitet von dem Gedanken, welcher Inhalt mitteilbar ist und welcher nicht. Die Mitteilung berücksichtigt die mögliche oder erwartbare Reaktion des Partners. So kann die antizipierte Reaktion des Partners nicht nur auf die Auswahl und Darstellung des eigenen sexuellen Profils, sondern auch auf die Selbstreflexion selbst zurückwirken. Die antizipierte Partnerreaktion kann zu einem mächtigen, bewussten und unbewussten Zensor nicht nur der Mitteilung (im Sinne einer konfliktschonenden Diskretion), sondern auch der Selbstreflexion werden.

So kann ein Rückkopplungszirkel entstehen, der nicht nur zu einer partnerschonenden Mitteilung führt (Rücksicht), sondern auch zu einer Zensur der Selbstkommunikation (Selbstverleugnung) führt, die im Extremfall so partnergerecht adaptiert ist, dass die Differenz zwischen dem Gedachten und dem Gesagten minimiert wird.

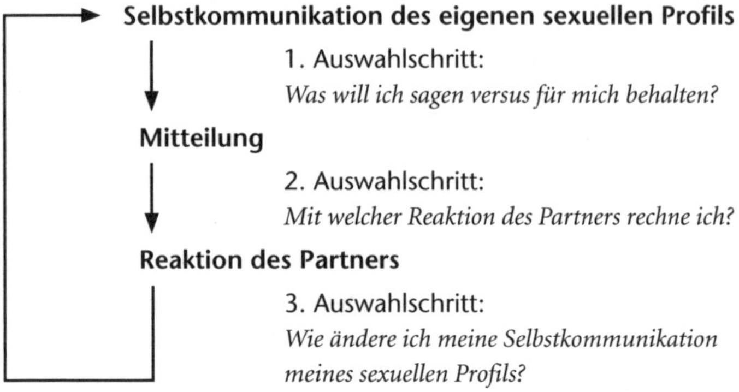

Abbildung 8: Kommunikation des eigenen sexuellen Profils

Die Auseinandersetzung mit der partnerschaftlichen Kommunikation der beiden sexuellen Profile ist der Kern der Sexualtherapie des Begehrens. Die zentrale Intervention für diese Auseinandersetzung ist das Ideale Sexuelle Szenario (ISS). Es kondensiert das sexuelle Profil in ein verhaltensbezogenes Skript, mit dem die beiden Partner ihren sexuellen Möglichkeitsraum öffnen können.

Das ideale sexuelle Szenario

Dem Paar wird folgende Aufgabe vorgeschlagen: Beide sollen unabhängig voneinander ihr »ideales sexuelles Szenario« entwickeln.

»Stellen Sie sich vor, Sie dürften sexuell ganz egoistisch sein und müssten auf Ihren Partner keine Rücksicht nehmen. Welchen Ablauf einer für Ihre Bedürfnisse idealen sexuellen Begegnung würden Sie am liebsten in die Tat umsetzen? Nehmen Sie sich Zeit, und sorgen Sie dafür, dass Sie ungestört sind. Schreiben Sie auf ein Blatt Papier, was Sie mit wem in welcher Situation am liebsten wie tun würden. Notieren Sie, was genau für Sie erotisch am befriedigendsten und stimmigsten wäre und was Ihre individuelle persönliche Art, Mann bzw. Frau zu sein, am besten zur Geltung bringt. Es geht nicht in erster Linie um Ihre Gefühle, sondern um Ihre Handlungen. Wenn Sie es aufgeschrieben haben, verschließen Sie das Papier in einem Umschlag und bringen es zur nächsten Sitzung mit. Zeigen Sie Ihrem Partner nicht, was Sie aufgeschrieben haben und sprechen Sie auch mit ihm nicht darüber. Ob Sie den Umschlag bei der nächsten Sitzung öffnen oder nicht, liegt in Ihrer Entscheidung.«

Die Partner entscheiden, ob sie die Aufgabe durchführen wollen. Wenn sie sich dafür entscheiden, wird die Aufgabe für beide verbindlich gemacht.

Diese Intervention konfrontiert die beiden Partner mit den Überlegungen, die in Abbildung 4 schematisch dargestellt sind. Diese Konfrontation gelingt allerdings nur, wenn bei der »Verordnung« des ISS einige Regeln beachtet werden:

(A) Das ISS ist eine konfrontierende Intervention. Es thematisiert das sexuelle Profil einer Person, oder – stark ausgedrückt – die sexuelle Person, nicht einfach eine nette Szene, die die Partner einmal ausprobieren könnten. Im Sinne der Unterscheidung zwischen Spiel und Ernst ist das ISS *ernst*, weil es eine irreversible und gültige Aussage intendiert und keine experimentierende Aufgabe darstellt (»gesagt ist gesagt«, nicht: »schauen wir mal«). Deshalb muss sie in der Form, im Tonfall und in der Begründung ernst präsentiert werden.

(B) Das ISS muss *begründet* werden. Die »egoistische« Vorgabe (Stellen Sie sich vor, der Partner hätte nichts zu sagen ...) ist für die meisten Partner überraschend und konträr zu ihrer mitgebrachten Einstellung, dass Rücksicht auf den Partner ein hohes Gut sei. Zur Begründung gehört das Axiom der Therapie, dass die Differenz der Partner ein zentrales Thema ist.

(C) Das ISS fokussiert auf die Beschreibung auf der *Verhaltensebene*, nicht auf der Gefühlsebene. Diese Ebene ist in der Regel konfrontativer und schwieriger als letztere. Gefühle (der Stimmigkeit, der Befriedigung) sind Vorgabe (!) des ISS. Erst in der sexuellen Interaktion, im Verhalten zeigt sich das persönliche sexuelle Profil.

(D) Die Ausarbeitung des ISS muss *verbindlich* verabredet werden. Dem Paar wird zunächst das ISS erläutert und dann werden beide Partner gefragt, ob sie zusagen, ihr ISS bis zur nächsten Sitzung zu erstellen. Verbindlichkeit ist nicht gegeben, wenn ein Partner zusagt, er/sie wolle es »versuchen« oder sagt, »wenn ich dazu komme«. Solche Formulierungen verweisen auf eine Ambivalenz, für die eine Hintertür offengehalten werden soll. In solchen Fällen ist es ratsam, die Aufgabe aktiv zurückzuziehen und auf eine spätere Sitzung zu verschieben.

(E) Die Verabredung über das *weitere Vorgehen* mit dem ISS ist essentiell. Insbesondere die Regel, dass jeder Partner zu jedem Zeitpunkt allein entscheidet, ob er/sie sein/ihr ISS offen legt, sollte besonders betont werden. Das Verhandeln, was damit geschieht, ist mindestens so wichtig wie das Aufschreiben.

(F) In Bezug auf den Inhalt des ISS und seine eigene Neugier, ebenso wie in Bezug auf Offenlegen versus Verschlossenhalten hat der Therapeut eine *neu-*

trale Position einzunehmen. Auf keinen Fall darf der Therapeut als Advokat der partnerschaftlichen Offenheit auftreten.

(G) Der Therapeut darf das ISS nur dann aufgeben, wenn er das möglicherweise entstehende *Spannungsniveau ertragen* und produktiv nutzen kann, das in dieser Intervention liegt.

Auswertung des ISS

Der Umgang mit dieser Aufgabe ist so unterschiedlich wie Paare unterschiedlich sind. In der Gestaltung der Aufgabe inszeniert das Paar seine erotische Choreographie. Nicht nur, was aufgeschrieben wird, sondern wie mit der Aufgabe umgegangen wird, zeigt den Zugang zur Mann-Frau-Dramaturgie des jeweiligen Paares. Umso mehr ist hier vom Therapeuten Neutralität bei gleichzeitigem Interesse an dem Paar gefragt.

Bei der Auswertung des ISS sind verschiedene Parameter zu berücksichtigen:

- Wie wird die Aufgabe *verstanden*? Die Aufgabe kann zu teilweise unglaublichen Missverständnissen führen, wie sie überhaupt aufzufassen sei. Partner können also die Aufgabe so verstehen oder missverstehen, dass sie sie noch erträglich finden bzw. vollkommen unerträglich finden, um sie deswegen begründet abzulehnen.
- Wird die Aufgabe überhaupt *durchgeführt?* (Partner finden unterschiedliche Gründe, die sie daran gehindert haben, die Aufgabe durchzuführen.)
- Wie wird mit dem Schweigegebot bis zur Folgesitzung umgegangen? Wird – entgegen der Instruktion – mit dem Partner über die Übung *gesprochen* oder wird ihm das aufgeschriebene Szenario gezeigt? (Partner können sogar auf die Idee kommen, die Aufgabe gemeinsam (!) durchzuführen.)
- Wie wird in der folgenden Sitzung mit den *Vermutungen und Befürchtungen* umgegangen, was der Partner aufgeschrieben haben könnte und wie er auf das eigene Szenario reagieren könnte?
- Wie wird verhandelt, ob das Szenario überhaupt *offengelegt* wird, wenn ja, unter welchen Bedingungen und – wenn beide offenlegen – in welcher Reihenfolge?
- Wie wird mit den *emotionalen Reaktionen* nach der Offenlegung (oder der Entscheidung, nicht offenzulegen) umgegangen?

Verhandeln

Entscheidend für den Nutzen des ISS ist der Verlauf des Verhandlungsprozesses. Es ist von nachgeordneter Bedeutung, was die beiden Partner aufgeschrieben haben. Das ist das wichtigste Prinzip für die Durchführung des ISS. Der Grund liegt darin, dass das ISS keine Spiel-Intervention, sondern eine Ernst-Intervention ist. Wir haben es hier nicht mit einem reversiblen Vorgang, sondern einer irreversiblen Handlung zu tun: Wer sein ISS offengelegt hat, kann nicht mehr dahinter zurück. Psychologisch geht es beim ISS nicht um mehr oder weniger unverbindliche Phantasien und Wünsche, die man realisieren kann oder auch nicht. Das wäre in den meisten Fällen unkritisch. Die Partner würden sich bei dieser Auslegung ein paar nette Spielmöglichkeiten zurufen, die im Einzelfall auch überraschend sein könnten, die aber folgenlos bleiben würden. Beim ISS geht es nicht darum, was die Partner sexuell *tun* könnten, sondern wer sie sexuell *sind.*

Drei Elemente unterstreichen dies: 1.) Die Vorgabe des ersten Satzes, auf den Partner keine Rücksicht zu nehmen, verschließt die Hintertür des Kompromisses, immer nur das zu wünschen, was den Partner nicht bedroht. 2.) Das ISS fokussiert auf Handlungen. Handlungen sind ausdrucksstärker und erzeugen eine andere Verbindlichkeit und Konkretheit als Gefühle oder erst recht als allgemeine Selbstdefinitionen. 3.) Das für die meisten Partner kritischste Element ist die Festlegung darauf, *mit wem* sie sich das ISS vorstellen. Beide Alternativen haben Folgen: Ist der Partner im ISS der reale Partner, kann er sich zu dem ISS nicht nicht verhalten. Ob es ihm zusagt oder nicht, ob es ihn erregt oder langweilt, es wird Folgen für die weitere partnerschaftliche Sexualität haben. Ist der ISS-Partner nicht der reale Partner, eröffnet dies für beide ein bedrohliches Szenario. Da es um die ideale Szene geht, sind Bagatellisierungen kaum möglich (»hat nichts zu bedeuten« usw.). Das gedankliche Fremdgehen im ISS radikalisiert die sexuelle Differenz der beiden Partner und die Frage, wieweit sie sich damit konfrontieren wollen.

Verhandlungsverläufe

Das Verhandeln über das ISS kann sich ganz unterschiedlich darstellen. Wichtigster therapeutischer Steuerungs-Parameter ist dabei das Angstlevel, mit dem gearbeitet wird.

Ich will das Spektrum dieser Möglichkeiten an ein paar charakteristischen Beispielen zeigen:

Flucht in die Zärtlichkeit *(Beispiel Paar O.)*
Paar O., das wegen ihrer Unzufriedenheit aufgrund seines sexuellen Rückzugs in die Therapie gekommen war, berichtet, sie hätten sich das ISS bereits zuhause gegenseitig gezeigt. Es sei schön gewesen und sie hätten schon begonnen, es in die Tat umzusetzen. So hätten sie sich am letzten Wochenende viel Zeit für Zärtlichkeiten gelassen. Ihr sei es besonders wichtig gewesen zu spüren, dass sie ihm die Zeit wert gewesen sei.

Paar O. hat auf den ersten Blick und in seiner eigene Bewertung davon profitiert, das ISS »unterlaufen« zu haben. Immerhin ist die Begegnung, die sie beschreiben, nicht zu unterschätzen. Sie hat freundliche Nähe und Gemeinsamkeit ermöglicht. Allerdings hat sich das Paar damit nicht mit seiner sexuellen Differenz auseinandergesetzt. Sie haben vermieden, die Spannung des Nichtwissens bis zur nächsten Sitzung auszuhalten Damit sind sie der Differenzierungs-Intention des ISS aus dem Weg gegangen und sind in der Komfortzone einer Lösung erster Ordnung geblieben: mehr desselben. Auf der Ebene der therapeutischen Dreiecksbeziehungen haben sie damit auch den Therapeuten aus der Beziehung herausgehalten und sich über diese Triangulierung stabilisiert, jedenfalls kurzfristig.

Viele Monate später – wir hatten nach einigen Sitzungen eine längere Therapiepause verabredet – rief mich Frau O. an und bat um einen Einzeltermin, nachdem sie mir sagte, dass ihr Mann ohnehin nicht mehr zur Paartherapie kommen würde, sich aber möglicherweise ebenfalls zu einem Einzelgespräch melden würde (was er aber nicht tat). Bei dem Gespräch berichtete sie dann, dass er ihr gestanden habe, anonymen Sex mit Männern zu haben. Sie hätten sich innerhalb ihrer Wohnung getrennt und gingen weitgehend eigene Wege.

Das ISS wird noch nicht offen gelegt *(Beispiel Paar P.)*
Ein Beispiel für einen Verhandlungsprozess, der zum Ergebnis kommt, das ISS nicht offenzulegen, ist das Paar P., beide Ende 30. Frau P. hat sich sexuell zurückgezogen, weil sie das Gefühl hat, ihr Mann sei zwar an Sex mit ihr interessiert, gehe aber wenig aufmerksam mit ihr um. Sie fühle sich von ihm wenig gesehen. Herr P. ist sexuell in der progressiven, initiativen Position, in der internen Streitauseinandersetzung aber in der Defensive. Er sieht sich in der unausweichlichen Position dessen, der »alles falsch macht, sich rechtfertigen muss«.

Das Paar hatte in der zweiten Sitzung die Aufgabe bekommen, das ISS zu erstellen. Beim Vorverhandeln sagen beide Partner, es käme ja ohnehin nichts Neues raus: Sie könnten sich schon denken, was der andere aufgeschrieben habe. Da seien ja nur die alten Erwartungen drin und es gebe eh nur Streit.

UC: »Mir kommt es so vor, dass die Zeit noch nicht reif ist, die Partnerschaft weiterzuentwickeln und aus dem Streit rauszukommen und dass es beiden wichtig ist, beim Bekannten zu bleiben. Das ist zwar quälend, aber anscheinend ist das bekannte Unglück immer noch besser als das Risiko eines unbekannten neuen Schrittes.«

Frau P.: »Wenn er sich aber sowenig um andere Dinge (Haushalt) kümmert, dann habe ich schon gar keine Lust mehr.«

UC: »Es gäbe also Voraussetzungen, unter denen Sie sich mehr auf ihn einlassen könnten?«

Frau P.: »Das macht er eh nicht.«

UC: »Da sind Sie sich sicher?«

Herr P.: »Sehen Sie, so ist das immer. Ich kann machen, was ich will. Es ist nie genug.«

UC: »Mir kommt das so vor, als wären Sie (zur Frau) eine Prüfungskommission, die strenge Maßstäbe setzt, und Sie (zum Mann) der Prüfling, der den Eindruck hat, dass er eh nicht besteht.«

Frau P.: »Da fühle ich mich aber ganz missverstanden.«

UC: »Mir kommt das schon so vor. Und ich habe den Eindruck, dass Sie damit sich selbst in eine sehr unglückliche Lage bringen. Ich habe den Eindruck, dass sie zwar eine starke, aber damit auch unglückliche Position einnehmen.«

(Frau P. wirkt nachdenklich.)

UC (zu Herrn P.): »Und Sie bleiben in der Kränkung hängen, dass Sie nach Ihren Maßstäben zwar viel im Haushalt tun, Ihre Vorleistung Ihrer Frau aber nicht gut genug ist.«

Herr P.: »Ist es ja auch nicht.«

UC: »Ist es Ihnen selbst denn gut genug?«

Herr P.: »Wie?«

UC: »Finden Sie denn, dass Sie als Mann schon gut genug sind oder dass Sie da noch beweispflichtig sind?«

Herr P. (zögert, lächelt): »Stimmt eigentlich. Ich finde, ich bin schon gut genug.«

UC: »Sicher?«

Herr P. (lacht): »Jaja, Sie haben schon recht, dass Sie nachfragen … Ja. Sicher.«

(Herr/Frau P. schweigen beide. Es kehrt eine ruhige Nachdenklichkeit ein. Nach einer Weile …)

UC: »Was machen wir jetzt mit Ihrem Kuvert?«

Frau P.: »Das ist im Moment ganz weit weg.«

Herr P.: »Für mich eigentlich grade nicht. Näher als je zuvor.«

UC: »Mir scheint, es hat jetzt ja eine andere Bedeutung bekommen. Ich schlage vor, die Kuverts jetzt geschlossen zu lassen. Das wäre verschenkt, wenn wir uns jetzt dranmachen.«

(Beide stimmen zu.)

***Nicht offen legen als Differenzierungsakt** (Beispiel Paar L.)*

Frau L. ist schon lange damit unzufrieden, dass Herr L. wenig Interesse an ihrer Sexualität hat. Beide schlafen zwar miteinander, Frau L. klagt, ihr sei das zu fade, Herr L. reagiert darauf nicht. Die partnerschaftliche Lage hat sich verschärft, nachdem Herr L. von seiner Frau erfahren hat, dass sie ihn mit einem Kollegen nach einem Betriebsfest betrogen hat. Er reagiert gekränkt und depressiv, zieht sich sexuell vollends zurück. Er will sich nicht von ihr trennen, will sich aber auch sexuell nicht wieder auf sie einlassen. Frau L. möchte mit ihm wieder »einen neuen Anfang machen«. Dabei spielt die Wiederaufnahme ihrer sexuellen Beziehung eine wesentliche symbolische Rolle. Frau L. möchte »diese dumme Geschichte« hinter sich lassen. Er ist veränderungsambivalent, möchte einerseits aus seiner Kränkung herauskommen, hat andererseits durchaus einen Gewinn daraus, dass sie aus ihrem Schuldgefühl heraus immer wieder auf ihn zugeht.

Bei der Auftragsklärung biete ich dem Paar die Formulierung an, dass sie mit ihrem alten Verhaltensmuster in eine Krise geraten sind und sich in einem Phasen-Übergang in ihrer Ehe befinden. Die Therapie könnten sie als Zwischen-Bilanzierung verstehen, um zu klären, wie sie ihr Verhältnis als Mann und Frau, also auch ihr sexuelles Verhältnis neu ausrichten wollen. Auf diesem Hintergrund gebe ich dem Paar das ISS als Aufgabe mit.

In der Folgesitzung bringen beide ihr Kuvert mit. Als wir besprechen, was damit geschehen soll, kommt Herr L. zu dem Ergebnis, dass er ihr ISS nicht wissen möchte. Er gehe davon aus, dass ohnehin ihr Kollege darin vorkomme. Das wolle er sich nicht zumuten. In einer längeren Auseinandersetzung, die sich anschließt und in der Folgesitzung fortsetzt, bleibt er dabei, entwickelt aber eine gar nicht mehr depressive Abgrenzung gegen »diesen Typ«. Er entscheidet sich, sein ISS zu zeigen und sich mit dem seiner Frau nicht zu beschäftigen.

Diese Therapie nimmt eine schnelle Entwicklung und führt bald zu einer Wiederaufnahme der sexuellen Beziehung und vor allem einer stärkeren Initiative des Mannes.

In diesem Beispiel besteht der Selbstvalidierungs-Akt von Herrn L. darin, sich nicht mehr von der befürchteten Sexualität seiner Frau beeindrucken zu lassen und sich seiner eigenen Sexualität zuzuwenden. So entgeht er der depressiven Befürchtung, in ihrem ISS zweite Wahl zu sein, sondern konzentriert sich auf seine eigene Männlichkeitsvalidierung.

Ein »Witz« dieser asymmetrischen Offenlegung liegt auch darin, dass Frau L. in den (weiteren zwei) Folgesitzungen mehrfach andeutet, wenn auch nicht ausdrücklich sagt, dass seine Befürchtungen in Bezug auf ihr ISS gar nicht zutreffen. Indem er es nicht wissen will, fügt er sich nicht in ihre Phantasie, wo er fürchtet, zweite Wahl zu sein, sondern bleibt bei sich. Die Entscheidung von Herrn L., der diese Andeutungen sehr wohl wahrnimmt, ist dadurch stark, dass er sich davon nicht abhängig macht, sondern sich selbst wieder zum Mann seiner Frau macht.

Befürchtung, ausgelacht zu werden und Selbstvalidierung *(Beispiel Paar U.)*

Herr U.: »Ich möchte ihres sehen, vielleicht gibt es ja neue Gesichtspunkte.«

Frau U.: »Ich möchte es nicht zeigen, weil das nichts bringt.«

UC: »Woher wissen Sie das?«

Frau U.: »Doch, er würde mich auslachen. Und das tue ich mir nicht an.«

UC: »Warum würde er Sie auslachen?«

Frau U.: Weil er denkt, ich habe einen Vogel, was ich hier aufschreibe.«

UC: »Und? Hat er recht damit?«

Frau U.: »Wie recht?«

UC: »Haben Sie Ihrer Ansicht nach einen Vogel?«

Frau U.: »Ja, ne. Jaja, nene. Hab ich nicht! Oder vielleicht doch …«

UC: »Na?«

Frau U.: »Nein. Ich habe keinen Vogel.«

UC: »Dann irrt sich Ihr Mann also?«

Frau U.: »Ja.«

UC: »Das heißt, er lacht Sie aus aufgrund eines Irrtums?«

Frau U.: (lacht) »Ja.«

UC: »Dann brauchen Sie ja seinen Irrtum nicht zu Ihrem Problem zumachen. Wenn Sie sagen, das was ich hier aufgeschrieben habe, ist ein wesentlicher Teil meiner Sexualität, meines Frauseins, dann ist das so. Sie entscheiden, was Ihre Sexualität ausmacht, nicht Ihr Mann. Und wenn Sie möchten, dass er das weiß, dann sagen Sie ihm, was Sie aufgeschrieben haben. Wenn Sie es für sich behalten möchten, dann behalten Sie es für sich.«

(Frau U. lacht und legt ihrem Mann das Kuvert auf den Schoß.)

Offenlegen

Das ISS offen zu legen oder auch nicht, ist nicht entscheidend. Um die Variationen beim Offenlegen zu illustrieren, ein paar Beispiele.

Überraschende Wendung *(Beispiel Paar Q.)*

Herr Q. leidet an einer frühzeitigen Ejakulation, die ihm selbst mehr zu schaffen macht als seiner Frau.

Beide bringen ihr ISS-Kuvert mit. Frau Q. ist bereit, ihr ISS offenzulegen, und will auch das ihres Mannes sehen. Er möchte sein ISS nicht zeigen, ist aber an ihrem interessiert. Frau Q. ist damit nicht einverstanden, schlägt aber gleich einen Kompromiss vor, dass sie nämlich ihr ISS zuerst offen legt. Vielleicht erleichtere es ihm diese Reihenfolge. Darauf zieht er zurück und schlägt vor, lieber beide nicht offenzulegen. Je entschiedener er zurückzieht, desto stärker will sie wissen warum. Die Lage eskaliert. Er fühlt sich in die Enge getrieben und wirft mir vor, ich hätte die Sache angezettelt und solle sie nun auch beenden. Als ich nachfrage, was seine Befürchtung ist, wenn er sein ISS zeigt, antwortet er, sie würde es nicht verkraften und das würde zum Ende der Beziehung führen. Diese Bemerkung dramatisiert die Befürchtungen für Frau Q. natürlich noch mehr. »Nun es völlig unmöglich, mich damit sitzen zu lassen.« Nach einer auf sehr hohem Angstniveau ablaufenden Auseinandersetzung entschließt sich Herr Q., sein ISS zu öffnen und liest kreidebleich vor.

Der Kern seines ISS ist, dass er seine Frau fesselt und mit ihr sexuellen Verkehr hat, ohne dass sie sich rühren kann. Als er es vorgelesen hat, senkt er den Blick und schweigt. Nach einer kurzen Sekunde bricht Frau Q. in erleichtertes Lachen aus: »Ach so, und ich dachte schon, es sei etwas Schlimmes!« Sie ist durch die Szene überhaupt nicht unangenehm berührt. Ihre Befürchtung war gewesen, dass er ihr ein reales Verhältnis mit einer anderen Frau gestehen könnte.

Frau Q. bietet ihm an, sie könnten das gern ausprobieren, auch wenn sie selbst noch nie auf so etwas gekommen sei. Er sagt in dieser Sitzung kaum noch etwas, ist ganz davon erschüttert.

Im weiteren Verlauf nimmt er das Angebot seiner Frau, sein ISS in die Tat umzusetzen, nicht an. Es zeigt sich aber eine Dynamik derart, dass Herr Q. durch die überraschende Gelassenheit seiner Frau zunächst noch mehr in die Defensive kommt. Meine Erklärung war, dass er sich dadurch klein gemacht fühlte, dass sie sein ISS nicht so schlimm fand. Eine positive Wendung bekam diese Therapie dadurch, dass eine Symptomverschreibungs-Aufgabe (er solle bei jedem zweiten Geschlechtsverkehr besonders schnell zum Orgasmus kommen) von dem Paar in sein sexuelles Repertoire aufgenommen wurde und als hilfreiche Entlastung länger beibehalten wurde.

ISS als Anstoß für Differenzierungsprozesse

Von Tiedemann (2004) hat in einer Fallanalyse gezeigt, dass das ISS als Anstoß für Differenzierungsprozesse in einer Partnerschaft dienen kann, ohne selbst explizit zu werden.

Nachdem die Therapeutin in der ersten Sitzung das ISS aufgegeben hatte, rief die Klientin zwischen der ersten und zweiten Sitzung an, um zu sagen, dass sie das ISS nicht machen könne, da sie sich durch die Aufgabe unter dem Druck fühle, mit ihrer sexuellen Lust seine Erwartungen zu erfüllen. Offenbar war bei dieser Klientin die Tendenz, ihre sexuellen Wünsche denen des Mannes anzupassen, so automatisiert, dass sie durch die ganz anders angelegte Anleitung der Aufgabe nicht außer Kraft gesetzt werden konnte. Nachdem die Therapeutin die Intention der Aufgabe noch einmal richtiggestellt hatte, konnte die Klientin während einer mehrtägigen Fortbildung das ISS erstellen. Die Abwesenheit von zuhause war offenbar ein notwendiger günstiger Rahmen, das ISS als Autonomie-Aufgabe zu realisieren. Auch bei diesem Paar wurde das ISS in der Therapie gar nicht mehr behandelt. Am Ende äußert die Klientin gegenüber ihrem Mann aber selbstsicherer und deutlicher als zuvor, was sie wünscht, und das Paar formuliert Unterschiede mutiger als zuvor.

Nach diesen unterschiedlichen Verläufen sollen ein paar wichtige Aspekte des ISS hervorgehoben werden:

- *Das ISS ist eine Selbstaussage, kein Appell.* Die Auswertung des ISS erfordert vom Therapeuten eine strenge Unterscheidung dieser beiden Aspekte. Der Partner, der sein ISS offen legt, sagt damit etwas über sich. Es kommt vor, dass in das ISS Appelle hineingewoben werden und/oder dass der zuhörende Partner einen Appell heraushört. Hier muss der Therapeut gegebenenfalls stark intervenieren und richtigstellen, weil sonst das ISS lediglich die Einladung zum Wiedereinstieg in einen weiteren Vorwurfs- und Defizitzirkel wird.
- *Das ISS prüft die Selbstvalidierung beider Partner.* Sein ISS offenzulegen und das ISS des Partners zur Kenntnis zu nehmen erfordert ein hohes Maß an Konfrontationsbereitschaft. Auf der Seite des offenlegenden Partners erfordert es Mut, Farbe zu bekennen. Auf der Seite des zuhörenden Partners besteht die Kunst darin, das ISS des Partners »nicht persönlich« zu nehmen. Das ISS hat, richtig verstanden, nur mit seinem Autor etwas zu tun, nichts mit dem Zuhörer. (»Das ist sein Problem«, kommentierte eine Klientin hart, aber

zutreffend das ISS ihres Partners.) Da es aber gleichwohl schwer vermeidlich ist, dass der Zuhörer daraus Schlüsse zieht für sein eigenes Verhalten und für die Bedeutung, die er für den Partner hat, ist es Aufgabe des Therapeuten, die erwartbaren Partnerkommentare eher zu bremsen, insbesondere diejenigen, die die jetzt offene sexuelle Differenz wieder minimieren wollen.

- *Ob das ISS eine Phantasie oder ein Wunsch ist bleibt offen.* Nicht jedes ISS ist ein Wunsch, der auf Realisierung drängt. Das sollte der Therapeut deutlich machen, wenn auf Seiten des Zuhörers die Gefahr besteht, das ISS als Appell, als Aufforderung mit einem Erwartungsdruck (wie im eben beschriebenen Fall von von Tiedemann) zu verstehen. Zugleich darf die Möglichkeit, das ISS als Wunsch zu verstehen, nicht ausgeschlossen werden. Es gehört zur Auswertung nach der Offenlegung, wie der Autor sein ISS verstehen will.
- *Der Therapeut hat die Verantwortung für die Aufgabe, die Klienten haben die Verantwortung für den Inhalt des ISS und die Entscheidung, es offenzulegen oder nicht.* Da die Offenlegung des ISS folgenreich sein kann, muss der Therapeut bereits bei der Instruktion klar machen, worin seine Verantwortung liegt und worin die seiner Klienten. Der Therapeut hat die Verantwortung für die Indikation, die genaue Instruktion und die Auswertung des ISS. Nach dem Vorschlag zum ISS durch den Therapeuten und der verbindlichen Verabredung geht die Verantwortung für den Inhalt, seine Offenlegung und deren Folgen an die Klienten. Das ist essentiell, damit der Therapeut bei affektiv kritischen Situationen während der Auswertung nicht in eine Zauberlehrlings-Situation kommt, in der er die Geister der Differenzierung, die er rief, nicht mehr los wird.

Der letzte Punkt bringt uns noch einmal auf die Person des Therapeuten zurück, insbesondere seine Haltefähigkeit und Angsttoleranz. Er kann therapeutisch nur die Situation professionell behandeln, die er auch persönlich durchstehen würde. Das ISS ist eine intensive und risikoreiche Intervention, die ihre Kraft nur dann entfalten kann, wenn der Therapeut in einer affektiv spannungsreichen Situation handlungsfähig bleibt und nicht in die Zauberlehrlings-Position gerät, von den Folgen einer wirkungsstarken Intervention überfahren zu werden.

8.4 Sexuelle Biographieanalyse als Zwischenbilanz

Die Tatsache, dass die Biographie immer das Erleben und Verhalten der Gegenwart einfärbt, bedeutet nicht, dass die Biographie explizit in der Therapie fokussiert werden müsste. Auch wenn das sexuelle und Beziehungserleben und -verhalten nicht geschichtslos sind, muss die Analyse dieser Geschichte nicht zwingend therapeutisches Thema sein. Der Therapeut muss im Einzelfall prüfen und entscheiden, welchen Stellenwert er der Biographie geben will. Vor allem muss er zu einer Einschätzung kommen, inwieweit die Biographie von einer Problemlösung und produktiven Entwicklung ablenkt oder zu ihr hinführt. Nicht selten werden alte Geschichten genutzt, um die Auseinandersetzung mit der Gegenwart und Zukunft regressiv zu vermeiden. Andererseits: Es kann Verletzungen, alte offene Rechnungen in der Beziehungsgeschichte geben, ohne deren Klärung der Schritt in die Gegenwart nicht möglich ist (Clement 2001).

Wenn wir die sexuelle Differenz in den Mittelpunkt des therapeutischen Vorgehens stellen, bedeutet dies für die biographische Perspektive, dass wir die individuellen Biographien der Partner und ihre Paarbiographie sowohl genau unterscheiden als auch in ihrem Bezug zueinander sehen müssen. Der Beginn, der Verlauf und auch die gegenwärtige Krise der Partnerschaft werden von den Partnern auch auf der Folie der individuellen Biographie verstanden. In den biographischen Erzählungen kann die Paarbeziehung als Erlösung aus einer bedrückenden Vorgeschichte unbefriedigender Beziehungen oder einsamer Zeiten erlebt werden. Sie kann im Verlauf auch als die zentrale Behinderung für die persönliche Entwicklung interpretiert werden und dem Partner vorgehalten werden. Oder sie stellt sich als eine spezielle Mischung von Ermöglichung und Behinderung dar. Mit dem Blick auf die sexuelle Differenz und damit auf die individuelle Weiblichkeits- und Männlichkeits-Entwicklung besteht die Analyserichtung der erzählten Biographie darin, diese beiden, eng miteinander verbundenen Fragen zu klären:

1. Wieweit ermöglicht und inwieweit erschwert der Verlauf der Paarbeziehung die individuelle Entwicklung der Partner?
2. Wieweit ermöglicht und inwieweit erschwert die individuelle Entwicklung der Partner den Verlauf der Paarbeziehung?

Dabei liegt es maßgeblich am Therapeuten, wie Biographie beschrieben, konnotiert und therapeutisch genutzt wird. Liest man die Lebensgeschichte lediglich unter dem Aspekt, was mittlerweile alles unabweislich geschehen ist, was einem das Leben mitgegeben und zugemutet hat, kann dies leicht zu einer deterministischen Sicht führen, in der die Vergangenheit den Rahmen für die mögliche Zukunft vorgibt. Ich hatte im Zusammenhang mit der Auftragsklärung beschrieben, wie sich die oft gegensätzlichen Aufträge der beiden Partner dadurch zu einer gemeinsamen Perspektive bündeln lassen, dass die Therapie als Maßnahme beschrieben wird, bei der auch eine Zwischenbilanz erstellt wird, um zu einem bewussten und klareren Übergang in eine nächste Phase der Beziehung zu gelangen. Ordnet man die Biographieanalyse in diese Aufgabe ein, bekommt sie jenseits der Schwere dessen, was irreversibel geschehen ist, eine zukunftsorientierte Wendung, die entscheidende Perspektiven aufmachen kann.

Hierbei haben sich neben der konventionellen gesprächsweisen Exploration verschiedene Techniken bewährt, um die Beziehungsgeschichte zu strukturieren.

Eine technische Bemerkung zu den folgenden Vorgehensweisen vorweg: Die meisten dieser Techniken bekommen dadurch einen besonderen Nachdruck, wenn sie nicht einfach im laufenden Therapiegespräch eingesetzt werden, sondern als Aufgabe zur nächsten Sitzung mitgegeben werden. Das Aufschreiben oder Aufzeichnen, die Zeit, die dafür zu verwenden ist, können den Ernst und damit die Wirksamkeit der Aufgaben besonders unterstreichen.

Zwischenbilanz-Aufgaben

Bewahren und Entwickeln

Das Paar (oder der einzelne Klient) erhält die Aufgabe, bis zur nächsten Sitzung folgende Fragen zu beantworten:

1. Was in Ihrem sexuellen Leben (oder: Leben als Mann/Frau) ist so wertvoll, dass Sie es unbedingt bewahren und pflegen möchten?
2. Was müssen Sie in Ihrem sexuellen Leben (oder: Leben als Mann/Frau) unbedingt noch tun, was Sie bisher noch nicht verwirklicht haben?

Diese Frage vereinfacht die biographische Figur und konzentriert sie damit auf Essentials, die sich in der Auswertung der Antwort differenzierter erfragen lassen.

Fragetechnische Hinweise

- Bei Frage 2 ist zu betonen, dass die Frage einem Handeln gilt, nicht einem Erleben.
- Frage 2 gilt dem eigenen Handeln, nicht der wartenden Hoffnung auf Ereignisse.

- Die Worte »müssen« und »unbedingt« betonen den Ernst der Frage. Sie sollen deutlich machen, dass es nicht um einen beliebigen Wunsch geht, auf den man auch leicht verzichten könnte.

Verlauf der eigenen Sexualbiographie
Das Paar wird gebeten, die eigene sexuelle Biographie graphisch darzustellen. Als Abszisse wird die Zeitachse (von der ersten erinnerten sexuellen Erfahrung bis zur Gegenwart) vorgegeben, als Ordinate ein inhaltlicher Parameter. Dieser kann – je nach Frage und je nach Problemfokus – unterschiedlich akzentuiert werden: die sexuelle Befriedigung, das Wohlbefinden als Mann/Frau, das Gefühl der eigenen Attraktivität/Potenz oder, auch negativ akzentuiert, der Leidensdruck, die sexuellen Schwierigkeiten usw.

Der Reiz dieser zunächst eher nüchternen Darstellungs-Form liegt dann im *Vergleich* mit anderen Verläufen. Vergleiche können hergestellt werden:

interindividuell, also mit dem Verlauf des Partners oder der Partnerin;

intraindividuell, also mit andern wichtigen Parametern, etwa mit dem beruflichen Erfolg.

Technische Hinweise
- Für den Vergleich der beiden Biographien ist es notwendig, die graphischen Parameter zu vereinheitlichen (z. B. auf der Abszisse soll ein Jahr = 1 cm sein, auf der Ordinate sollen 100 % = 10 cm entsprechen).
- Eine Variante besteht darin, relevante Beziehungsereignisse in die Graphik einzutragen.
- Die Partner sollen einander ihre Graphiken nicht vor der Sitzung zeigen. Damit wird nicht nur vermieden, dass bereits antizipierende Kompromisse in die Graphik einfließen. Es steigert zusätzlich den Wert und die Spannung bis zur Auswertung.

Zirkuläre Anamnese der individuellen Biographien

Die individuellen Biographien lassen sich zirkulär erfragen. Man exploriert also die Biographie der Frau über den Mann und umgekehrt. Dieses Vorgehen wird, wenn es gut begründet ist, von den Partnern meist als sehr attraktiv erlebt. Es erzeugt ein hohes Aufmerksamkeitsniveau beider Partner. Im Gegensatz zu der direkten Erfragung von Vorgeschichten braucht ein Partner nicht zu warten, bis er »dran« ist, sondern ist bei beiden Biographien selbst beteiligt. Technischer

Hinweis: Der Partner, dessen Biographie über den Partner erfragt wird, wird aufgefordert, während des Berichts nur zuzuhören und nichts zu korrigieren.

Zirkuläre Anamnese der Paargeschichte

Auch der Verlauf der gemeinsamen Partnerschaft lässt sich zirkulär erfragen. Bei der Instruktion ist hier besonders zu beachten, dass der erzählende Klient die Geschichte so berichtet, wie der Partner sie aus seiner Sicht berichten würde. Die Gefahr des tendenziösen Berichtens und des Einflechtens von Vorwürfen und Suggestionen ist hier sehr groß. Umso ergiebiger kann dieses Vorgehen sein.

Das sexuelle Genogramm

De Maris et al. (1997) haben unter verschiedenen Methoden, das Genogramm themenfokussiert anzuwenden, auch das sexuelle Genogramm ausgeführt. In das nach den üblichen Konventionen erstellte Genogramm werden die sexuellen Botschaften, Aufträge und Geheimnisse eingetragen. So können neben »weichen« Informationen auch »harte« Daten wie uneheliche Schwangerschaften und uneindeutige Vaterschaften erfasst werden. Und es ist möglich, Ereignisse zu kombinieren, die erst in der Zusammenschau Zeitabfolgen offensichtlich machen (Trennungen während einer Schwangerschaft, Schwangerschaften während der kriegsbedingten Abwesenheit des Vaters usw.) und die Fragen aufwerfen und Anlass zu Recherchen sein können.

Das sexuelle Genogramm ist gerade in Bezug auf sexuelle Geheimnisse und Variationen ein interessantes Instrument: Voreheliche Schwangerschaften, unverheiratetes Zusammenleben, Scheidungen, »Stiefeltern«-Konstellationen, homosexuelle Beziehungen waren noch bis in die sechziger Jahre statusgefährdende Ereignisse. Die Auswertung erfolgt nach denselben Regeln wie sonst beim Genogramm auch. Besonders ergiebig ist die Fokussierung auf Paarbeziehungstraditionen und wie diese in der Familienlegende erzählt werden.

Bip und Bop

Bei den Bemerkungen zum Mythos der jugendlichen Sexualität und dem deprimierenden Alter lag der Akzent auf seinem eher einschränkenden kulturellen Charakter. Wir sind dabei der Frage ausgewichen, wieweit es sinnvoll ist, junge und alte Erotik, naive und erfahrene Sexualität, übermütige und abgeklärte

Männlichkeit bzw. Weiblichkeit zu unterscheiden und damit dem Reifezustand im Lebenszyklus einen theoretischen und praktischen Platz zu geben.

Die französische Schriftstellerin Dominique Aubier (zitiert nach Gester 2002) hat mit dem Begriffspaar Bip und Bop zwei Kunstworte geprägt, mit denen sich der Entwicklungsstand lebender Systeme benennen lässt. Die Begriffe unterscheiden den Stand vor der Lebensmitte (Bip) und nach der Lebensmitte (Bop). Lebende Systeme, also Menschen wie Organisationen oder Teams, aber auch Projekte, Theorien und Ideen, können gesehen werden

- *von der Geburt aus (Bip):* aus dieser Perspektive bieten sich die Lebensmöglichkeiten als offen dar, es ist keine Begrenzung in Sicht. Der Energieüberschuss im Bip erlaubt viele Fehlversuche. Systeme im Bip haben sich noch nicht bewiesen, da sie mit Tempo, Kraft, Kampf, Offensive ausgestattet sind, haben sie den Optimismus, sich zu beweisen und ihren Platz zu finden;
- *vom Tod aus (Bop):* hier zeigen sich die Optionen als endlich, im Bop ist die Energie begrenzt, zugleich aber die Treffsicherheit und Gewissheit größer: Die Erfahrung und Übersicht macht Fehlversuche weniger wahrscheinlich, Systeme im Bop haben sich bewiesen, sie haben ihren Platz gefunden, ihre Stärke ist Ruhe, Gelassenheit.

Die Bip-Bop-Polarität, die Gester (2002) weiter ausgearbeitet hat, und von der Tabelle 14 (s. S. 206) nur einen Ausschnitt enthält, zeigt die Struktur des mächtigen Bedeutungsfeldes, das die Bip-Bop-Unterscheidung auffaltet.
Die Bip-Bop-Unterscheidung zeichnet keinen Wertigkeitsunterschied auf. Beide Perspektiven sind gleichwertig, aber unterschiedlich angemessen, je nachdem, in welchem Entwicklungszustand sich das lebende System befindet. Insofern lässt sie sich auch nicht einfach als Unterscheidung zwischen reif und unreif beschreiben. Auf die sexuelle Entwicklung bezogen, könnte die Bip-Bop-Unterscheidung nützlich sein, den sexuell-erotischen Entwicklungsstand zu beschreiben, in dem sich jemand befindet, aus dem er kommt, der fällig ist. Dafür lässt sie sich etwa so spezifizieren, wie es in Tabelle 15 (s. S. 207) dargestellt ist.

Tabelle 14: Bip und Bop

Bip	**Bop**
Geburt	Tod
säen	Ernten
Außerhalb-von-sich (Außenwelt)	Innerhalb-von-sich (Innenwelt)
bekämpfend	akzeptierend
Welt »neu« erfinden	Welt »neu« entdecken
Beschleunigung	Entschleunigung
Startgeschwindigkeit	Reisegeschwindigkeit
Spitzenleistung	Dauerleistung
progressiv	konservativ
erneuern	bewahren
aufregen	abregen
sehen	schauen/betrachten und erkennen
einmischen	sich enthalten
beginnen	vollenden
verschwenden/jagen	ordnen/sammeln
sexuelle Liebe	spirituelle Liebe
handeln	reflektieren
externe (Fremd)Prüfungen	strenge (Eigen)Prüfungen

Tabelle 15: Bip und Bop der sexuellen Entwicklung

Bip	**Bop**
erobern	bewahren und pflegen
Häufigkeit	Qualität
Aufregung	Intimität
spontan	kultiviert
Neugier	Aufmerksamkeit
Kennenlernen	Erfahrung
Party	Ritual
mehr	genug

Erotische Bip-Bop-Analyse

Anders als die oben genannten Techniken eignet sich die Bip-Bop-Unterscheidung nicht so sehr als Aufgabe, die dem Paar mitgegeben werden kann. Dies würde ein besseres Vertrautsein mit dieser Polarität voraussetzen. Sie ist hingegen für die Beschreibung und Hypothesenbildung des Therapeuten sehr nützlich, nicht nur im Sinne der deskriptiven Unterscheidung zwischen Jugendlichkeit und Reife, sondern auch als Zugang zu der Frage, wie sich Erotik neu definieren und verstehen lässt, welche Themen biographisch erledigt, welche »unerlöst«, welche fällig und neu zu überdenken sind.

- *In welcher Phase bin ich in meinem sexuellen Leben, in welcher in meiner Partnerschaft? Gibt es Ungleichzeitigkeiten zwischen meiner individuellen sexuellen Entwicklung als Mann/Frau und unserer Partnerschaft (z. B.: Partnerschaft bereits tief im Bop, sexuell noch im Bip usw.)*
- *Was war meine individuelle Form, den Bip zu leben? Was ist meine individuelle Form, den Bop zu leben?*

- *Welche Schlüsselerlebnisse gab es, die bei mir den Bip-Bop-Übergang markiert haben?*
- *Wo bin ich zu schnell in den Bop gekommen, ohne den Bip gelebt zu haben? Welchem ungelebten Bip trauere ich nach?*

8.5 Folgen des Status Quo

In Kapitel 3.6 waren wir darauf eingegangen, dass der Ernst der Therapie nicht in erster Linie durch den Leidensdruck bei Therapiebeginn bestimmt ist, sondern durch die Folgen am Therapieende, wenn sich nichts geändert hat. Dazu gehört es, konsequent die Folgen des Status quo zu erörtern.

Der Ernst dieser Intervention liegt darin, dass mit dieser Frage – obwohl sie vordergründig auf Verhalten abhebt – nicht einfach Handlungskonsequenzen abgewogen und erörtert werden. Im Kern geht es um die »strenge Prüfung«[55] der männlichen und weiblichen Identität[56] der beiden Partner im Sinne des Differenz-Konzepts. Also nicht darum, was die Partner tun, sondern wer sie als Mann bzw. Frau sind und welchen Preis welcher Kompromisse oder Entscheidungen sie dafür bereit sind zu zahlen. Dieses Verständnis geht davon aus, dass mit dem Verhandeln über sexuelle Aktivität und Interaktion zentrale Fragen der Männlichkeits- und Weiblichkeitsentwicklung angesprochen sind.

Die Frage lautet im Prinzip so: »*Angenommen, die Therapie ändert nichts an dem sexuellen Symptom, und Ihr/e Partner/in hat nach wie vor kein Interesse/Erektionsstörungen (usw.) und weiter angenommen, dass durch nichts auf der Welt sich ihre gemeinsame Sexualität verändert, kurzum: wenn Ihre Sexualität so bleibt, wie sie jetzt ist – was werden Sie dann tun?*«

Von dem Moment an, zu dem diese Frage gestellt (und gehalten[57]) wird, ist die *Bedeutung* des sexuellen Symptoms im Spiel. Mit der Antwort auf die Frage nach den Folgen des Status quo definieren die Partner die Bedeutung der Sexualität für ihre Beziehung. Der Leidensdruck nämlich, den die Partner in einer sexuell unbefriedigenden Beziehung spüren, hängt nicht mit der verminderten »Triebbefriedigung« oder »Körperlichkeit« zusammen, sondern mit der Sinn-

---

55 Ernst Jünger (1951).

56 Der Begriff der »Geschlechtsidentität« ist in der Sexualwissenschaft mittlerweile sehr eng auf den transgender-Bereich bezogen, auf die vielfältigen Phänomene der Transsexualität, Geschlechtswechsler usw. Ich meine hier die Profilierung der Identität als Mann bzw. als Frau bei den Klienten, deren Geschlechtszugehörigkeit außer Frage steht.

frage, die damit berührt ist: »Wofür bin ich hier? Wofür in dieser Partnerschaft? Was ist für mich als Mann/Frau unverzichtbar?« Sie geht an die existentielle Basis der Partnerschaft und der Geschlechtsidentität.

Die Frage ist bedrohlich, weil sie durchweg sehr konfrontierende und ungemütliche Möglichkeiten in den Blick nimmt, eine treue Beziehung ohne befriedigende Sexualität, die Öffnung für sexuelle Außenbeziehung – und vor allem die Trennung. Zwar könnten beide Partner die Konsequenz der Nichtveränderung als minimal beschreiben (»dann macht das auch nichts«) und damit die schwere Therapie-Implikation auf den ersten Blick entlasten. Wenn die Hoffnungen groß, das Paar jung und der Frühling grün ist, lassen sich die Folgen einer Nichtveränderung natürlich problemloser sehen: Dann macht man eben eine weitere Therapie oder versucht sonst etwas anderes. Neues Spiel, neues Glück. Oder man macht nichts weiter. Dann hat es eben nicht sein sollen. Das Leben bietet ja noch andere erfreuliche Dinge. Dann allerdings, wenn diese Sicht zu Beginn der Therapie oder bei der Frage nach den Status-Quo-Folgen deutlich wird, ist vom Verlauf der Therapie nicht viel zu erwarten. Das sind dann Therapien vom Typus Schauen-wir-mal. Solche Paare mit dieser Einstellung möchten im Spiel-Modus bleiben und werden sich den Konfrontationen, die eine Paartherapie des Begehrens beinhaltet, nicht stellen. Im therapeutischen Arbeitsbündnis wird hier dem Therapeuten die Verantwortung für Veränderungen und Vorschläge zugespielt, das Paar kann in der Position der kostprobenden Therapiebesucher bleiben – und es tut sich nichts. Solche Therapien kann man natürlich machen. Aber wofür? Sie folgen einem flachen »Sex soll Spaß machen«-Konzept und verschenken oder vermeiden die Möglichkeit, den sexuellen Konflikt als Katalysator für die persönliche Entwicklung und die Entwicklung der Partnerschaft zu nutzen.

Therapeuten in einem postmodernen Umfeld, das nicht normativ reguliert ist und in dem die handelnden Personen zur Freiheit ihrer Wahl verurteilt sind – nämlich zu den Konsequenzen, die diese Wahl nach sich zieht – haben nicht mit der Beliebigkeit der Wahl zu tun, sondern mit dem Ernst der Wahl-Freiheit. Entscheidungen verpflichten. Das gilt auch für die Entscheidung, zu welcher Form, Intensität und Verbindlichkeit ihrer Sexualität sich die Partner entscheiden und wie sich die Therapeuten darauf beziehen. Das sind Fragen, die bereits bei

---

57 Wie bei allen therapeutischen Interventionen macht nicht der Inhalt allein, sondern die Nachhaltigkeit und die Inszenierung, die Wirkung aus. Gerade bei dieser sehr konfrontierenden Frage muss der Therapeut das konflikthafte Spannungsniveau halten, das damit entsteht. Die Frage ist verschenkt, wenn sie nur einfach mal so gestellt wird.

der Auftragsklärung aktuell sind. Wenn die Orientierung an der sexuellen Funktion und damit an der Unterscheidung Können/Nicht-Können aufgegeben wird (siehe Kapitel 2) und die Leitunterscheidung des therapeutischen Handelns die zwischen Wollen/Nicht-Wollen ist, dann kann die Entwicklung und Koordination des sexuellen Begehrens nicht ohne das Risiko auf den Weg gebracht werden, dass die Partnerschaft nach der Therapie in einem ganz anderen Zustand ist als zuvor. Auch die Möglichkeit der Trennung ist dabei nicht als »leichter« Ausweg (wenn es nicht geht, dann trennt man sich eben) im Spiel, sondern als Damokles-Schwert des existentiellen Ernstes einer Paartherapie des Begehrens.

Um dieses Vorgehen professionell steuern zu können, bedarf es auf der Seite des Therapeuten einer besonderen Prozess-Steuerung über seine Neutralität, gerade im Umgang mit der Trennungs-Option. Eine bloß passive Neutralität im Sinne einer Enthaltsamkeit bei ausgesprochenen Empfehlungen für oder gegen eine Trennung ist zwar eine professionelle Selbstverständlichkeit; sie reicht aber nicht. Vielmehr sollte der Therapeut in dem Sinne eine aktive Neutralität zeigen, als er die jeweiligen Ambivalenzen in Bezug auf Trennung oder Zusammenbleiben offensiv ins Spiel bringt.

Die Frage nach den Status-Quo-Folgen wird zunächst dem Partner gestellt, der den stärkeren Veränderungsdruck zeigt. Sie muss so nachgehalten werden, dass für den andern Partner der Preis erkennbar wird, den es kostet, wenn er nichts ändert. Zur Illustration ein Beispiel:

Das Paar E. hat seit zwei Jahren keinen Sex gehabt, weil Herr E. sich ihren erotischen Wünschen entzieht und von sich aus bestenfalls pflichtbewusst, aber nicht wirklich interessiert selten sexuelle Initiative ergreift. Frau E. sagt, sie könne das nicht ertragen. Sie liebe ihn, aber sie wolle nicht als asexuelles Wesen weiterleben.

UC: »Wir sollten dann auch über den worst case sprechen, also was Sie tun werden, wenn Ihr Mann sich nicht ändert. Es könnte ja sein, dass sich für ihn herausstellt, dass er sich einfach nicht für Sex mit Ihnen interessiert. Lassen wir die Gründe einmal weg, warum das so sein mag, im Ergebnis erkennt er: ich will keinen Sex mit meiner Frau.«

Herr E. (hört sich die Frage gequält an): »Oooh!«

Frau E.: »Ich weiß auch nicht. Ich hoffe ja, dass sich bei ihm was entwickelt.«

UC: »Nehmen wir an, Ihre Hoffnung stellt sich als vergeblich heraus. Was tun Sie dann?«

Frau E.: »Dann müsste ich mir ernsthaft überlegen, ob ich mir einen andern Mann suche. Also ich meine keinen andern Mann als T., aber einen … ja, für gewisse Stunden. Ich kann nicht endlos treu sein für nichts.«

UC: »Sie können schon. Sie sind doch die ganzen Jahre treu gewesen, wenn ich Sie recht verstanden habe. Und irgendwie ging es ja. Ich habe Ihre Unzufriedenheit wohl verstanden, aber sie war offenbar nicht so groß, dass Sie sich einen andern Mann gesucht hätten.«

Frau E: (nachdenklich) »Jaja.«

UC: »Ich will die Frage mal zuspitzen: Woran würde Ihr Mann denn merken, dass es Ihnen ernst ist?«

Frau E.: »Wenn ich mit einem andern schlafe.«

UC: »Und wann wird das sein?«

Frau E.: »Morgen bestimmt noch nicht.«

UC: »In fünf Jahren?«

Frau E.: »Nein, keine fünf.«

UC: »Zwei?«

Frau E.: »Nicht so lange. Höchstens eins.«

UC (zu beiden): »Also ein Jahr haben Sie noch Zeit, alles so weiterzumachen wie jetzt auch.«

Frau E.: »Aber ich will das Jahr doch nutzen.«

Herr E.: »Ja, ich auch, wir sollten doch versuchen, miteinander weiterzukommen. Vielleicht gibt es eine Möglichkeit.«

UC: »Ich habe nicht den Eindruck, dass Sie weiterkommen müssen. Sie sind schon da! Nämlich bei der Erkenntnis, dass Sie (zum Mann) keine Lust auf Ihre Frau haben und Sie (zur Frau) in einem Jahr mit einem andern Mann schlafen werden. Das sind für Sie beide keine schönen Einsichten, Sie hätten es sich ja anders gewünscht.«

(Herr und Frau E. schweigen.)

UC: »Meines Erachtens lenkt Sie die Hoffnung ab, wenn Sie sich nicht damit auseinandersetzen. Was das für Sie beide heißt, wie Sie sich darauf einstellen wollen. Ob Sie in einer asexuellen Ehe zusammenbleiben wollen, ob Sie sich andere Beziehungen gestatten, welche Regeln dabei gelten sollen. Das sind ernste Fragen, weil dann Ihre Partnerschaft nicht mehr dieselbe sein wird wie jetzt.«

(Pause, während der beide weiter schweigen.)

UC: »Aber solange Sie sich mit der Hoffnung beruhigen, es könnte noch anders werden, werden Sie sich damit eher nicht auseinandersetzen. Man kann beides tun: versuchen, die Erkenntnis wegzuhoffen – oder sie ernst nehmen und die Folgen der Erkenntnis miteinander besprechen.«

Das Paar verlässt die Stunde ernst, ohne noch viel zu meinem Kommentar zu sagen, geben mir aber zu verstehen, dass ich sie erreicht habe.

Mit dieser Intervention beziehe ich Position, da ich zu verstehen gebe, dass ich die formulierten Alternativen nicht als gleichwertig betrachte. Damit verlasse ich, was das Vorgehen betrifft, eine neutrale Position, nicht aber in Bezug auf die inhaltliche Entscheidung. Neutralität ist ein methodisches Gut, um nicht in die Verwicklungen zu geraten, die die Paardynamik anbietet. Sie bedeutet nicht, prozessneutral zu sein. Ein prozessneutrales Vorgehen würde die Hoffnung, dass sich schon alles zum Guten wenden werde, akzeptieren. Genau damit aber würde der Therapeut zum Teil des Problems, indem er sich auf die Seite der Nichtveränderung begäbe. Die Nichtveränderung ist durch Hoffnung stabilisiert: Solange man noch hoffen kann, braucht man nichts zu entscheiden. Die Folgen des Status-Quo zu thematisieren, ist methodisch eine Parteinahme für den Ernst-Modus und gegen den Spiel-Modus. Inhaltlich bietet sie eine Meta-Position an, aus der heraus die alternativen Positionen und (Neu-)Bestimmungen der Partnerschaft möglich werden.

TEIL 3

Offene Ergebnisse

9 Ergebnisse und offene Fragen

9.1 Guter, mittelmäßiger und schlechter Sex – lässt sich erotische Qualität definieren?

Je mehr ein Paar sich vor den ängstigenden Gefühlen angesichts der sexuellen Differenz schützt, sich ausschließlich auf den kleinsten gemeinsamen Nenner seiner Sexualität bezieht und die gemeinsame Sexualität ausschließlich vom Prinzip »Rücksicht und Schonung« bestimmt ist, desto harmonieabhängiger ist das Paar und desto mehr vermeidet es sexuelle Kommunikation, die verbale wie die handelnde.

Das beeinflusst auch die Qualität des sexuellen Erlebens. In einer eher beiläufigen Unterscheidung hat William Simon (2002) im Anschluss an Roland Barthes den »orgasm of excitement« und den »orgasm of reassurance« unterschieden. Das sexuelle Erleben, und der Orgasmus im speziellen, ist demnach eine erlebnisintensive Bestätigung, dass ich immer noch derselbe bin wie vorher, und die Beziehung immer noch dieselbe ist wie vorher. Ähnlich wie Bozon (2002) markiert er damit die rituelle Bedeutung des Geschlechtsverkehrs. Er differenziert weiter und unterscheidet danach, ob der Sex als Ritual der sozialen Solidarität oder als Ritual der Selbst-Solidarität verstanden wird. Aus einem ganz anderen Theoriehintergrund kommend, berührt dieses Begriffspaar sowohl die Autonomie-Bindungs-Thematik wie das Konzept der sexuellen Differenz. Wenn wir diesen Gedanken weiterverfolgen und annehmen, dass sich im sexuellen Verhalten auch so etwas wie Selbst-Solidarität, also eine Art Treue zu sich selbst zeigen kann, dann lassen sich danach auch Qualitätsstufen von guten, mittelmäßigen und schlechten sexuellen Beziehungen definieren.

Ausgehend von dem Umgang mit der sexuellen Differenz als Kriterium für die Qualität einer sexuellen Begegnung könnte man postulieren:

Schlechter Sex ist normativ orientiert und erlaubt wenig Variation und individuelle Selbstbestimmung. Die sexuelle Differenz ist ent-individualisiert, indem sie als typisch männlich oder weiblich aus der Verantwortung des Individuums genommen wird.

Mittelmäßiger Sex vermeidet die Differenz durch schonende Rücksicht. Er bleibt am Prinzip der Gegenseitigkeit und kann als Ritual der sozialen Solidarität interpretiert werden. Damit ist er nicht primär auf Geschlechtertypisierungen ausgerichtet, sondern individueller und personbezogener. Er bleibt aber balance- und nicht entwicklungsorientiert.

Guter Sex ist differenzierungs- und entwicklungsorientiert. Er lässt sich als Akt der Selbst-Solidarität interpretieren. Erotische Gemeinsamkeit wird als Beziehung zweier sich ihrer Differenz bewusster Individuen verstanden und erlebt. Tabelle 16 fasst diesen Definitionsversuch zusammen.

Tabelle 16: Erotische Qualität

	Schlechter Sex	**Mittelmäßiger Sex**	**Guter Sex**
Interesse	an Bekanntem	an Gemeinsamkeit der sexuellen Interessen beider Partner	an Differenz und Individualität des Begehrens
Legitimation	Normalität	Rücksicht	Begegnung aus der Differenz
Orientierungsfigur	Der typische Mann, die typische Frau	Das rücksichtsvolle Paar	Zwei begehrende Individuen
Rituelle Bedeutung	Soziale Solidarität	Soziale Solidarität	Selbst-Solidarität

9.2 Idealtypischer Ablauf und Ergebnisse

Bei den Ausführungen zu den Veränderungsparametern und den einzelnen Interventionen habe ich mich nicht näher mit der Struktur des Gesamtablaufs und des zeitlichen Rahmens befasst. Das ist Absicht, weil ich nicht den Eindruck erwecken will, das Konzept sei standardisiert und folge einem Programm. Zentral sind die Prozesskompetenzen, die ein Navigieren entlang dem sich entwickelnden sexuellen Differenzierungs- und Selbstbestimmungsprozess des Paares ermöglichen. Gleichwohl gibt es so etwas wie einen idealtypischen Ablauf, den ich kurz skizzieren möchte. Er ist nicht als geplanter Ablauf zu verstehen, sondern als die zentrale dramaturgische Figur, die dem therapeutischen Geschehen seine Spannung gibt. Diese Figur ist also nicht empirisch, sondern konzeptionell abgeleitet.

Demnach ist die *erste Phase* durch die Inszenierung des symptomstabilisierenden Interaktionszirkels bestimmt. Das Paar ist an der Grenze seiner Möglichkeiten, im Rahmen des Harmonieideals (Gegenseitigkeit, Rücksicht, Unterschiedsminimierung) zu einem authentischen Ausdruck von Männlichkeit bzw. Weiblichkeit und zu einer befriedigenden Sexualität zu kommen. Der manifeste sexuelle Konflikt – so die leitende Hypothese für diese Phase – ist der Lösungs-Versuch erster Ordnung, also der Versuch, die sexuelle Befriedigung im Rahmen der alten Paarstruktur zu verbessern. Die Intensität dieses Konflikts, der in ärgerlicher Affektlage (mit Vorwürfen, Rechtfertigungen) ausgetragen wird, ist abhängig von der Angst vor der sexuellen Differenzierung.

Im Zentrum der *zweiten Phase* steht die Profilierung der sexuellen Differenz. Die zentrale Intervention ist das ISS, mit dem im Kern der sexuellen Differenz gearbeitet wird. In dieser Phase ist die Angst der dominante Affekt. Sie ist induziert durch den spürbaren Preis, den die Differenzierung hat, um die emotionalen und existentiellen Kosten der Selbstvalidierung, um Angst vor Verlassenwerden, als Mann oder Frau nicht akzeptiert zu sein, vor dem Schuldgefühl gegenüber dem Partner.

Die *dritte Phase* ist der Beginn einer neuen Stufe der sexuellen Entwicklung, in der erotische Begegnungen auf der Basis von Differenzierung und Getrenntheit stattfinden. Dies muss keine Zunahme der Häufigkeit sexueller Aktivität bedeuten, wohl aber der Qualität und Authentizität des sexuellen Zusammenseins.

Die Phasen sind nicht streng voneinander getrennt, es kommt zu Rückfällen, auch zu Therapieabbrüchen, und es kann sein, dass ein Paar sich nicht aus der ersten Phase herauszubewegen vermag. Abbildung 9 schematisiert den Ablauf und die Übergänge zwischen den Phasen.

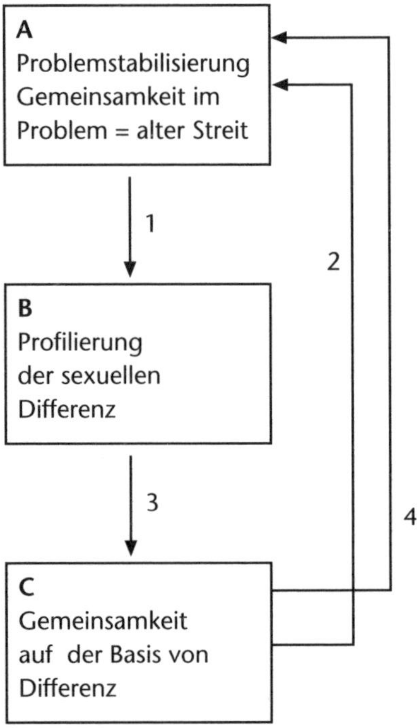

Abbildung 9: Idealtypischer Verlauf

Übergänge:

1. Übergang von A zu B: Bei diesem Schritt bewegt sich die Therapie vom vertrauten Streit zur Thematisierung der sexuellen Differenz. Dieser Schritt wird begleitet durch z. B. Verschlimmerungsfragen und die Fragen des Status quo.
2. Nach der Aktualisierung der Differenzierung, z. B. durch das ISS, kann die Angst so stark werden, dass die Partner in das bekannte Muster alter Vorwürfe zurückfallen.
3. Nach dem erlebten existentiellen Ernst der sexuellen Differenz haben die Partner einen aufmerksameren Blick füreinander und für sich selbst. Sie können sich nicht mehr auf gewohnte Selbstverständlichkeiten beziehen. Die Rückvergewisserung, ob der andere »noch da« ist, als wer und unter welchen Bedingungen, ist hier aktuell.
4. Der Rückfall droht immer. Auch in fortgeschrittenen Differenzierungsphasen können die bekannten Vorwurfsmuster reaktualisiert werden.

Wie alle Schemata ist auch dieses hölzern und bildet den realen Prozess einer Therapie nur sehr begrenzt ab. Insbesondere beschreibt das Schema die Zeitdimension und das Tempo der Abläufe nur sehr unzureichend. So lassen sich die Phasen und Übergänge nicht einzelnen Sitzungen oder Therapieabschnitten zuordnen, sondern können in hoher Frequenz und Geschwindigkeit oszillieren, wie sich mühelos an den Transkripten des Paares B. und F. nachvollziehen lässt. Auch wenn die Entwicklung der sexuellen Differenzierung ein sehr konfrontierender und schwieriger Prozess ist, heißt das nicht, dass er sich langsam abspielen muss. Die Tatsache, dass die Paare sich aber in ihrer Konfrontationsbereitschaft sehr unterscheiden, lässt für die Frage des zeitlichen Settings große Spielräume.

Da hier kein Lernkonzept, sondern ein Entwicklungskonzept leitend ist, hat sich die Kombination zwischen langer Sitzungsdauer (Doppelstunden) und großen Abständen zwischen den Sitzungen (ca. 4 Wochen) bewährt. Die beschriebenen Therapien dauerten zwischen 2 und 30 Sitzungen bei einer Gesamtdauer von durchschnittlich einem Jahr, im längsten Fall von drei Jahren.

Zeit ist ein wichtiger Steuerungsfaktor für den therapeutischen Prozess. Ich gehe davon aus, dass das Prinzip langsames Wachstum und das Prinzip schneller Wandel das Spektrum definieren, innerhalb dessen das optimale Tempo zu finden ist. Dabei gelten zwei Prinzipien, die sich an die geteilte Verantwortung entsprechend dem Werkvertrag der Klienten und dem Dienstvertrag des Therapeuten anlehnen: Einerseits bestimmt das Paar das Tempo der Therapie. Andererseits entscheidet der Therapeut, wie viel Zeit er für unproduktive Längen in einem therapeutischen Ablauf zur Verfügung stellen will. Um aktiv mit der Veränderungsverantwortung des Paares zu arbeiten, schlage ich zu Beginn vor, zunächst nur 3 oder 4 Sitzungen zu verabreden mit dem Argument, dass, wenn sich in den ersten Sitzungen kein erster Veränderungsansatz erkennen lässt, dieser sich wahrscheinlich auch nach zehn oder zwanzig Sitzungen nicht ergibt. Für diesen Fall biete ich vorwegnehmend die Beendigung der Therapie an. Dieser Umgang mit Veränderungszeit schafft von Beginn an eine hohe Verdichtung und Konzentration der Sitzungen.

Ich will das Schema verwenden, um anhand einiger Therapieabläufe kurz zu beschreiben, wo ich den Kern der drei idealtypischen Phasen sehe. Ich beziehe mich zur Illustration auf Fälle, die in früheren Kapiteln bereits ausführlicher vorgestellt wurden: neben vier im Sinne des Konzepts »gelungenen« Verläufen (Paare A., F., B., T./J.) stelle ich zwei begrenzt (Paar R.) bzw. nicht (Paar I.) gelungene Verläufe dar.

Gelungene Differenzierung

Paar A. (Kapitel 3.2, 3.5)

Symptomzirkel: Sie lehnt sexuelle Initiativen des Mannes ab, Orgasmusschwierigkeiten; er hat eine frühzeitige Ejakulation und empfindet eine starke Unsicherheit, wie er sich ihr nähern soll.

Differenzierungsschritte: Er gibt die Rolle des sexuellen Anbieters auf, löst sich vom Wunsch, es seiner Frau recht machen zu können. Betonung der Asymmetrie durch prototypisches Verführungsritual nach ihren Regeln, bei dem er sich nicht wehren darf.

Ergebnis: Häufigerer und befriedigenderer Verkehr. Bewusstsein, dass das Entgegenkommen des anderen begrenzt ist. Sexuelle Differenz ist akzeptiert und nicht mehr mit Klage und Leidensdruck verbunden.

Paar F. (Kapitel 5.3)

Symptomzirkel: Sie empfindet Sex als zunehmend unbefriedigender, erlebt keine Erregung und weist seine sexuellen Initiativen zurück. Verletzungen durch Affären des Mannes. Er fühlt sich durch ihre Reserve depotenziert.

Differenzierungsschritte: Einführung der Idee des Tauschs als sexuelle Interaktion ohne Verlierer. Einführung der Differenz als gleichwertig und der Logik des selbstbestimmten Gebens und Nehmens. Dadurch Unterbrechung der Eskalation von Fordern und Verweigern.

Ergebnis: Der sexuelle Verkehr wird weder von ihm als erbettelt noch von ihr als erdrängt, sondern als gern gegeben erlebt.

Paar B. (Kapitel 7.6)

Symptomzirkel: Sie zeigt völliges Desinteresse am Sex, weist ihn zurück oder lässt den Verkehr über sich ergehen. Er sieht sie als gestört und erwartet eine »natürliche« sexuelle Reaktion von ihr.

Differenzierungsschritte: Therapie als ihre Erkundungsreise, Entdeckung ihres erotischen Kontexts von Langsamkeit, Musik und Gedankenverlorenheit. Zunehmende Unabhängigkeit von seiner Vorstellung, was richtiger Sex sei. Weitgehend asymmetrische Entwicklung der Frau.

Ergebnis: Nicht häufiger, aber befriedigender Verkehr. Deutliche Konturierung des sexuellen Profils von Frau B. Entwicklung von Humor bei beiden Partnern in Bezug auf die erotischen Unterschiede.

Paar T./J. (Kapitel 7.4)

Symptomzirkel: »Ungelebte Intensität«, sie ist sehr initiativ, er bremst sie aus und bleibt in Reserve.

Differenzierungsschritte: Ihre Resignation, dass er nicht der Partner für den einzigartigen Sex ist, den sie sich wünscht. Sie akzeptiert seine (auch sexuellen) Freiräume, die er auch nutzt. Entwicklung mit hohem Trennungsrisiko.

Ergebnis: Neubeginn und Neudefinition der Beziehung. Sie: »Ich habe einen ganz neuen Mann.« Er: »Mein Egoismus tut mir gut.«

Begrenzt/nicht gelungene Differenzierung

Nicht immer führen die Differenzierungsschritte zu einer intensiveren Sexualität. Dafür ist einmal das Paar K. ein Beispiel, das die relativ lange Therapie zwar als sehr hilfreich erlebt hat, freilich ohne dass sich in ihrem sexuellen Verhalten etwas geändert hätte.

Paar R. (Kapitel 7.2, 7.4, 8.1)

Symptomzirkel: Er hat gelegentliche Erektionsstörungen und ergreift kaum sexuelle Initiative, äußert dafür starke Schuldgefühle; sie fühlt sich dadurch als Frau missachtet und macht einen starken Erwartungsdruck.

Differenzierungsschritte: Sie zeigt ein sehr prägnantes ISS mit ihm als Partner. Äußert die Sehnsucht, sich mit einem Liebhaber einzulassen. Er verlässt passager die Position des schuldbewussten Partners in der Defensive und bekennt, dass er oft nicht will.

Ergebnis: Seltene, dann liebevolle Begegnungen und die Bereitschaft, sich auf besondere Situationen einzulassen wie in Kapitel 8.1 (Rollenspiel). Aussprachen über die gleichwohl bleibende Distanz führen beide zu der Erkenntnis, dass seine sexuelle Zurückhaltung ein »ewiges Problem« ist. »Ich muss erkennen, dass mein Mann so ist und dass ich damit leben muss.« Beide beschreiben einen Gewinn darin, dass sie über die Therapie ein besseres Verständnis füreinander gefunden hätten.

Dass das Paar R. gleichwohl die Therapie positiv kommentiert, hängt nach meiner Einschätzung damit zusammen, dass Frau R. das Verhaltensmuster ihres Mannes als ihr Schicksal annimmt, an dem sie nun auch nichts mehr ändern kann. Das entlastet ihn, und so hat sich ohne dauerhafte Veränderung des sexuellen Zusammenspiels eine Entlastung des Leidensdrucks ergeben.

Ein Beispiel für eine Therapie, die nach einem ersten Differenzierungsversuch dauerhaft in das alte Muster zurückgefallen ist, ist das Paar I. (Kapitel 2).

Paar I. (Kapitel 2)

Konfliktzirkel: Er zieht sich nach einer aktiveren Anfangszeit der Beziehung sexuell ganz zurück. Sie fühlt sich als Frau missachtet; wenn sie ihrerseits initiativ ist, geht er ihr zuliebe darauf ein.

Differenzierungsschritte: Bei der Auswertung des ISS zeigt Herr I. seine starke Faszination dafür, beim Sex ganz passiv zu sein und es sich von ihr besorgen zu lassen bis dahin, sich von ihr dominieren zu lassen. Sie praktizieren diese Interaktion auch zweimal, wobei sich Frau I. dabei massiv unwohl fühlt und meint, »ich kann das, aber ich bin das nicht«. Das führt dazu, dass Herr I. danach nie mehr seine passiven Wünsche von sich aus einbringt. Meine Vermutung, dass Herr I. homosexuelle Wünsche haben könnte, lässt sich nicht bestätigen.

Ergebnis: Die Therapie erstreckt sich mit längeren Pausen über mehr als drei Jahre, während das Paar sein erstes Kind bekommt. Obwohl das Paar gelegentlich Verkehr hat und diesen auch als befriedigend empfindet, bleibt das dominante Gefühl die Stagnation ihrer sexuellen Entwicklung. Obwohl sie mehrfach die Idee einer Außenbeziehung ins Spiel gebracht hat, realisiert sie das nicht, um ihm nicht weh zu tun. Die Option seiner deutlichen passiven Wünsche, die er auch verbal bejaht, nutzt das Paar nicht.

Ich habe im Nachhinein keine sichere Erklärung für diesen Verlauf. Eine Interpretation ist die, dass Herr I. aus der Position des Schuldigen verdeckten »masochistischen« Gewinn zieht. Möglicherweise sind beide über die Besorgnis um ihre Sexualität mehr aneinander gebunden als sie das wären, wenn er seine passiven Wünsche offensiver zeigen würde. Dafür spricht, dass Frau I. auf meine Frage, was sie täte, wenn ihr Mann nur zum passiven Sex und nichts anderem bereit wäre, antwortet: »Das würde ich als seins, als zu ihm gehörig akzeptieren, aber auf Dauer würde ich mir einen andern Mann suchen, zumindest für die körperliche Liebe – und was daraus weiter entstünde, weiß ich nicht.«

Fassen wir die gelungenen Entwicklungen zusammen, dann lässt sich sagen, dass die Paare in ihrer subjektiven Bewertung den Erfolg nicht primär in der sexuellen Befriedigung gesehen haben, sondern im Wesentlichen darin, den Mut der sexuellen Selbstbestimmung aufgebracht zu haben, weniger Kompromisse dem Partner zuliebe eingegangen zu sein. Bei den Paaren A., F., T./J., B. und auch R. sind deutliche Schritte einer stärkeren Selbstvalidierung ihrer Sexualität und damit ihrer Männlichkeit und Weiblichkeit zu sehen. Der Kern des Therapie-Erfolgs war nicht, was die Partner anders und mit mehr Befriedigung taten, sondern dass sie entscheidende Entwicklungs-Schritte ihres sexuellen Profils gemacht hatten und mehr »zu sich«, zu ihrer Männlichkeit und Weiblichkeit gekommen waren.

Literatur

Annon, J. S. (1974): The behavioral treatment of sexual Problems. Honolulu (Enabling Systems)

Antonovsky, A. (1979): Health, stress and coping: New perspectives on mental and physical well-being. San Francisco (Jossey-Bass)

Antonovsky, A. (1997): Salutogenese. Zur Entmystifizierung der Gesundheit. Tübingen (dgvt-Verlag)

Apfelbaum, B. (2001): What the sex therapies tell us about sex. In: P. Kleinplatz (ed.): New directions in sex therapy. Innovations and alternatives. Philadelphia (Brunner-Routledge), 5–28

Arentewicz, G., Schmidt, G. (Hrsg.) (1993): Sexuell gestörte Beziehungen. Konzept und Technik der Paartherapie. Stuttgart (Enke). 3. Aufl.

Aubin, S., Trudel, G., Ravart, M., Marchand, A., Heiman, J. R. (2002): Defining hypoactive sexual desire in women using clinical outcome data related to symptoms criteria and subjective self-report. Paper presented at the 28th Annual Meeting in Hamburg/Germany, June 19–22

Bancroft, J. (1999): Central inhibition of sexual response in the male: a theoretical perspective. Neurosciencs and Biobehavioral Reviews 23, 763–784

Bancroft, J. (2000): Die Medikalisierung sexueller Probleme von Frauen. Zeitschrift für Sexualforschung 13, 69–76

Bancroft, J. (2002): The medicalization of female sexual dysfunction: the need for caution. Archives of Sexual Behavior 31, 451–456

Bancroft, J., Graham, C. A., McCord, C. (2001): Conceptualizing women's sexual problems. Journal of Sex and Marital Therapy 27, 95–104

Bancroft, J., Janssen, E., Strong, D., Carnes, L., Vukadinovic, Long, J. S. (2003): The relation between mood and sexuality in heterosexual men. Archives of Sexual Behavior 32, 217–230

Bancroft, J., Loftus, J., Long, J. S. (2003a): Distress about sex: A national survey of women in heterosexual relationships. Archives of Sexual Behavior 32, 193–208

Bancroft, J., Loftus, J., Long, J. S. (2003b): Reply to Rosen and Laumann (2003). Archives of Sexual Behavior 32, 213–216

Bancroft, J., Loftus, J., Long, J. S. (2003c): Sexual wellbeing: A national survey of 20–65 year old women in heterosexual relationships. Paper presented at the 29th Annual Meeting of the International Academy of Sex Research, Bloomington/Indiana, July 16–19, 2002

Barlow, D. H. (1986): Causes of sexual dysfunction: the role of anxiety and cognitive interference. Journal of Consulting and Clinical Psychology 54, 140–148

Basson, R., Berman, J., Burnett, A., Derogatis, L., Ferguson, D., Fourcroy, J. et al. (2000): Report of the International Consensus Development Congress on Female Sexual Dysfunction: Definitions and classifications. Journal of Urology 163, 888–893

Bauman, Z. (1998): Über den postmodernen Gebrauch der Sexualität. In: Schmidt, G., Strauß, B. (Hrsg.): Sexualität und Spätmoderne. Über den kulturellen Wandel der Sexualität. Stuttgart (Enke) (Neuausgabe: Gießen, Psychosozial 2001)

Beier, K. M., Bosinski, H. A. G., Hartmann, U., Loewit, K. (2001): Sexualmedizin. München (Urban & Fischer)

Bem, D. (1996): Exotic becomes erotic: A developmental theory of sexual orientation. Psychological Review 103, 320–335

Berman, J. R., Berman, L., Goldstein, I. (1999): Female sexual dysfunction: Incidence, pathophysiology, evaluation, and treatment options. Urology 54, 385–391

Bertalanffy, L. von (1968): Theoretische Biologie. Berlin (Borntraeger)

Boothe, B., Wepfer, R., Wyl, A. von (Hrsg.) (1998): Über das Wünschen. Göttingen (Vandenhoeck & Ruprecht)

Both, S., Everaerd, W. (2003): Motor preparation and sexual action: A psychophysiological perspective on sexual motivation. Paper presented at the 29th Annual Meeting of the International Academy of Sex Research, Bloomington/Indiana, July 16–19, 2002

Bozon, M. (1988): Amour, désir et durée. Cycle de la sexualité conjugale et rapports entre hommes et femmes. In: Bajos, N., Bozon, M., Ferrand, A., Giami, A., Spira, A. et le groupe ACSF (eds.): La sexualité aux temps du SIDA. Paris (Presse Universitaire de France) S. 175–234

Bucher, T. (2002): Sexual interest, sexual activity, and sexual satisfaction in the second half of life: influences on the relationship. Paper presented at the 28th International Annual Meeting in Hamburg/Germany, June 19–22, 2002

Bucher, T., Hornung, R., Buddeberg, C. (2002): Sexual interest, sexual activity, and sexual satisfaction in the second half of life. Paper presented at the 28th International Annual Meeting in Hamburg/Germany, June 19–22, 2002

Buchholz, M. B. (2000): Intimität und Paare. Eine metaphernanalytisch-konstruktivistische Sicht. In Kaiser, P. (Hrsg.): Partnerschaft und Paartherapie. Göttingen (Hogrefe), S. 75–95

Buss, D. (1994): The evolution of desire. New York (Basic Books) [dt. 1994: Die Evolution des Begehrens. Geheimnisse der Partnerwahl. Hamburg (Kabel)]

Buss, D., Schmitt, D. (1993): Sexual strategies theory: An evolutionary perspective on human mating. Psychological Review 100, 204–232

Clement, U. (1981): Demontage der Meister? Kritik an der Masters-Johnson-Kritik. Sexualmedizin 7, 267–268

Clement, U., Schmidt, G. (1983): The outcome of couple therapy for sexual dysfunction using three different formats. Journal of Sex & Marital Therapy 9, 67–78

Clement, U. (1994): Sexuelle Skripte. Familiendynamik 19, 252–265

Clement, U. (1996): Sexuelle Kollusionen: Paardynamik in sexuell gestörten Partnerschaften. System Familie 9, 67–73

Clement, U. (1997): Sexuelle Sucht als Phantasiestörung. Zeitschrift für Sexualforschung 10, 185–196

Clement, U. (1998): Sexualität in der systemischen Therapie. Familiendynamik 23, 366–376

Clement, U. (2001): Systemische Sexualtherapie. Zeitschrift für Sexualforschung 14, 95–112

Clement, U. (2002): »Offene Rechnungen« – Ausgleichsrituale in Paarbeziehungen. In: Welter-Enderlin, R., Hildenbrand, B. (Hrsg.): Rituale – Vielfalt in Alltag und Therapie. Heidelberg (Carl-Auer-Systeme Verlag), S. 122–138

Cranston-Cuebas, M. A., Barlow, D. H. (1990): Cognitive and affective contributions to sexual functioning. Annual Review of Sex Research 1, 119–161

Davidson, J. K., Hoffman, L. E. (1986): Sexual fantasies and sexual satisfaction: An empirical analysis of erotic thought. Journal of Sex Research 22, 184–205

DeAmicis, L. A., Goldberg, D. C., LoPiccolo, J., Friedman, J., Davies, L. (1985): Clinical follow-up of couples treated for sexual dysfunction. Archives of Sexual Behavior 14, 467–489

DeMaris, R., Weeks, G., Hof, L. (1999): Focused genograms: Intergenerational assesment of individuals, couples, and families. Philadelphia (Brunner/Mazel)

DeMaris, A. (1997): Elevated sexual activity in violent marriages: Hypersexuality or sexual extortion? Journal of Sex Research 34, 367–373

deShazer, S. (1991): Putting difference to work. New York (W. W. Norton)

Elster, J. (1984): Aktive und passive Negation. Essay zur ibanskischen Soziologie. In: P. Watzlawick (Hrsg.): Die erfundene Wirklichkeit. München (Piper), S. 163–191

Ernst, C., Foldenyi, M., Angst, J. (1993): The Zurich Study: XXI. Sexual dysfunctions and disturbances in young adults. Data of a longitudinale study. Eur. Arch. Psychiat. Clin. Neurosci. 243, 179–188

Everaerd, Laan u. Both (eds.) (2001): Sexual appetite, desire and motivation: Energetics of the sexual system. Amsterdam (Royal Netherlands Academy)

Fahrner, E.-M., Kockott, G. (2003): Sexualtherapie. Göttingen (Hogrefe)

Feldman, H. A., Goldstein, I., Hatzichristou, D. G., Krane, R. J., McKinlay, J. B. (1994): Impotence and its medical and psychosocial correlates: Results of the Massachusetts Male Aging Study. Journal of Urology 151, 54–61

Freud, S. (1905): Drei Abhandlungen zur Sexualtheorie. Frankfurt (Goverts Krüger)

Fugl-Meyer, A. R., Fugl-Meyer, K. S. (1999): Sexual disabilities, problems, and satisfaction in 18–74 year old Swedes. Scandinavian Journal of Sexology 3, 79–105

Gagnon, J. H. (1990): Scripting in sex research. Annual Review of Sex Research I, 1–43

Gagnon, J. H. (1998): »Sexual Conduct« revisited. Interview mit Gunter Schmidt. Zeitschrift für Sexualforschung 11, S. 353–366

Gagnon, J. H., Giami, A., Michaels, S., Colomby, P. de (2001): A comparative study of the couple in the social organization of sexuality in France and the United States. Journal of Sex research 38, 24-24

Gagnon, J. H., Rosen, R. C., Leiblum, S. R. (1982): Cognitive and social aspects of sexual dysfunction: Sexual scripts in sex therapy. Journal of Sex and Marital Therapy 8, 44–56

Gester, P.-W. (2002): Coaching Matrix I, II, III. Meta-Modelle zur Entscheidung unentscheidbarer Fragen in der Biographiestrukturierung. Version 4.0 12/02. CD Eigenverlag. www.matrix-coaching.de

Giddens A. (1993): Wandel der Intimität. Sexualität, Liebe und Erotik in den modernen Gesellschaften. Frankfurt a. M. (Fischer)

Goffman, E. (1971): Interaktionsrituale. Über Verhalten in direkter Kommunikation. Frankfurt/M. (Suhrkamp)

Golombok, S., Rust, J., Derogatis, L., Kuznicki, J., Rodenberg, C., McHorney, C. (2002): A patient-generated, multinational inventory to measure hypoactive sexual desire. Paper presented at the 28th International Annual Meeting in Hamburg/Germany, June 19–22, 2002

Gottman, J. M. (2000): Die 7 Geheimnisse der glücklichen Ehe. München (Ullstein)

Grammer, K. (1993): Signale der Liebe. Die biologischen Gesetze der Partnerschaft. Hamburg (Hoffmann und Campe)

Gromus, B. (2002): Sexualstörungen der Frau. Göttingen (Hogrefe)

Grossmann, K. P. (2002): Der Fluss des Erzählens. Narrative Formen der Therapie. Heidelberg (Carl Auer)

Haavio-Mannila, E., Kontula, O., Rotkirch, A. (2003): Sexuelle Lebensstile in drei Generationen. Eine Analyse autobiographischer Geschichten über Sexualität und Beziehung. Zeitschrift für Sexualforschung 16, 143–159

Hariton, E. B., Singer J. L. (1974): Women's fantasies during sexual intercourse: Normative and theoretical implications. Journal of Consulting and Clinical Psychology 42, 313–322

Hauch, M. (2000): Intimität wagen. Paartherapie bei sexuellen Problemen. In Kaiser, P. (Hrsg.): Partnerschaft und Paartherapie. Göttingen (Hogrefe), S. 305–322

Hawton, K. (1992): Sex therapy research: Has it withered on the wine? Annual Review of Sex Research III, 49–72

Heiman, J.R. (2001): Sexual desire in human relationships. In: Everaerd, W., Laan, E., Both, S. (eds.): Sexual appetite, desire and motivation: Energetics of the sexual system, Amsterdam (Royal Netherlands Academy), S. 117–134

Heiman, J. R. (2002): Psychologic treatments for female dysfunction: Are they effective and do we need them? Archives of Sexual Behavior 31, 445–450

Heiman, J. R., Meston, C. M. (1997): Empirically validated treatment for sexual dysfunctions. Annual Review of Sex Research, Vol. VIII, 148–194

Hicks, T. V., Leitenberg, H. (2001): Sexual fantasies about one's partner versus someone else: Gender differences in incidence and frequency. Journal of Sex Research 38, 43–50

Hollander, D. (1995): 101 lies men tell women. New York (Harper Collins)

Hoyt, M. F. (2000): Some stories are better than others: Doing what works in brief therapy and managed care. New York (Brunner/Mazel)

Hyde, J. S. (2001): Sexuality and the dual-earner couple, Part II: Beyond the baby years. Journal of Sex Research 38, 10–23

Hyde, J. S. (2003): Women's sexual desire in dual-earner couples: Is DINS myth or reality? Paper presented at the 29th Annual Meeting of the International Academy of Sex Research, Bloomington/Indiana, July 16–19, 2002

Jamieson, D. J., Steege, J. F. (1996): The prevalence of dysmenorrhea, dyspareunia, pelvic pain, and irritable bowel syndrome in primary care practices. Ostetrics and Gynecology 87, 55–58

Janssen, E., Everaerd W. (1993): Determinants of male sexual arousal. Annula Review of Sex Research 4, 211–245

Jonler, M., Moon, T., Brannan, W., Stone, N. N., Heisey, D., Bruskewitz, R. C. (1995): The effect of age, ethnicity, and geographical location on impotence and quality of life. British Journal of Urology 75, 651–655

Kaplan, H. S. (1974): The new sex therapy: Active treatment of sexual dysfunctions. New York (Brunner/Mazel).

Kaplan, H. S. (1977): Hypoactive sexual desire. Journal of Sex and Marital Therapy 3, 3–9.

Kaplan, H. S. (1979): Disorders of sexual desire and other new concepts and techniques in sex therapy. New York (Brunner/Mazel) [dt. (1981): Hemmungen der Lust: Neue Konzepte der Psychosexualtherapie. Stuttgart (Enke)].

Kerr, M. E, Bowen, M. (1988): Family evaluation. New York (Norton)

Kingsberg, S. A. (2002): The impact of aging on sexual function in women and their partners. Archives of Sexual Behavior 31, 431–437

Kleinplatz, P. J. (2001): New Directions in sex therapy: Innovations and alternatives. Philadelphia (Brunner-Routledge)

Kilmann, P. R., Boland, J. P., Norton, S. P., Davidson, E., Caid, C. (1986): Perspectives of sex therapy outcome: A survey of AASECT providers. Journal of Sex and Marital Therapy 12, 116–138

Kleber, R., Galedary, G. (2003): Was wirkt? Paartherapie bei sexuellen Störungen nach dem Hamburger Modell. Neue Entwicklungen. Vortrag auf der 1. Klinischen Tagung der DGfS in Münster: Wege(n) der Lust. Unveröffentlichtes Manuskript

Kleinplatz, P. (2001): A Critique of the goals of sex therapy, or the hazards of safer sex. In: dies. (ed.): New directions in sex therapy: Innovations and alternatives. Philadelphia (Brunner-Routledge) S. 109–111

Lakoff, G., Johnson, M. (1998): Leben in Metaphern. Konstruktion und Systematik von Sprachbildern. Heidelberg (Carl Auer)

Lamprecht, F., R. Johnen (1997): Salutogenese – ein neues Konzept in der Psychosomatik, Frankfurt a. M. (VAS), 3. Aufl.

Laumann, E. O., Gagnon, J. H., Michael, R. T., Michaels, S. (1994): The social organization of sexuality. Sexual practices in the United States. Chicago (University of Chicago Press)

Laumann, E. O., Paik, A., Rosen, R. C. (1999): Sexual dysfunction in the United States: Prevalence and predictors. JAMA 281, 537–544

Leiblum, S., Rosen, R. (eds.) (2000): Principles and practice of sex therapy. New York (Guilford Press), 3. Aufl.

Leitenberg, H., Henning, K. (1995): Sexual fantasy. Psychological Bulletin 117, 469–496

Levine, S. B. (1999): Male heterosexuality. In: Friedman, R. C., Downey, J. I. (eds.): Masculinity and sexuality: Selected topics in the psychology of men. Washington DC (American Psychiatric Press), S. 29–54

Levine, S. B. (2003): The nature of sexual desire: A clinician's perspective. Archives of Sexual Behavior 32, 279–285

Levine, S. B., Risen, C. B., Althof, S. E. (eds.) (2003): Handbook of clinical sexuality for mental health professionals. New York Hove (Brunner-Routledge)

Lief, H. (1977): What's new in sex research? Inhibited sexual desire. Medical Aspects of Human Sexuality 11, 94–95

Lindal, E., Stefansson, J. G. (1993): The lifetime prevalence of psychosexual functioning among 55 to 57-year-olds in Iceland. Social Psychiatry and Psychiatric Epidemiology 28, 91–95

Liu, C. (2003): Does quality of marital sex decline with duration? Archives of Sexual Behavior 32, 55–60

LoPiccolo, J., Heiman, J., Hogan, D., Roberts, C. (1985): Effectiveness of single therapists versus co-therapy teams in sex therapy. Jounal of Consulting and Clinical Psychology 53 (3), 287–294

LoPiccolo, J., LoPiccolo, L. (eds.) (1978): Handbook of sex therapy. New York (Plenum)

Ludwig, B. (2002): Anleitung zur sexuellen Unzufriedenheit. Wien (Georg Hoanzl)

Mannino, D. M., Klevens, R. M., Flanders, W. D. (1994): Cigarette smoking: An independent risk factor for impotence? American Journal of Epidemiology 140, 1003–1008

Mary, M. (2002): Fünf Wege, die Liebe zu leben. Hamburg (Hoffmann und Campe)

Masters, W., Johnson, V. E. (1966): Human sexual response. Boston (Little, Brown)

Masters, W., Johnson, V. E. (1970): Human sexual inadequacy. Boston (Little, Brown). [Dt.: Impotenz und Anorgasmie. Zur Therapie funktioneller Sexualstörungen. Frankfurt (Goverts-Krüger-Stahlberg)]

Matthiesen, S., Hauch, M. (2004): Wenn sexuelle Erfahrungen zum Problem werden. Familiendynamik 29, 139–160

McAdams, D. (1993): The stories we live by. New York (Morrow)

McAdams, D., Diamond, A., de St. Aubin, E., Mansfield, E. (1997): Stories of commitment: The psychosocial construction of generative lives. Journal of Personality and Social Psychology 72, 678–694

McCarthy, B., McCarthy, E. (1998): Male sexual awareness: Increasing sexual satisfaction. New York (Carroll & Graf)

Mees, U., Schmitt, A. (2002): Liebe, Sexualität und Eifersucht. In: Kaiser, P. (Hrsg.): Partnerschaft und Paartherapie. Göttingen (Hogrefe), S. 53–74

Moody, G. A., Mayberry, J. F. (1993): Perceived sexual dysfunction amongst patients with inflammatory bowel disease. Digestion 54, 256–260

Moynihan, R. (2003): The making of a disease. Female sexual dysfunction. British Medical Journal 326, 45–47

Nathan, S. G. (2003): When do we say a woman's sexuality is dysfunctional? In Levine, S. B., Risen, C. B., Althof, S. E. (eds.) (2003): Handbook of clinical sexuality for mental health professionals. New York (Brunner-Routledge)

Panser, L. A., Rhodes, T., Girman, C. J., Guess, H. A., Chute, C. G., Oesterling, J. E., Lieber, M. M., Jacobsen, S. J. (1995): Sexual function of men ages 40 to 79 years: The Olmsted County Study of Urinary Symptoms and Health status among men. Journal of the American Geriatric Society 43, 1107–1111

Peuckert, R. (1999): Familienformen im sozialen Wandel. Opladen (Leske und Budrich), 3. Aufl.

Pfäfflin, F., Clement, U. (1980): Sexualstörungen. In: Baumann, U., Berbalk, H., Seidenstücker, G. (Hrsg.): Klinische Psychologie – Trends in Forschung und Praxis, Bd. 4. Bern (Huber), 287–307

Potts, A. (2000): Coming, coming, gone. A feminist deconstruction of heterosexual orgasm. Sexualities 3, 55–76

Price, J. H., Miller, P. A. (1984): Sexual fantasies of black and white college students. Psych. Rep. 54, 1007–1014

Read, S., King, M., Watson, J. (1997): Sexual dysfunction in primary medical care: Prevalence, characteristics and detection by the general practitioner. J. Pub. Health Med 19, 387–391

Rekers, H., Drogendjik, A. C., Valkenburg, H. A., Riphagen, F. (1992): The menopause, urinary incontinence and other symptoms of the genito-urinary tract. Maturitas 15, 110–111

Retzer, A. (2002a): Passagen. Systemische Erkundungen. Stuttgart (Klett-Cotta)

Retzer, A. (2002b): Das Paar. Eine systemische Beschreibung intimer Komplexität. Teil 1: Liebesbeziehungen. Familiendynamik 27, S. 5–42

Retzer, A. (2002c): Das Paar. Eine systemische Beschreibung intimer Komplexität. Teil 2: Partnerschaften. Familiendynamik 27, S. 186–217

Retzer, A., Simon, F. B. (1998): »Therapeutische Schnittmuster« – Ein Projekt. Sexualtherapie. Familiendynamik 23, 421–436

Richter-Appelt, H. (1997): Verführung, Trauma, Missbrauch. Gießen (psychosozial)

Riehl-Emde, A. (2003): Liebe im Fokus der Paartherapie. Stuttgart (Klett-Cotta)

Rind, B., Tromovitch, P., Bausermann, R. (1998): A meta-analytic examination of assumed properties of child sexual abuse using college samples. Psychological Bulletin 124, 22–53

Risen, C. B. (2002): Listening to sexual stories. In: Levine, S. B., Risen, C. B., Althof, S. E. (eds.): Handbook of Clinical Sexuality. New York (Brunner-Routledge), S. 3–20

Rosen, R. C., Laumann, E. O. (2003): Commentary on Bancroft, Loftus, and Long's (2003) Distress about sex: A national survey of women in heterosexual relationships. Archives of Sexual Behavior 32, 209–211

Rosen, R. C., Leiblum, S. R. (eds.) (1995): Case studies in sex therapy. New York (Guiford)

Scepkowski, L. A., Wiegel, M., Weisberg, R. B., Bach, A. K., Brown, T. A., Barlow, D. H. (2003): Sexual attributional style in men with and without erectile disorder: Evidence from a sex-specific attributional style measure. Paper presented at the 29th Annual Meeting of the International Academy of Sex Research, Bloomington/Indiana, July 16–19, 2002

Schlippe, A. von, Schweitzer, J. (1996): Lehrbuch der systemischen Therapie und Beratung. Göttingen (Vandenhoeck & Ruprecht)

Schiavi, R. (1999): Aging and male sexuality. Cambridge, UK (Cambridge University Press)

Schiavi, R., Rehman, J. (1995): Sexuality and aging. Urol. Clin. North Am 22, 711–726

Schiavi, R., Stimmel, B. B., Mandeli, J., White, D. (1995): Chronic alcoholism and male sexual function. American Journal of Psychiatry 152, 1045–1051

Schmidt, G. (1993): Tendenzen und Entwicklungen. In: Arentewicz, G., Schmidt, G. (Hrsg.) (1993): Sexuell gestörte Beziehungen. Konzept und Technik der Paartherapie. Stuttgart (Enke), S. 1–12, 3. Aufl.

Schmidt, G. (1998): Sexuelle Verhältnisse. Über das Verschwinden der Sexualmoral. Reinbek (Rowohlt)

Schmidt, G. (Hrsg.) (2000): Kinder der sexuellen Revolution. Kontinuität und Wandel studentischer Sexualität 1966–1996. Gießen (psychosozial)

Schmidt, G., Starke, K., Matthiessen, S., Dekker, A., Starke, U. (2003): Beziehungsformen und Beziehungsverläufe im sozialen Wandel. Eine empirische Studie an drei Generationen, Teil 1. Zeitschrift für Sexualforschung 16, 195–231

Schmidt, G., Stritzky, J. von (2004): Beziehungsbiographien im sozialen Wandel. Ein Vergleich dreier Generationen. Familiendynamik 29

Schmidt, G. (2003): Sexualität und Kultur: Soziokultureller Wandel der Sexualität. Vortrag im Rahmen der Ringvorlesung »Sexualität im Wandel« der Universität und der Eidgenössischen Technischen Hochschule Zürich, am 3. April 2003 in Zürich

Schnarch, D. (1991): Constructing the sexual crucible. New York (W. W. Norton)

Schnarch, D. (1997): Passionate Marriage. New York (Henry Holt)

Schnarch, D. (2000): Desire problems: A systemic perspective. In: S. Leiblum, R. C., Rosen (eds.): Principles and practice of sex therapy. New York (Guilford), 17–56

Schnarch, D. (2002): Resurrecting sex. Melbourne (Scribe)

Schnarch, D. (2004): Der Weg zur Intimität. »Sexual crucible«: Im Schmelztiegel der Sexualität. Familiendynamik 29, S. 101–120

Schwartz, P. (2002): Vergessen Sie alles, was Sie über Sex und Liebe wissen, und lesen Sie dieses Buch! München (Ariston/Hugendubel)

Schover, L. S., Leiblum, S. R. (1994): Commentary. The stagnation of sex therapy. Jounal of Psychology & Human Sexuality 6, 5–30

Sherfey, M.J. (1974): Die Potenz der Frau. Köln (Kiepenheuer & Witsch)

Sigusch, V. (1979): Das gemeine Lied der Liebe. Sexualität konkret, Heft 1

Sigusch, V. (1984): Vom Trieb und von der Liebe. Frankfurt a. M. und New York

Sigusch, V. (2001): Sexuelle Störungen und ihre Behandlung. Stuttgart (Thieme)

Simon, F. B. (1995): Die andere Seite der Gesundheit. Heidelberg (Carl Auer)

Simon, F. B., Rech-Simon, C. (2001): Zirkuläres Fragen. Heidelberg (Carl Auer)

Simon, F. B., Clement, U., Stierlin, H. (2004): Die Sprache der Familientherapie. Stuttgart (Klett-Cotta), 6. Aufl.

Simon, W. (2002): Desire is a fuzzy matrix. Zeitschrift für Sexualforschung 15, 150–160

Simons, J. S., Carey, M. P. (2001): Prevalence of sexual dysfunctions: results from a decade of research. Archives of Sexual Behavior 30, 177–219

Solstad, K., Hertoft, P. (1993): Frequencies of sexual problems and sexual dysfunction in middle-aged Danish men. Archives of Sexual Behavior 22, 51–58

Sparrer, I., Varga von Kibed, M. (2000): Ganz im Gegenteil. Heidelberg (Carl Auer)

Spector, I. P., Carey, M. P. (1990): Incidence and prevalence of sexual dysfunctions: A critical review of the empirical literature. Arcives of Sexual Behavior 19, 389–408

Stierlin, H. (1974): Eltern und Kinder. Frankfurt (Suhrkamp)

Stierlin, H., Rücker-Embden-Jonasch, I., Wetzel, N., Wirsching, M. (1977): Das erste Familiengespräch. Stuttgart (Klett-Cotta)

Stoller, R. (1979): Perversion. Die erotische Form von Haß. Reinbek (Rowohlt)

Sydow, K. von (1993): Lebenslust. Weibliche Sexualität von der frühen Kindheit bis ins hohe Alter. Bern (Huber)

The Working Group for a New View of Women's Sexual Problems (2001): A new view of women's sexual problems. In: Kaschak, E., Tiefer, L. (eds.): A new view of women's sexual problems. New York, London Oxford (Haworth), S. 160–166

Tiedemann, F. von (2004): Gezielte Prozess-Steuerung bei sexuellen Themen in der Paartherapie. Familiendynamik 29, 161–176

Tiefer, L. (1991): Historic, scientific, clinical and feminist criticisms of ‚The human sexual response cycle'. Annual Review of Sex Research II, 1–12

Tiefer, L. (2004): Offensive gegen die Medikalisierung weiblicher Sexualprobleme. Familiendynamik 29, 121–138

Tiefer, L., Hall, M., Tavris, C. (2002): Beyond dysfunction: A new view of women's sexual problems. Journal of Sex & Marital Therapy 28, 225–232

Tramitz, C. (2000): Die Annäherung – der Erstkontakt zwischen Mann und

Frau. In: Kaiser, P. (Hrsg.): Partnerschaft und Paartherapie. Göttingen (Hogrefe), S. 33–52

Vansteenwegen, A. (1998): How can men and women in a couple bridge the difference between them? Sexual and Marital Therapy 13, 439–448

Varga von Kibed, M., Sparrer, I. (1999): Ganz im Gegenteil. Heidelberg (Carl Auer)

Ventegodt, S. (1998): Sex and the quality of life in Denmark. Archives of Sexual Behavior 27, 295–308

Verhulst, J., Heiman, J. R. (1988): A systems perspective on sexual desire. In: Leiblum, S. R., Rosen, R. C. (eds.): Sexual desire disorders. New York (Guilford)

Weeks, G. R., Gambescia, N. (2000): Erectile dysfunction: Integrating couple therapy, sex therapy and medical treatment. New York (Norton)

Weingarten, K. (1991): The discourses of intimacy: Adding a social constructionist and feminist view. Family Process 10, 185–192

Welter-Enderlin, R. (1992): Liebe, Lust und lange Weile. München (Piper)

Welter-Enderlin, R., Hildenbrand, B. (1996): Systemische Therapie als Begegnung. Stuttgart (Klett-Cotta) (4. überarb. Aufl. 2004)

Welter-Enderlin, R., Jellouschek, H. (2002): Systemische Paartherapie – ein integratives Konzept. In: M. Wirsching, P. Schreib (Hrsg.): Paar- und Familientherapie. Heidelberg (Springer), S. 199–226

White M., Epston, D. (1992): Die Zähmung der Monster. Literarische Mittel zu therapeutischen Zwecken. Heidelberg (Carl Auer)

White, M. (1997): Narratives of therapists' lives. New York (Norton)

Wiegel, M., Wincze, J. P., Barlow, D. H. (2002): Sexual dysfunction. In: M. M. Antony, D. H. Barlow (eds.), Handbook of assessment and treatment planning for psychological disorders. New York, NY (Guilford Press), 481–522

Willi, J. (1975): Die Zweierbeziehung. Reinbek (Rowohlt)

Willi, J. (1996): Ökologische Psychotherapie. Göttingen (Hogrefe)

Willi, J. (2001) Psychologie der Liebe. Stuttgart (Klett-Cotta)

Zettl, S., Hartlapp, J. (1997): Sexualstörungen durch Krankheit und Therapie, Berlin (Springer)

Ziegler, P., Hiller, T. (2001) Recreating partnership. A solution-oriented collaborative approach to couples therapy. New York (Norton)

Zilbergeld, B., Evans, M. (1980): The inadequacies of Masters and Johnson. Psychology Today 8, 29–43

Register